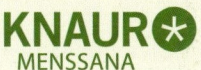

Michael Droste-Laux • Pia-Maria Laux

Auszeit
für die Haut

111 basische Anwendungen und Rezepte
für eine ganzheitliche Hautgesundheit

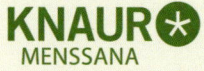

Besuchen Sie uns im Internet:
www.mens-sana.de

Aus Verantwortung für die Umwelt hat sich die Verlagsgruppe
Droemer Knaur zu einer nachhaltigen Buchproduktion verpflichtet.
Der bewusste Umgang mit unseren Ressourcen, der Schutz unseres Klimas
und der Natur gehören zu unseren obersten Unternehmenszielen.
Gemeinsam mit unseren Partnern und Lieferanten setzen wir uns für eine
klimaneutrale Buchproduktion ein, die den Erwerb von Klimazertifikaten
zur Kompensation des CO_2-Ausstoßes einschließt.
Weitere Informationen finden Sie unter: www.klimaneutralerverlag.de

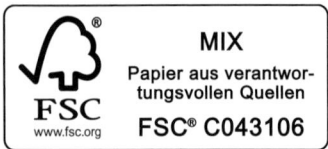

Originalausgabe Mai 2020
© 2020 Knaur Verlag
Ein Imprint der Verlagsgruppe Droemer Knaur GmbH & Co. KG, München
Alle Rechte vorbehalten. Das Werk darf – auch teilweise – nur mit
Genehmigung des Verlags wiedergegeben werden.
Covergestaltung: ZERO Werbeagentur, München
Coverabbildung: PixxWerk, München, unter der Verwendung von Motiven
von Shutterstock.com
Abbildungen im Innenteil: Shutterstock.com
Satz: Adobe InDesign im Verlag
Druck und Bindung: Grafisches Centrum Cuno GmbH & Co. KG, Calbe
ISBN 978-3-426-65853-6

5 4 3 2 1

INHALT

Einführung: Warum braucht
   die Haut eine Auszeit?   9
   Was die Haut schön und
      gesund macht 9

Verstehe deine Haut!

Schicht für Schicht   17
   So ist die Haut aufgebaut 17
   So schützt und pflegt sich
      die Haut selbst 18
Der Stoffwechsel in den Zellen   19
   Die Zellmembran als Schutz
      und Filter 20
   Stoffaustausch per Diffusion 21
   Das osmotische Prinzip 22
Was die Haut sauer macht   23
   Bloß nicht zukleistern! 24
   Der Mythos vom
      Säureschutzmantel 25
Das Gewebe, das uns Form und
   Halt gibt   27
   Wie das Bindegewebe zum
      sauren Wackelpudding wird 29
   Orangen gegen Orangenhaut 30
Bist du übersäuert?   32
   Das sagt die Naturheilkunde 32
   Kleiner Exkurs über Säuren
      und Basen 33
   Der pH-Wert:
      Messgröße für Säure 35
   Wie sinnvoll ist die Harnanalyse? . . . 36
   Entsäuern, entschlacken,
      entgiften – geht das? 37

Was Säuren und Basen
   mit Qi zu tun haben   39
   Qi und das Meridiansystem 40
   Akupunktur als regulations-
      therapeutische Behandlung 42
   Yin und Yang: Polarität
      und Balance 44
   Energiefluss im Bindegewebe 46
   Meridiane als Lichtleiter 48

Iss dich schön!

Weniger ist mehr:
   Fasten für die Schönheit   52
   Wie das Fasten wirkt 52
   Fastenformen und -fehler 53
   Intervallfasten – mit Leichtigkeit
      entschlacken 55
Heilsame Sonnennahrung   57
   Basisrezepte nach Ehret 57
   Kreative Rohkostsalate 59
   Feine Gemüsegerichte 62
   Detox-Smoothies 64

Lebensmittel: Lieber Qualität
als Quantität 65
Gute Lebensmittel liefern
wichtige Nährstoffe 65
Gute Lebensmittel sorgen für
einen Säure-Basen-Ausgleich . . . 67
Gute Lebensmittel leiten
Lebensimpulse weiter 68
Gute Lebensmittel speichern Licht
und schenken Energie 70
Ein Korb voll Lebenskraft 70
Tipps für die basenreiche Küche 71
Kleiner Exkurs zum Thema
Umwelt und Fleischkonsum 75
Porridge für Basen-Performer 76
Haferbrei als Kraftfutter 76
Es ist noch Suppe da! 79
Basische Gemüsesuppen 80
Wildkräuter als Vitalkost 83
Bitterstoffe fürs Bindegewebe 85
Teatime für die Haut 88
Tee oder Saft – was hat
mehr Kraft? 88
Tees für alle Fälle 90
Reines Blut – reine Haut 94
Aderlass & Co. 94
Blutreinigungskuren 95
Vitalstoffe für gesunde Haut 96
Beauty-Vitamine 97
Mineralsalze und
Spurenelemente 99
Gesunder Darm – schöne Haut 103
Über Fermentation und
Probiotika 102
Fermentierte Lebensmittel 104
Probiotische Beauty-Drinks 106
Äußerliche Anwendung 107

Pflege dich schön!
Mit allen Wassern gewaschen 111
Reinigung und Frischekick 111
Heilkraft des Meeres:
Thalasso-Therapie 113
Algen für den Mineralienkick 113
Natron – die Lösung
für jede Haut 115
Die Heilkraft der Erde 116
Heilerde saugt Säure auf 116
Zeolith und Bentonit 117
Mit Haut und Haar verliebt
in Silicea 119
Willkommen in der Kreidezeit 121
Einladung zum Maskenball 123
Die Kraft der Kristalle 126
Steine für ein schönes Hautbild . . . 127
Von Kopf bis Fuß Naturseife 129
Die Kunst des Seifensiedens 129
Basische Behandlungen
im Home-Spa 130
Alltagstaugliche Anti-Aging-Kur –
die Basenwoche 131
Ein guter Start
in den Basen-Tag 132
Basische Energie
zwischendurch 134
Wohltuende basische Bäder 135
Basische Peelings und Masken 137
Basische Wickel 139
Basische Massagen 140
Hautpflege mit Pflanzenölen 145
Basische Körperöle –
selbst gemischt 145
Was können fette Öle? 147
Über ätherische Öle,
Mazerate & Co. 157

Hauptsache basisch: Pflegeprodukte
für deine Haut 161
*Basische Mineralkosmetik
fürs Gesicht* 161
*Körperpflege ohne Chemie
und Schaum* 163
Schmink's dir ab! 165
Zurück zum Naturteint 165
Unwiderstehliche Aspekte 166

Kleide dich schön!
Von teuren Schnäppchen 170
Reizende Stoffe 170
Angesagt: Natur statt Chemie 173
*Der ewige Kreislauf und
das Mikroplastik* 173
Textiles aus Naturfasern 174
Clever waschen 177
Ex-und-hopp-Kleidung –
ein Systemfehler 179
Die Masse macht's 179
Revolution & Innovation 181
*Das neue Fashion-
Bewusstsein* 181
Schöne Aussichten! 182

Schütze dich gut!
Erkenne deine digitale Welt 186
Mit der Erde in Resonanz 187
Stress durch Elektrosmog 189
*Über Wechselstrom, Frequenzen
und Strahlung* 189
*So wirken elektromagnetische
Wechselfelder* 190
5G soll die Welt umspannen 193
Krank durch Hochfrequenzen 195

Wie Lichtstrahlen über
die Haut wirken 197
Lebensquell Sonnenlicht 197
*Farben können Körper und
Psyche stärken* 199
Warum Kunstlicht der Haut
schaden kann 201
*Verschiedene Leuchtmittel –
andere Lichtqualitäten* 201
Vorsicht vor zu viel Blaulicht! 203
Lichtverschmutzung 204
Verstecken hilft nicht! 205

Finde neue Wege!
Minimalismus ist der neue Lifestyle 208
*Mehr Freiraum und Frieden
durch Reduktion* 210
Selbst-bewusst: Weibliche Energie
verändert die Welt 211
*Alte Modelle und
eine neue Balance* 213
*Yin und Yang in
inniger Umarmung* 214
In der Ruhe liegt die Kraft 215
Ausstieg aus dem Hamsterrad 215
*Das Wagnis und Glück, sich
frei zu entfalten* 216
Ausblick 218

Anhang 220
*Register der Rezepte und
Anwendungen* 220
Bezugsquellen 221
*Quellenverzeichnis und
Hinweise zum Weiterlesen* 222

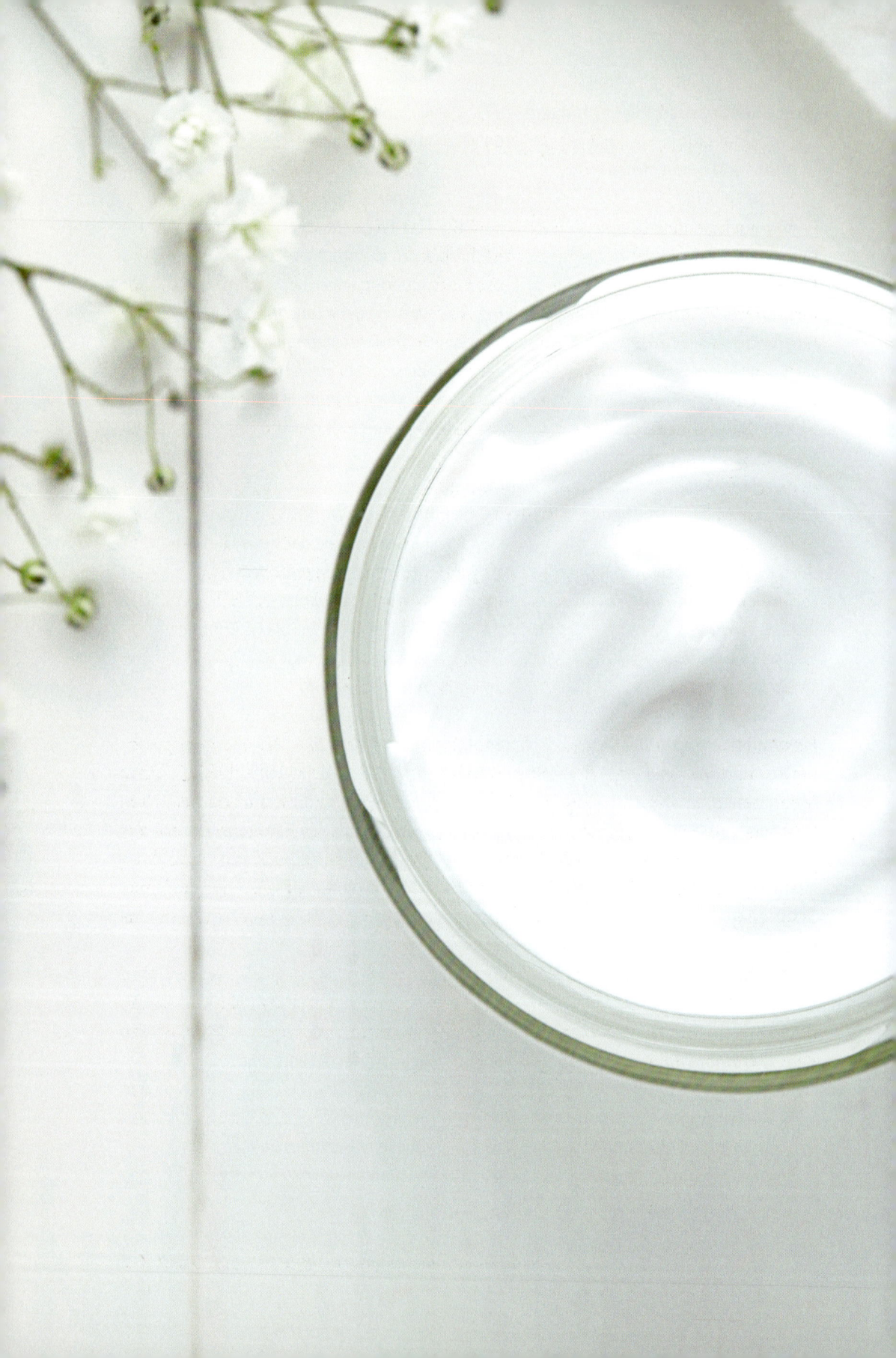

EINFÜHRUNG:
WARUM BRAUCHT DIE HAUT EINE AUSZEIT?

»Ich brauche eine Auszeit«, hören wir häufig von Menschen, die sich Abstand von ihrer Arbeit oder ihrer Beziehung wünschen. Auszeit als Synonym für eine zeitliche Befristung ist dann in den meisten Fällen der Anfang vom Ende oder eine höflich formulierte Trennung. »Ich brauche eine Auszeit«, würde auch deine Haut am liebsten zu dir sagen, wenn sie ständig mit chemischen Substanzen, Duft- und Konservierungsstoffen der Kosmetikindustrie überstrapaziert und überfordert wird. Indirekt äußert sie das durch diverse Beschwerden.

Von Natur aus ist die Organfunktion der Haut gar nicht auf Kosmetikprodukte angewiesen. Das Multitalent mit seinem schichtweisen Aufbau kann seine verschiedenen Aufgaben durchaus in Eigenregie regulieren. Diese Selbstregulation ist heute jedoch bei vielen Menschen aus dem Lot geraten – durch schädliche Kosmetikprodukte, ein Zuviel an Hautpflege und ein falsches Körperpflegeverständnis. In diesem Buch geben wir dir deshalb Anregungen, wie du auf ganzheitliche Weise mithilfe natürlicher Methoden für deine Hautgesundheit sorgen kannst.

Was die Haut schön und gesund macht

Unsere Haut liegt als schützende Membran im Grenzbereich zwischen Körperinnerem und Außenwelt. Der Lebenswandel und die innere Befindlichkeit eines Menschen sind auf der Haut deutlich sichtbar. Unsere Haut, insbesondere die Gesichtshaut, erzählt unsere Lebensgeschichte. Denn die Haut spiegelt zwar das Erbe unserer Vorfahren, doch die Gene bestimmen nicht allein unser Schicksal. Vielmehr nehmen Ernährung, Stress und Gefühle stärkeren Einfluss auf die Hautgesundheit und damit auch auf unser Erscheinungsbild. Forschungen belegen eindeutig: Lebensweise übertrumpft Gene!

Wir haben es also in der Hand, wie sich unser Aussehen im Laufe der Jahre verändert, ob die Haut schön und gesund bleibt. Wesentlichen Anteil haben daran die Säure-Basen-Regulation, unsere Nahrung, unsere Hautpflegeprodukte, unsere Lebensenergie und einige weitere Faktoren.

Hautpflege unter der Lupe

Frühere Generationen kamen mit wenigen Naturprodukten zur täglichen Körperpflege aus. Für den Bürger war die klassische Kernseife der Universalreiniger von Kopf bis Fuß. Die Haut pflegte man – wenn überhaupt – mit Wollfett, Bienenwachs und einigen pflanzlichen Ölen wie Oliven- oder Mandelöl. Nur die Hautevolee hatte Zugang zu Pinsel, Puder und Parfum. Erst ab der zweiten Hälfte des 20. Jahrhunderts waren Gesichts- und Körperpflegeprodukte kein Privileg der vornehmen Gesellschaft mehr, sondern wurden zum Konsumgut und für weite Teile der Bevölkerung selbstverständlich. Es entstand eine konzerngelenkte Schönheitsindustrie, die den Markt mit ständigen Neuheiten und Wundersubstanzen für die Hautpflege überschwemmt. Heute leiden der Markt am Überangebot und viele Menschen an Überpflege.

Deshalb gibt es inzwischen eine Art Gegenbewegung: Prominente Schauspielerinnen zeigen sich ohne Make-up, posten auf Instagram ihr nacktes Gesicht, proklamieren eine neue Natürlichkeit. Hier zeigt sich wie so oft: Die bedeutendsten Veränderungen unserer Zeit werden von Frauen initiiert, Überholtes wird mit weiblicher Energie transformiert. Das gilt ganz besonders für die eng verknüpften Bereiche Gesundheit und Schönheit. Die spürbaren weiblichen Strömungen beeinflussen Außen- und Innenwelt gleichermaßen und sorgen für mehr Bewusstheit und Verantwortungsgefühl. Denn Kosmetikprodukte sollen heute nicht nur zu einem schönen und gepflegten Äußeren beitragen, sondern auch ethisch akzeptabel und garantiert verträglich für Gesundheit und Umwelt sein. Die Akzente werden neu gesetzt.

Alles eine Frage der Balance

Die Haut unterliegt vielfältigen Einflüssen, die wir in diesem Buch möglichst alle berücksichtigen wollen. Ein echtes Novum ist, dass wir hier die Säure-Basen-Regulation, die Meridiane und die Digitalisierung gemeinsam im Kontext der Hautgesundheit thematisieren.

Im Kapitel »Verstehe deine Haut« stellen wir – neben Aufbau und Funktionsweise des Organs – den Zusammenhang von Stoffwechsel, Übersäuerung und Energiefluss dar. Eine durch unausgewogene Ernährung und Dauerstress verursachte überschüssige Säurebelastung kann sich unter den Hautschichten im Bindegewebe ablagern und die Struktur verhärten, was allgemein als Verschlackung bekannt ist. Die Haut ist ein Spiegel der inneren Organe. Sie wird auch als dritte Niere bezeichnet, weil sie als ein Parameter für den jeweiligen Zustand von Nieren und Darm angesehen wird. Bei einer Unterfunktion oder einer Ausleitungssperre der Nieren sucht der Körper den Weg der Säureausscheidung über die Haut, die mit Unreinheiten, Pickeln und Pusteln reagiert. Darmträgheit und Verstopfung (Obstipation) können Ekzeme, Entzündungen und Juckreiz auslösen. All diese Symptome deuten auf ein Ungleichgewicht von Säuren und Basen hin, bei dem sich die Haut als Entgiftungsventil öffnet, um den Körper zu entlasten.

Ebenso können ein Ungleichgewicht der beiden polaren Kräfte Yin und Yang und eine nicht frei fließende Energie im Körper Hautprobleme verursachen. Unsere Lebensenergie, in der Traditionellen Chinesischen Medizin (TCM) Chi oder Qi genannt, fließt über Meridiane durch den ganzen Körper. Diese Energiebahnen auf der Haut und im Körper nutzen die negativ geladene, basische Bindegewebsflüssigkeit (Yin) als guten Leiter. Akupunkturnadeln und Meridianstifte können über das Organ Haut die feinstofflichen Kanäle von Blockaden befreien. Der Zustand (pH-Wert, Toxinbelastung, Polarität) der Bindegewebsmatrix beeinflusst alle Stoffwechselprozesse und das feinstoffliche energetische Feld. Säureablagerungen in der Bindegewebsflüssigkeit koppeln den azidotischen, also übersäuerten Bereich (Yang) energetisch vom umgebenden Gewebe ab und verursachen eine Energiebarriere. Hieran lässt sich erkennen, in welchem Ausmaß eine Übersäuerung das Energiefeld unseres Körpers negativ beeinflusst und wie Säure-Basen- und Meridianausgleich einander bedingen.

Nicht zuletzt kann ein Zuviel an Strahlung der Haut zusetzen. Unsere Atmosphäre ist mehr und mehr von unsichtbaren hochfrequenten Strahlungen durchdrungen. Wenig erforscht sind bisher deren Auswirkungen auf unseren Organismus. Im Kapitel »Schütze dich gut« stellen wir unter anderem folgende Fragen: Was bedeutet der Wandel von analogen zu digitalen Frequenzen für unsere Körper- und Hautzellen? Welche Folgen haben Verschiebungen der elektrischen Ladungen auf unsere Organ- und Hautfunktionen? Wie wirken die digitalen 5G-Hochfrequenzen auf die Zell- und Hautspannung? Und wie können wir uns davor schützen? Nicht umsonst bieten Hotels in entlegenen Regionen Digital-Detox-Kuren an – Auszeiten, die auch der Haut guttun.

Was uns wirklich schön macht

Im Kapitel »Iss dich schön!« geht es unter anderem darum, wieso freiwillige Nahrungsverknappung und Esspausen zu einem starken Selbst-Bewusstsein führen und das Hautbild straff und rosig erscheinen lassen. Zucker und leere Kohlenhydrate sind physiologisch die säuernden Dickmacher schlechthin. Als Ersatzbefriedigung trennen sie uns von der Lebenskraft, vom eigenen Ich und von der geistigen Welt. Basische Getreidebreie und Suppen, Bitterstoffe, Wildkräuter und fermentierte Lebensmittel hingegen verhelfen zu einer energiereichen Grundlage, entsäuern den Körper, entschlacken das Unterhautfettgewebe, führen zum Idealgewicht und beenden endgültig die Sucht nach Süßigkeiten. Wir stellen hier viele einfache Rezepte für köstliche Gerichte vor, mit denen die Umstellung leicht und genussvoll wird.

Das Kapitel »Pflege dich schön!« bietet ebenfalls zahlreiche konkrete Anleitungen, die die Lust wecken, sofort mit der Selbstbehandlung zu beginnen. Hierbei kann ich auf eine eigenständige Methode zurückgreifen, die bereits seit Jahren erfolgreich in ausgewählten Hotels praktiziert wird und sich auch auf Home-Spa-Anwendungen übertragen lässt.

Was Lebensmittel und Kosmetik betrifft, haben viele Menschen von konventionell auf Bio und Natur umgestellt. Bei ihrer Kleidung sind die meisten noch einen großen Schritt davon entfernt. Im Kapitel »Kleide dich schön!« geht es um folgende Fragen: Welche Spuren hinterlassen Textilien auf unserer Haut? Wie werden die Stoffe hergestellt? Mit welchen Chemikalien werden sie behandelt? Wie wirken Waschmittel? Das alles soll das Bewusstsein für eine hautgesunde Kleidung unter Berücksichtigung der gesamten Wertschöpfungskette schärfen. Die Zeiten, in denen grüne Mode immer nach Öko aussah, sind im Übrigen vorbei. Es gibt fesche Kleidung aus fairer Herstellung zu gutbürgerlichen Preisen.

Qualität statt Quantität

Ist Minimalismus der neue Lifestyle? Das Kapitel »Finde neue Wege!« beschreibt den aufkeimenden Trend zur Genügsamkeit. Unser Wirtschaftssystem und unser Wohlstand basieren auf stetigem Wachstum und steigendem Konsum. Unsere Industrie produziert deutlich mehr, als wir benötigen. Die Ökonomisierung hat selbst die Bereiche Biolebensmittel, Naturkosmetik und Fastentourismus vollumfänglich erfasst. Werbefachleute der großen und kleinen Marken schlachten den Nachhaltigkeitshype für Image, Umsatz und Gewissen aus. Doch bei vielen Menschen macht sich inzwischen ein Unbehagen breit.

Ganz leise wächst die Sehnsucht der Menschen nach einem einfachen Leben. Was sind die wirklich wichtigen Dinge im Leben? Wie finde ich zu mehr Ruhe und zu einem sinnerfüllten und sinnlichen Leben? Reduktion schenkt ein Plus an Lebensqualität. Selbst-bewusst wird sich diese Energie auch auf kollektiver Ebene manifestieren und weibliche und männliche Kräfte, Yin und Yang, ausbalancieren. Wir dürfen dabei sein und eine neue Ära einläuten, die ihre Entsprechung im Individuellen hat.

Dieses Buch ist ein Geschenk für lebenserfahrene Frauen und Männer, die ihre Zukunft voller Tatendrang bewusst ergreifen und ihrem Körper einen vitalisierenden Impuls geben wollen.

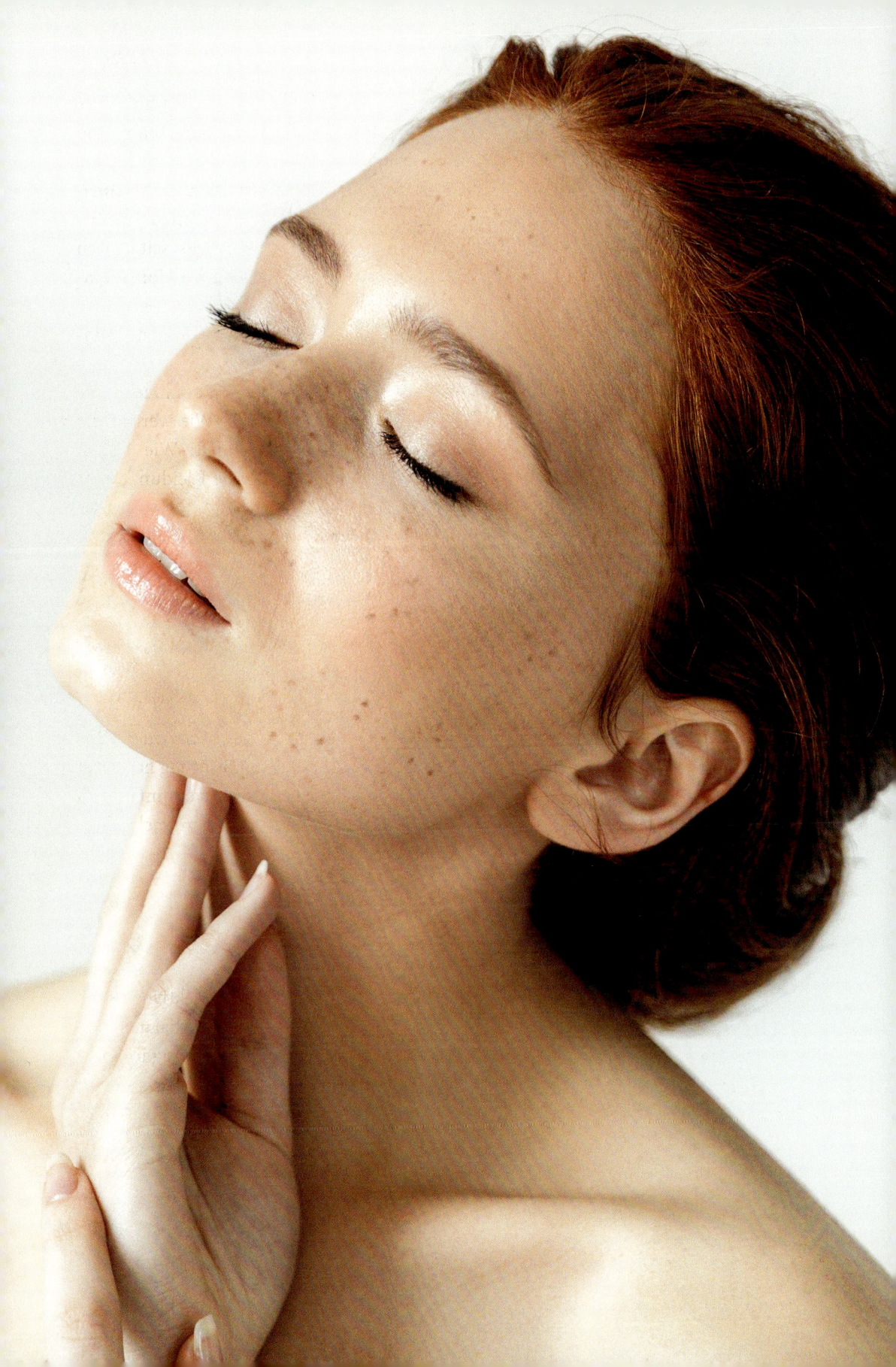

Verstehe

deine Haut!

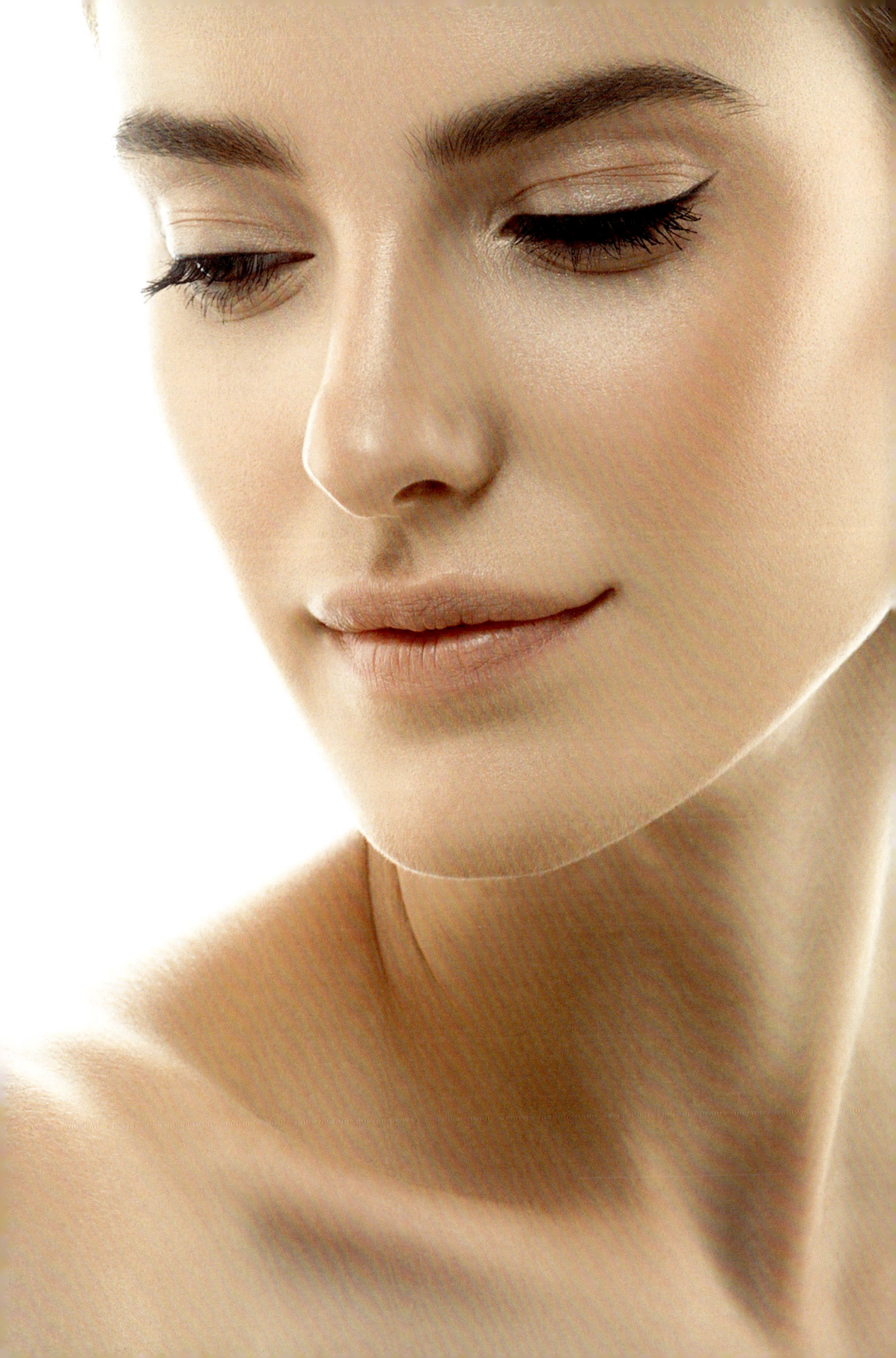

Die Haut mit ihren vielfältigen Funktionen ist ein faszinierendes Organ. Sie steuert lebenswichtige Stoffwechselvorgänge und steht in direkter Verbindung mit unserem Nerven-, Verdauungs- und Immunsystem. Als äußere Begrenzung und Hülle unseres Körpers schützt die Haut den Körper vor chemischen, physikalischen und mechanischen Einwirkungen. Die Körpertemperatur regelt sie durch Verdunstungskälte und Veränderung der Hautdurchblutung. Innere Organe entlastet sie durch die Ausscheidung von Stoffwechselabfällen.

Das Organ ist in beide Richtungen durchlässig. Stoffe in einer bestimmten Teilchengröße können über die Haut aufgenommen werden und in die Blutbahn gelangen. Die 1,5 bis 2,2 Quadratmeter große Kontaktfläche ermöglicht einen Austausch mit unserer Umwelt. Das Sinnesorgan mit Schmerz-, Kälte-, Wärme- und Druckrezeptoren empfängt Reize und leitet sie über das Nervensystem weiter. Ohne Berührung und Körperkontakt wären wir nicht überlebensfähig. Hautberührung ist die Urkommunikation zwischen Menschen, die uns hilft, den eigenen Körper und seine Gefühlswelt zu erkunden.

Wie faszinierend das Organ Haut ist, kannst du erleben, wenn dich etwas emotional sehr bewegt. Allein die Vorstellung von etwas Unangenehmem oder Ekligem kann ein eiskaltes Schaudern und eine Gänsehaut erzeugen. Im Positiven können deine Lieblingsmusik, eine rührende Filmszene, Erstaunen über eine Hochleistung im Sport oder Solidarität einer Gemeinschaft ebenfalls ein Gänsehaut-Feeling auslösen. Du kannst die Gänsehaut nicht willentlich steuern und kontrollieren, und es gibt wissenschaftlich keine eindeutige Erklärung für dieses Phänomen. Gänsehaut entsteht, weil sich feine Haare aufrichten, um eine schützende Isolationsschicht zu bilden, die die Wärme im Körper hält. Als Reaktion auf Emotionen könnte sie ein Überbleibsel aus alten Zeiten sein: Wie bei Hunden und Katzen, die, wenn sie sich bedroht fühlen, ihre Nackenhaare aufrichten, um sich größer zu machen.

Über die Haut verteilen sich Nervenenden und Rezeptoren, die Kälte und Wärme, Druck und Reibung, Dehnung und Vibrationen an das Gehirn weiterleiten. Die Haut verfügt sogar über Sensoren, die Licht wahrnehmen. Wir haben alle die gleiche Sonne als Lichtquelle, aber jeder empfindet die Wirkung von Licht und das Heilmittel Farblicht über die Haut unterschiedlich in den Weiten und Tiefen sowohl des Gehirns als auch in allen Körperzellen.

Ebenso unterschiedlich werden Sexuallockstoffe (Pheromone) wahrgenommen, die über die Haut verströmt werden und Einfluss auf die Partnerwahl nehmen. Duftdrüsen geben diese speziellen Duftstoffe ab, die jedem Menschen seinen einzigartigen Geruch verleihen und auch deshalb die nackte Haut so anziehend machen. Partnerwahl geht unbewusst in hohem Maße über die Nase.

Vor diesem Hintergrund lohnt es sich umso mehr, uns den Aufbau der Haut und ihre Grundfunktionen anzuschauen.

SCHICHT FÜR SCHICHT

Ein Querschnitt durch die Haut zeigt ihren Aufbau in drei Schichten: Oberhaut (Epidermis), Lederhaut (Dermis) und Unterhaut (Subcutis). Jede Schicht trägt ihren Teil dazu bei, dass die Haut ihre vielfältigen Aufgaben erfüllen kann.

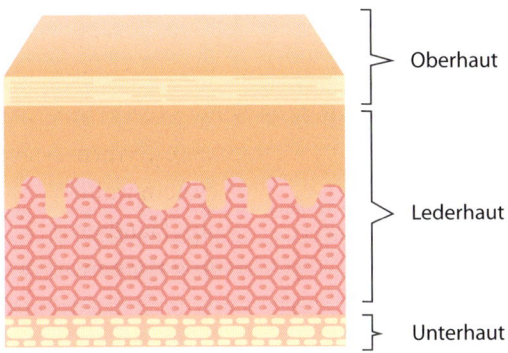

So ist die Haut aufgebaut

Oberhaut (Epidermis)

Die erste Schicht bildet die sichtbare Oberhaut, die wiederum in fünf Lagen übereinandergeschichtet ist: Hornschicht, Glanzschicht, Körnerzellschicht, Stachelzellschicht und Basalzellschicht. Diese fünf Schichten bestehen hauptsächlich aus Keratinozyten, die das wasserabweisende Keratin (Eiweißverbindungen) produzieren. Die Oberhaut besitzt keine Blutgefäße. Sie wird aus dem Säftestrom der darunterliegenden Gefäße versorgt.

Die Hornschicht als äußerste Schicht der Oberhaut wird direkt durch die Umwelt beeinflusst und kann bei starker Beanspruchung Schwielen bilden (»Hornhaut«). Ist sie rissig oder schadhaft, kann sie von schädlichen Stoffen durchdrungen werden.

In der Körnerzellschicht entsteht eine Vorstufe des Keratins, das sich in der darüberliegenden Glanzschicht als fettähnlicher Film ausbreitet. Die Stachelzellschicht und die Basalzellschicht sorgen immer für Nachschub in den drei oberen Hautschichten.

Auf dem Weg nach oben trocknen die Zellen aus und bilden die feste Hornschicht. An der Oberfläche stößt die Haut die verhornten Zellen als Schüppchen ab. Auf diese Weise »häutet« sich der Mensch alle vier Wochen.

Neben Keratin bilden die beiden unteren Schichten der Epidermis das Farbpigment Melanin, das sich in den Melanozyten entwickelt. Die Hautfarbe wird durch den Gehalt an Melanin bestimmt. Die braunen Farbpigmente sind ein natürlicher Schutz vor UV-Strahlen und verhindern das Eindringen der Strahlen in tiefere Hautschichten. Im Laufe der Evolution passte sich die Hautfarbe den jeweiligen Umweltbedingungen an. In den Breitengraden nahe dem Äquator schützt eine dunkle Hautfarbe wirkungsvoller vor der intensiven UV-Strahlung der Sonne. In nördlichen Ländern ist eine helle Hautfarbe durchlässiger für Sonnenstrahlung zur Bildung des lebenswichtigen Vitamins D. In unseren Zeiten der weltweiten Mobilität bedarf es wegen der häufigen Ortswechsel anderer Schutzmaßnahmen.

Lederhaut (Dermis, Corium)

Die Lederhaut dient als Stütz- und Nährgewebe. Sie ist wiederum aus zwei Schichten aufgebaut: aus der Papillarschicht, auch Papillen- oder Zapfenschicht genannt, und der Netzschicht. In der Papillarschicht verlaufen feine Blutgefäße (Kapillaren), Lymphgefäße, Nervenbahnen, Talgdrüsen und Schweißdrüsen. Die Papillarschicht ist mit der Basalschicht der Oberhaut über Zapfen (Papillen) verbunden. Diese Verzapfung zwischen den beiden Schichten sorgt für die Reißfestigkeit der Haut.

In der Netzschicht liegen die kollagenen und elastischen Fasern, die von den Bindegewebszellen gebildet werden und der Haut Elastizität und Stützkraft geben. Aus dieser mittleren Hautschicht werden Tierhäute gegerbt, daher die Bezeichnung »Lederhaut«. Die Zugfestigkeit und Widerstandskraft von Leder beruht auf elastischen Kollagenfasern.

Unterhaut (Subcutis)

Die Unterhaut speichert Fett und Wasser und schützt als Polster die darunterliegenden Gewebe vor äußerer Krafteinwirkung. In diesem Unterhautfettgewebe, das die Verschiebbarkeit der Haut auf den darunterliegenden Muskeln und Knochen ermöglicht, befinden sich Drüsen, Schleimbeutel und größere Blutgefäße. Mit der Lederhaut ist die Unterhaut durch Stränge aus Bindegewebe verbunden.

So schützt und pflegt sich die Haut selbst

Eine perfekte Pflege und den besten Eigenschutz produziert eine gesunde Haut individuell und bedarfsgerecht selbst aus einer Mischung aus Fett, Eiweißstoffen, Schweiß, Wachsen und Salzen. Diese körpereigene Kosmetik überzieht die gesamte

Hautoberfläche mit einem schützenden Film, dem Hydrolipidfilm. Ein intakter Wasserfettfilm ist die Basis für eine gesunde Haut. Er steuert die Eigenfettregulation und bewahrt die Hautfeuchtigkeit.

Gefördert wird die Selbstregulation der Haut von den Talgdrüsen, die ein Teil des Haarfollikels sind. Diesen Follikel (lateinisch *folliculus:* »kleiner Ledersack, Hülle«) kannst du dir wie eine Vase vorstellen, aus der ein Haar wie ein Blumenstiel herauswächst. Der Haarfollikel oder -balg umschließt die Haarwurzel, das Haar und die Talgdrüsen. Diese Drüsen reifen im vierwöchigen Hautzyklus in der Lederhaut heran und geben Keratin und Hauttalg frei, mit dem sie Haut und Haar mit Fett versorgen. Kopfhaut und Gesicht haben die meisten Talgdrüsen, die innerhalb von 24 Stunden circa zwei Gramm Fett liefern.

Als wichtige Barriere gegen äußere Einflüsse dient die Oberhaut, die – vereinfacht beschrieben – wie eine Steinmauer aufgebaut ist: Die wasserbindenden Hornhautzellen sind wie Ziegelsteine versetzt angeordnet, und die Fettmoleküle wirken wie ein Mörtel, der die Steine verbindet und stabilisiert. Das bedeutet aber nicht, dass hier kein Durchkommen wäre. Diese Barriereschicht, die uns vor Umwelteinflüssen, Giften, Bakterien und Fremdstoffen schützt, ist keine undurchlässige Grenze, sondern eine Austauschzone mit ausgleichender Wirkung.

DER STOFFWECHSEL IN DEN ZELLEN

Unser Organismus ist ein Energiesystem aus circa 70 Billionen Zellen. Jede Zelle erweist sich als hochstrukturiertes Gebilde mit eigener Architektur. Um den Zellkern herum sind mindestens 500 Mitochondrien angeordnet, die wie kleine Kraftwerke ständig Energie erzeugen. Umgeben sind Zellkern und Kraftwerke von einer Zellflüssigkeit aus Wasser, Salzen, Eiweiß, Fett und Kohlenhydraten. Die Zellmembran umhüllt das Ganze.

All diese Zellen müssen vom Gefäßsystem mit Sauerstoff und Nährstoffen versorgt werden, damit sie zum Beispiel einen Wasseranteil von 70 Prozent im Körper auf 37,5 °C Betriebstemperatur erwärmen können, oder um eigene Prozesse wie osmotische Arbeit, aktiven Stofftransport und neue biochemische Verbindungen zu ermöglichen. Eine effiziente Energiegewinnung aus einer abwechslungsreichen und ausgewogenen Nahrung ist dabei ebenso wichtig wie der Abtransport von Rückständen, die bei jedem »Feuer« entstehen. Bei diesen Vorgängen vollzieht sich der eigentliche Stoff-Wechsel, das heißt: Durch ständige chemische Reaktionen verändern sich Stoffe, die wir unserem Körper zuführen.

Hautzellen werden als letzte Station in der Versorgungskette bedient und über feinste Kapillaren, die Arteriolen und Venolen, versorgt. Diese bestimmen unser individuelles Hautbild mit, weil sie mehr oder weniger stark durch die Hornschicht scheinen. Das Spektrum reicht von gut durchbluteter, rosig klarer Haut bis zu schlecht durchbluteter, fahler, grauer und blasser Haut.

Die Gesundheit der Haut hängt von der Versorgung der Zellen und vom Abtransport der Stoffwechselsubstanzen ab. Eine Haut mit Gefäßschwäche ist immer schlechter mit Nährstoffen versorgt, wasserreich und unelastisch. Das liegt daran, dass schwache Gefäßwände durchlässig für säurebildende Eiweißstoffe werden. Dies führt zu einem Nachströmen von Wasser aus den Blutgefäßen in das umliegende Bindegewebe. Das Bindegewebe hält Wasser zurück, um die Säurekonzentration zu reduzieren, und dabei dehnt sich die Haut. Der Raum zwischen den Zellen füllt sich mit »Schlackenstoffen«, und deshalb haben es Nährstoffe schwerer, von den Blutgefäßen bis zu den Hautzellen zu gelangen. Der schlechte Hautstoffwechsel wird zum Teufelskreis.

Flexible Gene

Die Zelle wird seit dem 17. Jahrhundert intensiv erforscht. Im Mittelpunkt des Interesses liegt der Zellkern, der die Steuerzentrale und Träger der Erbinformationen enthält. Bis neues Leben entsteht, teilt sich die Zelle unzählige Male, wobei die Moleküle immer wieder kopiert werden. Diese Moleküle enthalten den einzigartigen genetischen Code. Neuere Forschungen sehen im genetischen Code keine starre Vorschrift, sondern die Möglichkeit der Zelle, auf äußere Signale zu reagieren und sich entsprechend verändern zu können.

Die Zellmembran als Schutz und Filter

Die gesamte Zelle ist von einer Membranhülle umgeben. Sie dient als Außenbegrenzung und ist mit circa fünf Nanometern unvorstellbar dünn. Als Membran bezeichnet man in der Biologie eine dünne Abtrennung, die entweder undurchlässig ist oder in eine oder beide Richtungen durchlässig sein kann. Durch sie können zum Beispiel bestimmte Stoffe nur aus der Zelle hinaus-, aber nicht hineingelangen. Oder die Membran lässt nur Moleküle unterhalb einer gewissen Größe durch – dann nennt man sie *semipermeabel*, also »halb- oder teilweise durchlässig«. Manchmal bestimmt die Zelle aufgrund innerer oder äußere Umstände, wann ihre Membran wie durchlässig ist.

Eine Zellmembran fungiert als Schutzhaut, Austauschfilter und Isolierschicht. Das Innere der Zelle weist einen Überschuss an Elektronen auf und muss immer negativ geladen bleiben. Ihr Umfeld hat eine elektrisch positive Ladung. Durch die unterschiedliche elektrische Ladung beziehungsweise Ionenkonzentration inner- und außerhalb der Zelle wird eine Spannung aufgebaut. Sie beträgt bei menschlichen Zellen 70 Millivolt (mV). Ohne diese hauchdünne isolierende Membran zwischen den Zellen und ihrer Umgebung gäbe es wegen des direkten Stromflusses einen elektrischen Kurzschluss.

Stoffaustausch per Diffusion

Um Stoffe aufzunehmen und abzugeben, nutzen die Zellen unter anderem das Prinzip der Diffusion. Das Wort kommt vom lateinischen *diffundere*, was so viel wie »ausbreiten« oder »zerstreuen« bedeutet. Eine Diffusion ist ein physikalischer Vorgang, bei dem eine Durchmischung von zwei Stoffen stattfindet. Für diesen Prozess braucht es keinen Auslöser, sondern nur eine gewisse Zeitspanne. Die Stoffteilchen eines Gases oder einer Flüssigkeit bewegen sich eigenständig mit dem Ziel, eine gleichmäßige Verteilung zu erreichen. Wenn draußen Temperaturen um den Gefrierpunkt herrschen und jemand in einem 20 °C warmen Zimmer die Fenster öffnet, dann strömt die warme Luft hinaus und die kalte herein. Nach einigen Minuten haben sich die Luftmassen ohne Energieaufwand vermischt. Die Zimmertemperatur beträgt nur noch etwa 10 °C.

Bei Flüssigkeiten können wir uns den Vorgang genauso vorstellen. In einem Gefäß sind Wasser und Apfelsaft durch eine Scheibe voneinander getrennt. Nehmen wir die Scheibe aus dem Behältnis, vermischen sich nach einer gewissen Zeit beide Flüssigkeiten zu einer Apfelschorle. Aktiv könnten wir den Prozess mithilfe von Energie durch Umrühren vorantreiben und steuern.

Ohne Diffusion funktioniert kein Molekülaustausch zwischen Zellen und ihrer Umgebung. Die sogenannte Kalium-Natrium-Pumpe steht für solch einen Konzentrationsausgleich in der Zelle. Das saure Natrium befinden sich überwiegend außerhalb, das basische Kalium mehr innerhalb der Zelle. Natrium- und Kaliumionen werden immer so ausgetauscht, dass insgesamt eine negative Ladung in der Zelle vorhanden ist.

Bei der Atmung kommt es in der Lunge zu einem Gasaustausch zwischen Blut und Umgebung. Der Sauerstoff gelangt durch Diffusion über die Lungenbläschen in das Blut und somit in den Körper.

Was sind Ionen?

Atome haben im Neutralzustand gleich viele negativ geladene Elementarteilchen (Elektronen) wie positiv geladene Protonen. Fehlen dem Atom ein oder mehrere Elektronen oder besitzt es mehr Elektronen als im Neutralzustand, entsteht eine elektrische Spannung. Das Atom wird dann als Ion bezeichnet. Ionen sind elektrisch geladene Atome oder Moleküle, die positive oder negative Ladungen aufweisen. Positiv geladene Ionen entstehen, wenn Atome Elektronen abgeben. Negativ geladene Ionen werden gebildet, indem Atome Elektronen aufnehmen. Es entsteht ein Überschuss an Elektronen als negativer Ladungsträger, der von den Protonen als positiver Ladungsträger nicht mehr neutralisiert werden kann. Ein positiv geladenes Ion wird als Proton (Kation) bezeichnet und ein negativ geladenes Ion als Anion.

In der chemischen Fachsprache definieren sich Säuren und Basen über ihren »ionischen Charakter«. Säuren enthalten positiv geladene Wasserstoffionen (H^+-Ionen) und Basen negativ geladene Hydroxidionen (OH^--Ionen). Bei einer chemischen Reaktion findet ein Ladungsaustausch in beide Richtungen statt.

Das osmotische Prinzip

Stoffe können nur mithilfe der Osmose in die Zelle ein- und austreten. Der Begriff Osmose leitet sich vom griechischen Wort *Osmos* ab, bedeutet »Eindringen« und bezeichnet die Diffusion durch eine Membran hindurch zum Konzentrationsausgleich zweier Flüssigkeiten. Jede Zelle in jedem Lebewesen ist auf Osmose angewiesen. Eine Zelle verbraucht im Stoffwechsel zum Beispiel ständig Wasser, das sie durch Osmose kontinuierlich neu aufnehmen muss.

Mineralstoffionen spielen bei der Regulierung des osmotischen Drucks eine große Rolle. Die wichtigsten biologischen Elektrolyte sind Natrium, Kalium, Kalzium, Magnesium, Chlorid, Phosphat und Hydrogencarbonat. Je größer deren Konzentrationsunterschiede innerhalb und außerhalb der Zelle, desto stärker ist die Osmosewirkung beziehungsweise der osmotische Druck. Festzuhalten bleibt auch die Wichtigkeit einer gesunden Nierenfunktion für die Osmoseregulation im Körper.

Du kennst das Osmoseprinzip vom normalen Baden. Die Ionenkonzentration im Wasser ist höher als in den Hautzellen. Wassermoleküle diffundieren daher durch die Hautmembran. Die Haut an Händen und Füßen quillt auf und sieht schrumpelig aus. Verlassen wir die Badewanne, wird die Konzentration in den Zellen geringer, und die Haut glättet sich wieder von selbst.

Das Osmoseprinzip in basischen Bädern

Zwischen Säuren und Basen (siehe »Was sind Säuren und Basen?«) kann das Konzentrationsgefälle besonders hoch sein. Basische Bäder nutzen den Konzentrationsausgleich von Flüssigkeiten zum Entsäuern. Anders als zuvor beschrieben, dringen keine Wassermoleküle durch die Hautmembran in die »salzigen« Hornzellen. Positiv geladene Säurekonzentrationen verlassen das Unterhautfettgewebe, den Säurespeicher Bindegewebe, und streben in die hohe Konzentration negativ geladener basischer Badewassermoleküle. Wasserlösliche Toxine werden über die Schweißdrüsen ausgeschwemmt und fettlösliche Toxine über die Talgdrüsen.

In guten Basenbädern kann die Haut nicht aufquellen. Ganz im Gegenteil: Sie zeigt sich sehr geschmeidig und glatt. Dieser Effekt liegt an der Selbstregulation der Haut, die sich über die Talgdrüsen selbst fettet.

WAS DIE HAUT SAUER MACHT

Auf unserer Haut zeigt sich, wie es um den Säure-Basen-Status bestellt ist. Immer mehr Menschen leiden an Hautirritationen, Ekzemen und Hautkrankheiten. Speziell im Gesicht zeigt sich die Überlastung des Körpers mit Säuren und anderen Schadstoffen. Altersflecken und Pigmentstörungen unterstreichen die Diagnose »Übersäuerung im Bindegewebe«. Trockene, glanzlose, matte Haut oder klebrige, feuchte Haut ist ein Indiz dafür, dass der Körper übermäßige wasserlösliche Säuren über die Schweißdrüsen ausleiten muss. Und Cremes, Essenzen und Lotionen mit sauren pH-Werten (siehe »Der pH-Wert: Messgröße für Säure«) und fragwürdigen Zutaten können von außen nicht die Wirkung erzeugen, die die Werbung verspricht und Betroffene erwarten.

Zu viel Säure, Entfettung bei gleichzeitiger Überpflege sowie unsinnige Zutaten stören ständig die natürliche Hautchemie. Die Haut wird am Aufbau ihrer eigenen Schutzmechanismen gehindert. Bei robusten Menschen schafft sie es aus eigener Kraft, kosmetische Gifte und Folgeschäden auszugleichen. Andere reagieren mit rissiger, spröder, trockener oder fettiger Haut und einer löchrigen Barriere – ihre Haut wird »sauer«, im doppelten Wortsinn.

Die genetisch angelegte Funktionsweise der Haut lässt sich nicht durch eine Pflegecreme verändern. In der herkömmlichen Kosmetik und Medizin versucht man dennoch, Hautsymptome und Hautkrankheiten von außen zu beeinflussen. Die Sichtweise und Behandlung in der Naturheilkunde ist ganzheitlicher. Schließlich liegt die Ursache der Hautprobleme im Inneren des Körpers. Eine Heilung ist daher nur möglich, wenn sie auch innen ansetzt.

Bloß nicht zukleistern!

Vielfältige Symptome auf der Haut sind als eine Reaktion zu verstehen, bei der die Haut Giftstoffe (Toxine), Säureüberschuss und Stoffwechselprodukte aus dem Körper ausleitet. Wer Hautprobleme mit saurer, abdichtender Kosmetik überdecken oder mit Kortisonsalben und anderen Arzneimitteln behandeln will, heilt sie nicht. Und er schiebt Substanzen, die eigentlich ausgeschieden werden müssten, in den Zwischenzellraum zurück – mit fatalen Folgen: Die Entgiftung des Körpers wird erheblich erschwert, und Krankheiten verlagern sich nach innen.

Gleichzeitig wird der natürliche Hydrolipidfilm (Wasserfettfilm) entfernt und der Haut viel zu viel Fett zugeführt. Dies geschieht bei konventioneller Kosmetik häufig mit billigen Mineralölen und in der Naturkosmetik mit Pflanzenölen. Die Überfettung der Haut führt zu einer Überversorgung. Die Haut stellt ihre natürliche Selbstfettung ein und wartet jeden Morgen auf ihre Ration aus Tube und Tiegel. Sie signalisiert einen permanenten Fettbedarf, wird immer trockener und mit der Zeit reaktionsstarr.

Die moderne Hautpflege zerstört die schützende natürliche Barriereschicht der Haut, nur um alljährlich wechselnde geheimnisvolle Anti-Aging-Nährstoffe »einzuschleusen«, die die Pflege gemäß aktuellen wissenschaftlichen Forschungen immer weiter perfektionieren sollen. Schenken wir der Werbung Glauben, könnten wir meinen, die Wissenschaft sei der Natur überlegen.

Wenn dann die Haut zudem mit okklusiven (verschließenden) Zutaten wie Silikone, Paraffine und Vaseline versiegelt wird, können Bakterien in den Talgdrüsenfollikeln, geschützt von der abdichtenden Oberfläche und unter besten sauren Lebensbedingungen, loslegen. Saure Körperpflege hemmt die natürliche Abgabe von Säuren, weil die Kosmetikindustrie ihre Produkte dem pH-Wert der Hautausscheidungen angepasst hat. Hautneutral bedeutet nicht pH-neutral. Positive Ladung trifft auf positive Ladung wie Pluspol auf Pluspol zweier Magnete, die sich nicht magnetisch anziehen. Das Konzentrationsgefälle und die Hautosmose bleiben aus. Unter der geschlossenen sauren Cremeschicht mit einem pH-Wert von 5,5 konzentriert sich ein Säurestau. All diese Einflüsse schaukeln sich gegenseitig hoch. In der Folge entstehen Irritationen, Rötungen, Hautpilze und Ekzeme, für deren Ursache der Dermatologe oft keine Erklärung hat.

Entgiftung ist wichtig

Viel wichtiger als die kosmetische Behandlung von Unreinheiten oder Pickeln ist also die Frage: Warum leitet der Körper so viel über die Haut aus? Welche Stoffe überfordern Nieren und Darm so sehr, dass sie sich in der Unterhaut ablagern und über die Haut ausgeschieden werden müssen?

Die Toxin-Ausscheidung über die Haut hat eine wichtige ausgleichende Funktion. Bei einer säureüberschüssigen Ernährung mit Limonaden, Fast Food, Fertiggerichten etc. werden im Unterhautgewebe ausscheidungspflichtige Stoffwechselprodukte deponiert. Diese als Schlacken bezeichneten biochemischen Verbindungen spiegeln sich in der Oberhaut wider.

Der Mythos vom Säureschutzmantel

Treibende Kraft für den Stoffaustausch über die Hautmembran – also etwa das Eindringen von Pflegestoffen und das Ausscheiden von Giftstoffen – ist die Osmose, die im Prinzip ein spezieller Fall der Diffusion von Flüssigkeiten durch eine semipermeable Membran ist. Je stärker das Konzentrationsgefälle, desto größer ist der Druck, der auf der höher konzentrierten Seite vorhanden ist und den Fluss durch die Membran antreibt. Hier setzt jetzt der Denkfehler der Dermatologie und Kosmetikindustrie an: die Annahme, die Haut habe einen sauren pH-Wert (siehe »Der pH-Wert: Messgröße für Säure«) und Cremes & Co. müssten denselben pH-Wert haben, um diesen »Säureschutzmantel« zu erhalten. Doch die Haut ist nicht sauer, sondern die wässrigen Ausscheidungen über das Ausleitungsorgan Haut sind heute bei den meisten Menschen sauer. Das nicht ausreichend neutralisierte Gewebewasser verdunstet, und eine konzentrierte Menge Säure bleibt auf der Haut zurück. Bei ungesunder Lebensweise und belastendem Stress (Disstress) scheidet der Körper überschüssige Säure über die Haut aus, weil die Kapazität von Nieren und Darm bereits ausgeschöpft ist. Setzt man nun Cremes mit einem sauren pH-Wert von 5,5 ein, der dem pH-Wert der Haut angepasst wurde und als hautneutral vermarktet wird, gibt es kein Konzentrationsgefälle. Die Hautosmose setzt aus, weil sich kein osmotischer Druck aufbauen kann.

Saure Kosmetikprodukte wirken einer notwendigen Ausleitung entgegen und erhöhen daher die Säurebelastung im Zwischenzellgewebe. Das kann sich später fatal auf die Gesundheit auswirken.

Das Säureschutzmantel-Konzept

Das Milieu auf unserer Haut schafft als Biotop Lebensraum für unzählige Mikroorganismen. Sie bilden eine natürliche Hautflora, die uns vor der Besiedelung krank machender Keime schützt. Bereits 1882 stellte der Schweizer Hautforscher Ernst Heuss fest, dass Schweiß eine verdünnte Lösung von Säuren auf der gesamten Hautfläche liefert. Die Freiburger Ärzte Marchionini und Schade erkannten 1928 erstmals einen Zusammenhang zwischen gemessenem saurem pH-Wert und einer bakteriellen Besiedlung auf der Haut. Sie interpretierten die sauren Bestandteile des Schweißes und deren Interaktion mit physiologischen Hautkeimen als »Imprägnierung der Hornschicht« und sprachen vom »Konzept des Säureschutzmantels«. In ihrer detaillierten Veröffentlichung »Untersuchung über die Wasserstoff-Ionenkonzentration der Haut« ergab sich als repräsentativer pH-Wert der menschlichen Haut ein Mittelwert im Bereich von 5,4 bis 5,9. In den 1950er-Jahren wurden in den USA synthetische Substanzen zum Waschen verwendet, die den gleichen pH-Wert wie der »Säureschutzmantel« der Haut hatten. Pflegeprodukte mit einem sauren pH-Wert von 5,5 sollten schonender für die Haut sein als basische Seifen. Basierend auf diesem Grundgedanken entwickelte die Körperpflegeindustrie fortan saure Hautpflegeprodukte. In den letzten Jahren entkräften angesehene Fachinstanzen der Dermatologie die Argumente und Werbeaussagen, sprechen von einem Trugschluss, von Fehlinterpretationen und stellen das Säureschutzmantel-Konzept infrage.

Oma und Opa wussten es besser

Unsere Großeltern wuschen sich noch mit basischer Kernseife und kurierten mit einer Seifenlauge Nagelbettentzündungen und offene Wunden. Intuitiv handelten sie richtig. Durch den osmotischen Druck, durch das Konzentrationsgefälle, durch die positive Ladung der Säuremoleküle und die negative Ladung der Seifenmoleküle zogen sie Giftstoffe aus dem Gewebe. Nach heutiger wissenschaftlicher Lehrmeinung zerstörten die Menschen permanent ihren Säureschutzmantel. Doch der Säureschutzmantel ist nichts anderes als eine Fehlinterpretation und/oder ein Marketing-Gag der Dermatologie und Kosmetikindustrie.

Plädoyer gegen Pseudohautpflege

Der Mensch ist das einzige Lebewesen, das sein Organ Haut mit unterschiedlichsten Kosmetikprodukten eincremt. Es mag daran liegen, dass wir im Zuge der Evolution unser Fell verloren haben und heute meinen, die nackte Haut benötige zwingend einen neuen Schutz. Die allseits präsente werbliche Bedarfsweckung und das daraus entstandene Bedürfnis, Cremes und Co. für die Haut zu benutzen, sind relativ jung.

Ich vermeide bewusst die Bezeichnung Hautpflege, weil die meisten Kosmetikprodukte mit Pflege der Haut nichts zu tun haben, unnötig sind oder sogar dem Organ und Organismus Schaden zufügen können. Trockene und feuchtigkeitsarme Haut wird von der Kosmetikindustrie regelrecht produziert. Mit verschiedensten Tensiden wird der natürliche Fettfilm der Haut abgewaschen. Es gibt für die tägliche Körperpflege mit synthetischen Substanzen keinen einzigen vernünftigen Grund. Das Vornehme und Schöne, die Reinheit und Klarheit, die gesunde Farbe und der frische Teint, die Anmut und Ausstrahlung zeigen den Zustand innerer Organe und das Seelenleben.

Welche Pflege deiner Haut wirklich guttut, erfährst du im Kapitel »Pflege dich schön«.

DAS GEWEBE, DAS UNS FORM UND HALT GIBT

Für eine gesunde Haut und ein schönes Hautbild ist das Bindegewebe, heute auch als Faszie bezeichnet, von entscheidender Bedeutung. Die Haut ist direkt mit dem Bindegewebe verbunden – oder exakter formuliert: Das Bindegewebe ist jenes Grundgerüst im Körper, das alles miteinander verbindet. Es durchzieht den gesamten Organismus und ist überall zu finden, innerhalb und außerhalb der Organe, in der Muskulatur, in den Knochen und in der Haut.

Doch ich kenne keinen Menschen, der einen Arzt aufsucht, um sein Bindegewebe untersuchen zu lassen. Die Leute kommen wegen grippaler Infekte, Magenschmerzen, Kopfschmerzen, Gelenkschmerzen und so weiter in die Praxen. An die Beschaffenheit des Bindegewebes denkt niemand. Es tut in der Regel nicht weh und wird meist gar nicht als eigenständiges Organ wahrgenommen.

Das Bindegewebe übernimmt eine stützende und stabilisierende Funktion im Körper, sorgt für den nötigen Abstand der Organe zueinander und umhüllt diese. Bereits im Embryonalstadium entwickelt sich das Grundgerüst aus embryonalem Bindegewebe (Mesenchym) und einzelnen Zellen zu einem netzartigen Geflecht sowie zu Gefäßen, Muskeln, Knochen und Knorpel.

Die Stabilität, Dehnfähigkeit und Elastizität des Gewebes werden von zwei Fasertypen bestimmt. **Kollagene Fasern** zeigen im Elektronenmikroskop einen quergestreiften Verlauf im Gewebe und sind extrem zugfest. Kollagen wird in den Bindegewebszellen produziert. Eine etwas dünnere Form der kollagenen Fasern befindet sich im lymphatischen System. **Elastische Fasern** bestehen aus dem Zuckerprotein Fibrillin und dem Protein Elastin. Aus dem Alltag kennst du Elastan als Beimischung in Textilien. Die Chemiefaser macht den Stoff elastisch und lässt ihn nach dem Dehnen wieder in die ursprüngliche Form zurückkehren. Genauso kannst du dir die elastischen Fasern in unserem Gewebe vorstellen. Die Dehnbarkeit wird von den kollagenen Fasern begrenzt. Die Festigkeit des Gewebes und die individuelle Gewebespannung bedingen die Straffheit der Haut.

Was versteht man unter Verschlackung?

Der Wiener Arzt und Gewebeforscher (Histologe) Professor Alfred Pischinger (1899–1983) erforschte die Bindegewebsflüssigkeit als wichtiges Medium für einen gesunden Stoffwechsel. Nach seinen Erkenntnissen schwimmen alle Zellen in einer wässrigen Grundsubstanz mit einem basischen pH-Wert von 7,4. Es gibt keine direkte Verbindung von den Blutbahnen zu den Zellen. Der Sauerstoff und alle Nährstoffe müssen erst durch diesen wässrigen Zwischenzellraum, ehe sie die Zellen mit Energie füttern können. Das Wohlergehen jeder einzelnen Zelle hängt vom Zustand ihrer äußeren Umgebung ab.

Schlacken sind Rückstände des Stoffwechsels, die bei jeder Verbrennung entstehen. Sie werden über die Blutbahnen und das Lymphsystem abgebaut. Um den pH-Wert des Blutes konstant bei 7,4 zu halten, werden zu hohe Säurekonzentrationen aus dem Blutkreislauf genommen und in der Grundsubstanzflüssigkeit als gebundene Neutralsalze zwischengelagert. Reichen die frei zirkulierenden Basenreserven nicht zur Neutralisation aus, bedient sich der Organismus aus seiner eigenen Substanz. Er zieht aus Mineralstoffspeichern (Haarboden, Nägel, Gefäßsystem, Knochen) basische Mineralien wie Kalzium, Kalium und Magnesium als Säurepuffer heran. Wenn der Körper ständig übersäuert ist, verhärten sich die Schlacken (neutralisierte Säuren) und setzen sich in der Zwischenzellflüssigkeit fest. Die Grundsubstanz verändert ihre Fließeigenschaft (Viskosität).

Pischinger nannte diesen schleichenden Prozess »Verdichtung der extrazellulären Matrix«. Im Sprachgebrauch hat sich für diese Ablagerungen im Bindegewebe der Begriff »Verschlackung« durchgesetzt.

Es sieht so aus, als ob ein Gewebe, das auch Interstitium heißt, also Zwischenraum, deutlich mehr Einfluss auf Gesundheit und Alter hat als bisher vermutet. Christian Trautwein von der Uniklinik Aachen, Sprecher der Deutschen Gesellschaft für Gastroenterologie, Verdauungs- und Stoffwechselkrankheiten (DGVS), sagt: »Die Erkenntnisse könnten von großer Bedeutung sein. So kann möglicherweise nicht nur die Wirkung von Akupunktur besser erklärt werden, sondern auch, wie Entzündungen entstehen oder wie Krebszellen sich über verschiedene Organe ausweiten können«.

Heute kommt keine Berufsgruppe, die sich mit Gesundheit und Schönheit beschäftigt, um die Bedeutung dieses lange unterschätzten Organs herum. Will ein Arzt, etwa ein Dermatologe, oder eine Kosmetikerin therapeutisch erfolgreich sein und eine Lösung für Patienten oder Kunden finden, dann muss das Bindegewebe miteinbezogen werden. Denn vom Zustand dieses Organs ist die Regelung des gesamten Stoffwechsels abhängig.

Wie das Bindegewebe zum sauren Wackelpudding wird

Das Bindegewebe ist an allen Austauschvorgängen der Organzellen beteiligt und übernimmt bei der Säure-Basen-Regulation eine wichtige Aufgabe. Erkennt der Körper nämlich eine zu hohe Säurebelastung im Blut, lagert er die überschüssige Säure vorübergehend in die Zellzwischenräume aus.

Das Bindegewebe verfügt über eine hohe Pufferleistung und kann die Säure auch wieder loswerden: Das bei der Bildung der Magensäure entstandene Natriumbikarbonat gelangt über die Blutbahnen ins Bindegewebe und durchspült es, um Säureverbindungen zu neutralisieren und wieder herauszulösen. Mit einer alkalischen Reaktion verlassen sie den Körper über die Nieren. Doch das ist nur begrenzt möglich.

Eine vermehrte Speicherung von Säuren verändert die Viskosität (Zähigkeit) der Zwischenzellflüssigkeit von einer gut fließenden wässrigen Sole (Salzlösung) in einen zähen Wackelpudding. Außerdem verhärten sich mit der Zeit die Ablagerungen, und das Bindegewebe verliert an Elastizität. Das ist schlecht für den Transport der Nährstoffe, für das Immunsystem und ungünstig für die Figur und das Hautbild.

Fachleute sprechen von einer »latenten Azidose«, wenn die Säuredepots zwar überfüllt sind, sich dies aber (noch) nicht im Blutbild zeigt (*latent* bedeutet »verborgen sein«).

Jeder Mensch hat seine individuelle Grundregulation, auf die er einen mehr oder weniger förderlichen Einfluss nehmen kann. Ernährt und pflegt er sich ungünstig und ist sein Bindegewebe schließlich dauerhaft mit Säuren überlastet, bekommt das Blut Schwierigkeiten, seine saure Last abzugeben. Die Aufnahmekapazität ist erschöpft, und das Bindegewebe ist nicht mehr in der Lage, weitere Säuren zu puffern. Die Übersäuerung des Zwischenzellraums zerstört die Gewebestruktur, was auf der Haut als Geweberisse, Schwangerschaftsstreifen oder Cellulite in unterschiedlicher Ausprägung zu sehen und zu tasten ist. Die Kosmetikerin spricht von »Versulzung des Gewebes«. Das Thema erreicht mit den Schlagzeilen »Verklebung der Faszien« die Sportmedizin.

Orangen gegen Orangenhaut

Dellen an Oberschenkeln, Bauch und Po bestehen aus Wasser-Säure-Fett-Einlagerungen im Bindegewebe. Je schwächer dein Bindegewebe, umso sichtbarer werden die gebundenen Ablagerungen an der Oberhaut. Mit der richtigen Ernährung kannst du dein Bindewebe wieder von Schlacken befreien und von innen die Kollagenbildung stärken. Kollagene Fasern sind für die Spannkraft und Festigkeit des Gewebes und der Haut verantwortlich. Normalerweise kann der Körper dieses Stütz- und Strukturprotein, das circa 60 Prozent des Bindegewebes ausmacht, selbst herstellen, doch lässt die Kollagenbildung ab dem 30. Lebensjahr nach.

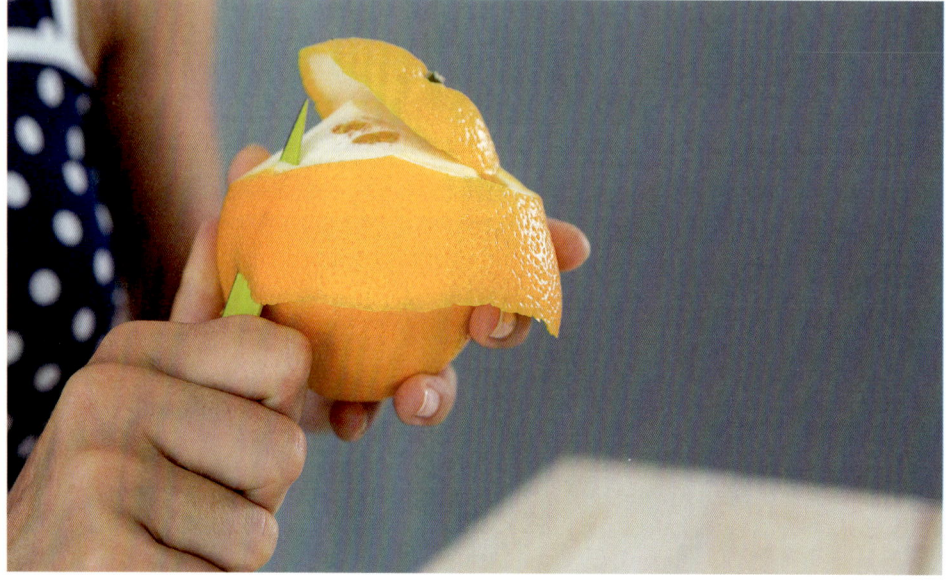

BINDEGEWEBS-BOOSTER

Ob Kollagen vom Schlachthof in teuren Trinkampullen einen nennenswerten Unterschied bewirkt, darf bezweifelt werden. Was dem Bindegewebe mit Sicherheit guttut:

▶ Natürliches *Vitamin C* aus *Orangen, Grapefruits* und *Heidelbeeren* kräftigt das Bindegewebe, weil das Vitamin und Antioxidans für den Aufbau neuer Kollagenfasern nötig ist. Die Kollagensynthese lässt sich auch mit *Spinat, Petersilie, Paprika* und *Brokkoli* stimulieren, um so einer Bindegewebsschwäche entgegenzuwirken. Vitamin C ist wasserlöslich und hitzeempfindlich und kann daher durch Kochen verloren gehen. Deshalb solltest du das Obst frisch und das Gemüse entweder roh oder kurz gedünstet essen.

▶ Zusätzlich nimmst du jeden Morgen *1 Teelöffel Leinöl* pur oder ins Müsli gerührt ein. Die enthaltenen Omega-3-Fettsäuren erhöhen die Kollagenproduktion und die Spannkraft deiner Haut.

▶ Mit den richtigen Gewürzen kannst du einen Stoffwechselkick auslösen. *Cayennepfeffer* oder *Chili* beispielsweise heizen dem Stoffwechsel ordentlich ein und verscheuchen Flüssigkeiten und Fettverbindungen aus dem Gewebe.

LEINSAMEN GEGEN CELLULITE

Ausgangspunkt der Cellulite ist ein schlechter Ernährungs- und Verdauungszustand. Über die Darmschleimhäute gelangen Toxine wieder in den Stoffwechsel. Körperwasser verdünnt die Giftstoffe und bindet sie dann mit Fett an den typischen Ablagerungsstellen Po und Oberschenkel.

▶ *1 Teelöffel Leinsamen* am Tag reicht aus, um den Darm durchzufegen. Du streust den Samen über dein Müsli und deinen Salat oder rührst ihn in den frisch gepressten Orangensaft. Leinsamen ist sehr ballaststoffreich und hat ein großes Quellvermögen, das die Darmbewegung anregt und dadurch abführend wirkt. Wegen seiner Fähigkeit, Flüssigkeit im Darm zu binden, musst du viel Wasser trinken.

Eine Kombination aus Ernährungsumstellung, wirkungsvoller Entschlackungskur, Bewegung und Disziplin reduziert Cellulite und formt eine attraktive, straffe Silhouette.

BIST DU ÜBERSÄUERT?

Der Säure-Basen-Haushalt beschreibt das Verhältnis von Säuren und Basen in den Gewebeflüssigkeiten des menschlichen Körpers. Es handelt sich um einen komplexen Vorgang, der selbstregulierend in unserem Körper abläuft. Wir müssen also normalerweise nicht von außen eingreifen, um innerorganische Abläufe zu steuern. Ganz eng mit der Säure-Basen-Regulation ist der volkstümliche Begriff Verschlackung verbunden. Entsäuern, Entschlacken, Entgiften – was bedeuten diese trendigen Schlagworte? Zum Verständnis brauchen wir einige Grundlagen.

Das sagt die Naturheilkunde

Es ist das Verdienst der Naturheilkunde, das Bewusstsein für eine vernünftige Lebensweise und einen intakten Säure-Basen-Haushalt geweckt zu haben. Ich bin mir sogar sicher, dass ohne den Blick über den (schulmedizinischen) Tellerrand hinaus die Trends Vegetarismus, Veganismus und Detox (Entgiftung) heute nicht so weitverbreitet wären. Sie haben ihren Ursprung in der Ganzheitsmedizin. Diese geht davon aus, dass durch industriell hergestellte Nahrungsmittel und Fertigprodukte mit Zusatzstoffen, durch das Überangebot an Fleischwaren, Süßigkeiten und so weiter vermehrt Säuren zugeführt oder im Körper gebildet werden. Die Worte, die mir ein fähiger und weitsichtiger Heilpraktiker bereits vor über 50 Jahren mit auf den Lebensweg gab, habe ich heute noch im Ohr: »Keine Lebensmittel aus Konserven, keine Weißmehlprodukte, keine Marmelade und Limonade.«

Die Naturheilkunde versteht unter einer Übersäuerung eine chronische Belastung des Körpers mit Säuren, die im Bindegewebe und zwischen den Zellen (extrazelluläre Übersäuerung) vorhanden ist. Diese Ablagerung von gepufferten (neutralisierten) Säuren über einen längeren Zeitraum schädigt das Bindegewebe, beeinflusst das Hauterscheinungsbild und begünstigt Zivilisationskrankheiten.

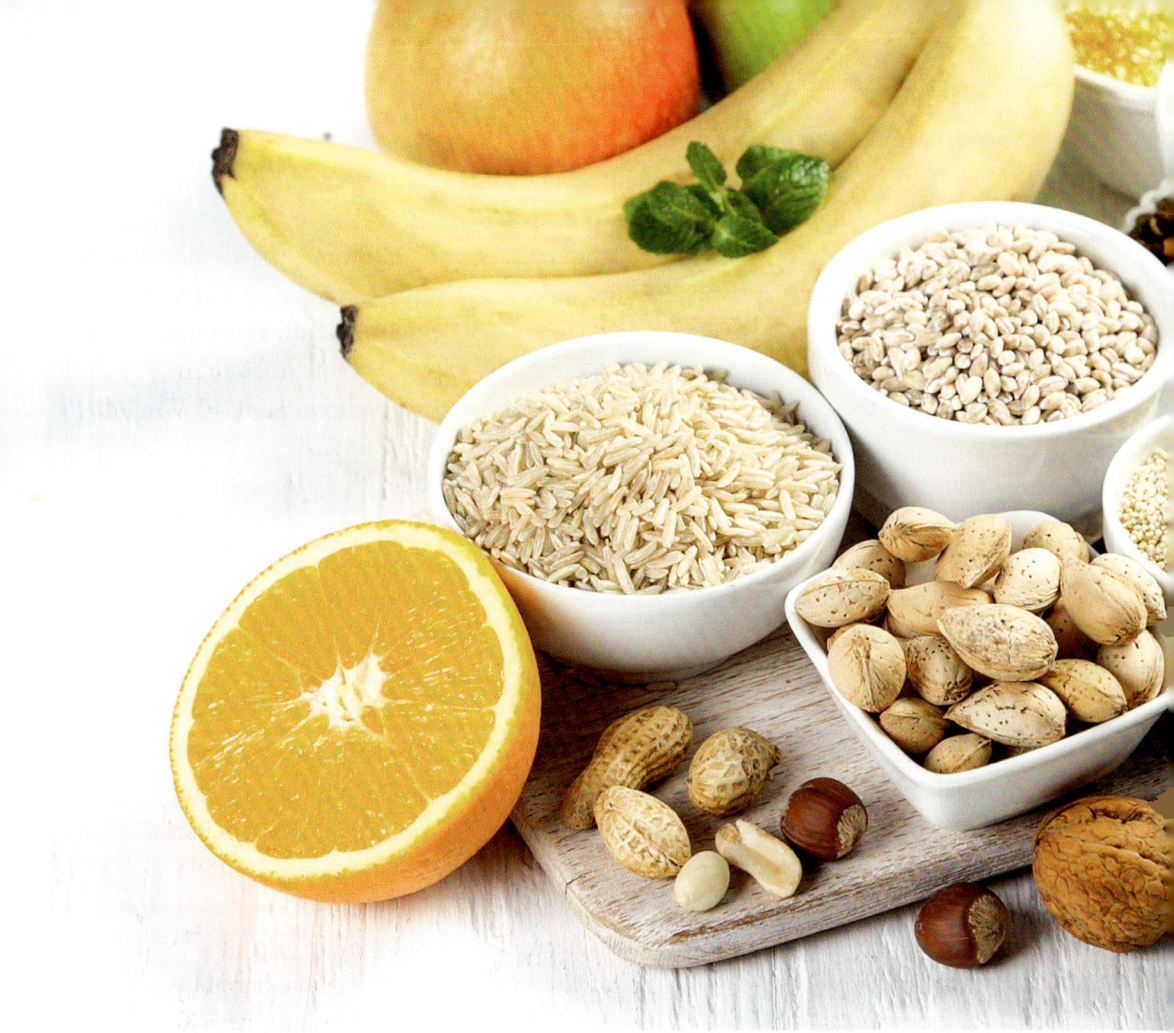

Kleiner Exkurs über Säuren und Basen

In unserem Alltag kommst du ständig mit Säuren und Basen in Berührung. Aus dem Lebensmittelbereich kennst du verschiedene natürliche und anorganische Säuren wie Essigsäure, Milchsäure, Zitronensäure, Weinsäure, Ameisensäure, Apfelsäure, Sorbinsäure, Schwefelsäure, Phosphorsäure und Salzsäure. Basen bilden die Karbonate Soda, Natron, Kreide, Magnesium, Kalium und Salmiak.

In konzentrierter Form sind beide Substanzen ähnlich gefährlich und können zu Verätzungen führen. Mit Wasser lassen sich Säuren und Basen verdünnen und in ihrer Wirkung abschwächen. Werden Säuren und Basen im richtigen Verhältnis vermischt, können sie sich in ihrer Wirkung gegenseitig aufheben. Aus zwei zuvor stark ätzenden Stoffen wird eine völlig harmlose Verbindung.

Säuren und Basen im Körper – eine Frage der Balance

In unserem Organismus spielen Säuren und Basen und ihr Verhältnis zueinander eine wichtige Rolle. Im gesunden Körper sind sie ein eingespieltes Team.

Der Magen beispielsweise bildet täglich aus circa 6 Gramm Natriumchlorid 1 Liter sauren Magensaft mit pH-Werten zwischen 1 und 2,5 (siehe nächstes Unterkapitel: »Der pH-Wert: Messgröße für Säure«). Die Säure zersetzt den Speisebrei und wirkt antibakteriell, kann also Krankheitserreger abtöten. Gleichzeitig produziert der Magen über sogenannte Belegzellen je nach Nahrungsbrei praktischerweise genau die Menge an basischem Natriumbicarbonat mit, die als Puffersystem im Blutkreislauf benötigt wird.

Die Gallenblase und die Bauchspeicheldrüse setzen basische Sekrete und Enzyme (Lipase, Maltase und Trypsin) mit pH-Werten zwischen 7,5 und 8,2 frei und neutralisieren den Speisebrei. Erst nach der vollständigen Neutralisation lässt der Magenpförtner den Mageninhalt in den Zwölffingerdarm passieren. Dieser dient als Zubringer für den Dünndarm, in dem die feinste Aufschlüsselung der Nährstoffe, die in die Blutbahnen gelangen, erfolgt.

Reichen die basische Sekrete nicht aus, verzögert sich die Neutralisation. Vorverdaute Nahrung verbleibt zu lange im Magen und kann zu Völlegefühl, Aufstoßen und Sodbrennen führen. Ist das Milieu zu sauer, werden Fette, Kohlenhydrate und Eiweiße unvollständig verdaut und erst im Dünn- und Dickdarm komplett zerlegt. Als Folge entstehen Gärung und Fäulnis und eine Verschiebung der pH-Werte im Dünn- und Dickdarm. Der normalerweise basische Dünndarm wird sauer, und die Schleimhäute werden löchrig (Leaky Gut Syndrom). Der Dickdarm, der eigentlich sauer sein müsste, wird basisch. Dieser pH-Wert-Tausch begünstigt Hautallergien, Hautausschlag und letztendlich massive Stoffwechselstörungen (siehe dazu das Kapitel »Gesunder Darm – schöne Haut«).

Besonders die Nieren jonglieren mit sauren und basischen Flüssigkeiten, um den pH-Wert des Blutes konstant bei 7,4 zu halten, da selbst kleine Schwankungen gefährlich für den Organismus sind. Sinkt der Blut-pH-Wert geringfügig, wird Natriumbicarbonat resorbiert. Ist der pH-Wert erhöht, wird das filtrierte Natriumbicarbonat über den Urin ausgeschieden. Registrieren die Nieren eine zu hohe Säurekonzentration, wird die Ausscheidung gestoppt (Nierensperre nach Dr. von Ardenne).

Die Lunge ist für die Ausscheidung flüchtiger Säuren zuständig. Schwache organische Säuren wie Zitronen-, Essig- und Buttersäure werden als Kohlensäuregas ausgeatmet.

Es geht also immer um einen innerorganischen Ausgleich von Säure und Base, die trotz Gegensätzlichkeit miteinander auskommen müssen.

Der pH-Wert: Messgröße für Säure

Ob eine Flüssigkeit sauer oder basisch ist, lässt sich anhand ihres pH-Werts bestimmen. Er gibt auf einer Skala von 0 bis 14 die Konzentration von Wasserstoffmolekülen in einem Liter Lösung an.

- Eine neutrale Flüssigkeit mit dem pH-Wert 7,0 besteht aus der gleichen Anzahl an positiv geladenen Wasserstoffionen und negativ geladenen Sauerstoffionen. Säuren und Basen sind hier zu gleichen Teilen vorhanden und bilden ein neutrales Ganzes.
- Bei pH-Werten unter 7,0 überwiegen die freien Wasserstoffionen: Die Lösung ist sauer.
- Ab einem pH-Wert 7,0 aufwärts sind mehr freie Sauerstoffionen vorhanden: Die Lösung ist basisch oder alkalisch.

Die wichtigste Messgröße im Körper ist der pH-Wert des Blutes, der sich in einer Schwankungsbreite von 7,35 bis 7,45 bewegen darf. Das Blut versorgt alle Zellen mit Sauerstoff und Nährstoffen und erreicht im basischen Bereich um pH 7,4 herum das Funktionsoptimum für alle Stoffwechselvorgänge. Es verträgt keine größeren Abweichungen. Liegt der pH-Wert außerhalb des Spektrums, droht akute Lebensgefahr.

- Sinkt der pH-Wert im Blut und in anderen Körperflüssigkeiten durch Säuren unter den Normbereich, spricht man von einer **Azidose.** Die Bezeichnung stammt aus dem Lateinischen von *acetum*, »Essig«.
- Steigen pH-Werte der Körperflüssigkeiten über die Normalwerte an, spricht man von einer **Alkalose.** Der Begriff aus dem Arabischen steht für »Asche«.

Puffersysteme des Körpers

Ein gesunder Mensch verfügt über mehrere Sicherungssysteme und eigenständige Kompensationsmöglichkeiten, die automatisch einen Ausgleich zwischen Säuren und Basen herstellen. Diese Regulationsmechanismen nennt man Puffersysteme, weil sie in der Lage sind, Säurekonzentrationen im Blut und in den Gewebeflüssigkeiten zu eliminieren und zu neutralisieren. Konstante pH-Werte im Körper werden hauptsächlich durch Ausscheidung von überschüssigen Säuren und Basen mit dem Urin und durch Abatmen von Kohlendioxid erreicht.

Wie sinnvoll ist die Harnanalyse?

Bei meinen Vorträgen taucht aus dem Publikum oft die Frage auf, wie eine Übersäuerung gemessen werden kann, die im Blut noch nicht nachweisbar ist (latente Azidose). Die meisten gesundheitsbewussten Zuhörer beschäftigen sich mit dem Thema, wollen es genau wissen und messen mit Lackmuspapier/Indikatorpapier den pH-Wert ihres Harns.

Die Harnanalyse zum Aufspüren von Krankheiten gibt es schon sehr lange und galt im Mittelalter als wichtigste diagnostische Methode. Damalige Ärzte gingen davon aus, dass Krankheiten durch eine fehlerhafte Mischung von Körperflüssigkeiten entstehen und dies im Harn zutage tritt. Sie stellten ihre Diagnose aufgrund von Konsistenz, Farbe und Geruch des Harnwassers. Spätere Erforschungen des menschlichen Körpers führten zu exakteren chemischen und mikroskopischen Urinuntersuchungen. Sie sind heute fester Bestandteil der klinischen Diagnostik.

Dass der Urin etwas über unseren körperlichen Zustand aussagt, ist unbestritten. Wir kennen zum Beispiel alle den Einfluss von bestimmten Speisen, Kräutern und Gewürzen, wenn wir etwa Rote Bete, Spargel und Knoblauch essen oder als Saft trinken. Es verändert sich nicht nur die Farbe des Urins, sondern auch der Geruch. Bestimmte Gerüche geben Hinweis auf eine medizinische Azidose. Ein süßlicher Duft nach Azeton kann auf einen Diabetes mellitus hinweisen, ein stechender Geruch auf erhöhte Ammoniakwerte. Aber deutet ein niedriger pH-Wert des Urins auf eine Azidose hin?

Ich halte die Messung des pH-Werts für Unfug, zumal häufig falsche Rückschlüsse gezogen werden und Fehlinterpretationen die Regel sind. Ein saurer pH-Wert des Urins ist kein Indikator dafür, dass eine Person übersäuert ist, sondern vielmehr ein Anzeichen, dass die Nieren funktionieren. Die normale Nierenfunktion besteht gerade darin, über Nacht Säuren aus dem Bindegewebe zu lösen und am Morgen auszuscheiden. Auch tagsüber sind die meisten Säuren bereits an Basen gebunden und werden gepuffert über den Urin ausgeschieden. Nur ein Bruchteil schlägt sich auf dem messtechnisch ungenauen Indikatorpapier nieder.

Und umgekehrt bedeuten basische Werte des Harnwassers nicht unbedingt beste Gesundheit. Sie deuten eher auf eine Ausleitungsblockade hin. Die nicht im Urin nachweisbaren Säuren reichern sich im Körper an und können sich fatal auswirken.

Würden wir uns auf die Messwerte des Indikatorpapiers verlassen, dann träfe die von Pseudoexperten verbreitete Behauptung »Wir sind doch alle übersäuert« tatsächlich auf die Gesamtbevölkerung zu. Werfen wir also das Indikatorpapier in die Tonne, denn es hilft uns nicht wirklich, den Säure-Basen-Status zu überprüfen.

Wie erkennt man eine latente Azidose?

Dazu bedarf es nicht einmal eines komplizierten medizinischen Verfahrens – obwohl es Methoden gibt, mit denen sich die latente Azidose besser nachweisen lässt: etwa per »Säure-Basen-Test nach Sander« (siehe zum Beispiel unter www.sension.eu). Bei der auch Säure-Basen-Tritation genannten Labordiagnostik gibt man der Urinprobe abwechselnd Säure und Base zu und bestimmt so die Aufnahmekapazität für Säuren und Basen. Ist diese für Säuren stark verringert, kann man von einer latenten Übersäuerung ausgehen, bei der die basischen Pufferreserven bereits teilweise aufgebraucht sind.

Meistens reicht jedoch ein genauer Blick auf das Erscheinungsbild eines Menschen, in dem sich eine Übersäuerung deutlich zeigen würde. Wie ist der Gesichtsausdruck? Wirkt die Mimik straff und trotzdem entspannt? Weisen die Mundwinkel mit einem Lächeln nach oben? Ist die Zunge ohne Belag und »Säurerisse«? Sind die Haare dicht und kräftig? Leuchten die Augen? Ist die Haut klar und rein? All das deutet darauf hin, dass der Säure-Basen-Haushalt des Menschen im Gleichgewicht ist.

Nicht umsonst heißt es: »Wahre Schönheit kommt von innen.« Wenn wir etwas für unsere Gesundheit und unsere Haut tun, zeigt sich das meist als Erstes in unserem Gesicht.

Entsäuern, entschlacken, entgiften – geht das?

Wie die Homöopathie wird auch das Thema »Entsäuern, Entschlacken und Entgiften« in bestimmten Medien der Lächerlichkeit preisgegeben. »Mythos Entgiften«, »Entschlacken ist Humbug und Unsinn«, »Entsäuern entschlackt nur Ihren Geldbeutel« lauten die einschlägigen Überschriften. Ich will nicht auf Detox-Anwendungen eingehen, die tatsächlich allzu häufig in den Bereich der Geschäftemacherei gehören. Ich kann mich durchaus mit dem Statement der Deutschen Gesellschaft für Ernährung (DGE) anfreunden, die meint, dass es in einem gesunden menschlichen Körper keine Ansammlung von Schlacken und Ablagerungen von Stoffwechselprodukten gibt. Nicht verwertbare Stoffe werden über den Darm und die Nieren ausgeschieden.

Dennoch kennt die Medizin physiologische Rückstände des Stoffwechsels, Schleim- und Entzündungsreste, Kalk-, Cholesterin- und Eiweißablagerungen, eingekapselte Infektionsherde, kristalline Strukturen in den Gelenken, Steinbildung in Galle, Niere, Blase und so weiter.

Es ist klar, dass ich beim Thema Haut grundsätzlich von Substanzen spreche, die sich in der Pischinger'schen »Grundsubstanz« einlagern (siehe Kasten »Was versteht man unter Verschlackung?« im Kapitel »Das Gewebe, das uns Form und Halt gibt«). Um welche Stoffe handelt es sich? Toxische Substanzen können durch eine akute Vergiftung oder aber schleichend – zum Beispiel durch zahnärztliche Werkstoffe, medikamentöse Dauergaben, Umwelt- und Wohngifte – aufgenommen werden. Dazu zählen Noxen (lateinisch *noxa:* »Schaden«) von nicht ausgestandenen Erkrankungen sowie Impfstoffe, die ins Bindegewebe abgedrängt werden, außerdem harnsaure Ablagerungen durch tierisches Eiweiß, Transfettsäuren (gehärtete Fette), Hyaluronsäure sowie der ganze Schrott aus synthetischen Vitamin- und Mineraltabletten und nicht zuletzt die Zwangszuführung von Fluoriden, Jod und Chlor. All diese Gifte müssen abgelagert werden, weil sie sonst die empfindliche Stoff- und pH-Wert-Balance im Blut stören würden. Hinzu kommt die unmittelbare Säurebelastung etwa durch Essigsäure aus dem Zuckerkonsum, Oxalsäure aus Spinat, Kakao und Rhabarber und Milchsäure aus körperlicher Überanstrengung. Die Liste ließe sich fortsetzen.

Bewährte Methoden der Entsäuerung

Entsäuern, Entgiften, Entschlacken stehen für ein Konzept zum Gesundwerden und Gesundbleiben. Dazu gibt es mehrere hilfreiche und effektive Entsäuerungsmethoden über die Leber, den Darm und die Haut.

- Als erste Maßnahme stellst du deinem Körper ausreichend Basen über die Ernährung zur Verfügung. Damit erhöhst du das Neutralisationspotenzial von Säuren und verhinderst Mineralstoffraub aus der eigenen Substanz.
- Vielleicht setzt du ein oder zweimal im Jahr auf eine Fastenkur und/oder verzichtest konsequent auf Genussmittel.
- Eine F. X.-Mayr-Kur (nach Franz Xaver Mayr, 1875–1965) versteht sich als naturheilkundliches Verfahren zur Darmsanierung und wird überwiegend von F. X.-Mayr-Ärzten durchgeführt.
- Die Vorteile der Schroth-Kur (nach Johann Schroth, 1798–1856) liegen in Schwitzpackungen und Körperwickeln zum Entgiften über die Haut.
- Dr. Otto Buchinger (1878–1966) schrieb ein Standardwerk über *Das Heilfasten*. Zum Fasten nach Buchinger gehören Gemüsebrühen und eine »Hygiene der Seele«.

Ich empfehle keine Extremkuren mit null Kalorien, sondern plädiere für ein täglich vernünftiges Maßhalten oder für intermittierendes Fasten (siehe »Intervallfasten – mit Leichtigkeit entschlacken«).

- Eine »mechanische« Form der Entschlackung sind spezielle Bindegewebsmassagen und Lymphdrainagen nach Dr. med. Renate Collier (1919–2001). Die intensive Entsäuerungsmassage dient dazu, das Bindegewebe mit durch Basen angereichertem Blut zu versorgen und zu durchfluten. Säuren werden dadurch nach dem Prinzip der Diffusion aus dem Bindegewebsspeicher herausgezogen.
- Zur mechanischen Entsäuerung zähle ich auch das Schröpfen, das wieder sehr beliebt ist (siehe »Schröpfmassagen« im Kapitel »Basische Behandlungen im Home-Spa«).
- Homöopathische Arzneimittel basieren auf natürlichen Stoffen nach dem Prinzip »*Similia similibus curentur*« (»Ähnliches möge durch Ähnliches geheilt werden«). Das Faszinierende an der Homöopathie ist die Potenzierung. Je öfter die Ursubstanz verdünnt und geschüttelt wird, desto stärker zeigt sich der Heilerfolg. Das ist nach konventioneller Wissenschaft natürlich nicht nachzuvollziehen. Homöopathie ist meines Erachtens eine Frequenz- und Informationsmedizin. Bei Entgiftungen rate ich von sofort verordneten Hochpotenzen ab, um Erstverschlimmerungen zu vermeiden.
- Zu den bewährten Entsäuerungsmaßnahmen gehört zweifelsohne meine Methode mit einer Kombination aus Tees, Vitalstoffen, Ausleitungsbädern und ergänzender basischer Naturkosmetik.

WAS SÄUREN UND BASEN MIT QI ZU TUN HABEN

Im Folgenden möchte ich verdeutlichen, wie eng der Säure-Basen-Ausgleich und der Meridian-Energie-Ausgleich korrelieren und wie stark ihr Einfluss auf das Hautbild ist. Der Zustand der Zellmatrix beziehungsweise des Gewebewassers beeinflusst unsere Lichtenergie. Ist der Körper entsäuert und leiten die Meridiane energetisch kraftvoll, leuchten die Hautzellen. Eine gesunde Haut strahlt, gemessen ab der Oberhaut, in einem unsichtbaren elektromagnetischen Energiekörper (Ätherkörper) zwischen 24 und 35 Zentimeter weit und speichert umso mehr Licht, je mehr die innere Ordnung im Zwischenzellraum gegeben ist. Eine positive Gedankenwelt verstärkt die Kraft dieses Energiefelds. Bei übersäuerten und energetisch verdichteten Menschen mit grauer und rauer Haut beträgt der Bereich der elektrischen und magnetischen Kräfte nur maximal 15 Zentimeter.

Qi und das Meridiansystem

Während wir in unserer westlichen Welt perfekte Diagnoseverfahren entwickeln, jeden Millimeter in unserem Körper zu kennen glauben und Heilung dem Wissenschaftlichen, dem Rationalen und Funktionalen zusprechen, gibt es in der Traditionellen Chinesischen Medizin (TCM) keine Trennung zwischen Körper, Geist und Seele. Man geht hier von der Annahme aus, dass sich der Mensch von Krankheiten erholen kann, wenn Yin und Yang wieder ins Gleichgewicht kommen. Vereinfacht ausgedrückt, steht Yin für Materie und Yang für Energie. Beides geht fließend ineinander über. Das »energetische« Potenzial wird Qi oder Chi genannt, das den Menschen wie Flüsse durchströmt. Das Qi fließt auf fest definierten Bahnen, die die Energie durch den Körper leiten. Diese »Gewässer« heißen Meridiane. Nach chinesischer Vorstellung ist das harmonische Fließen der Lebensenergie gestört, wenn der Mensch krank ist. Entweder liegt ein Zuviel oder ein Zuwenig an Qi in den Organen und Meridianen vor. Bei der Diagnose verlässt sich der chinesische Arzt auf seine Sinne Sehen, Hören, Riechen, Tasten und auf Fragen an seinen Patienten mit einem klaren Behandlungsziel.

Der Gelbe Kaiser fragte: »Ich habe gehört, dass in den alten Zeiten die Menschen 100 Jahre alt wurden, aber heute leben sie nur 50 Jahre lang. Was war früher anders?«

Und Qi Bo, der Hofarzt, antwortete: »In den alten Zeiten, da war das Modell der Menschen Yin und Yang, sie stellten sicher, dass zwischen Körper (Yin) und Geist (Yang) Harmonie herrschte. Der Mensch kann den Gesetzmäßigkeiten von Yin und Yang nicht entkommen, denn seine Gesundheit hängt von diesen beiden gegensätzlichen Kräften ab.«

(Aus dem ersten Klassiker der chinesischen Medizin: Huangdi Neijing, »Das Buch des Gelben Kaisers zur Inneren Medizin«)

Lebensenergie im freien Fluss

Ununterbrochen durchflutet die Lebensenergie Qi sämtliche Meridiane und somit den ganzen Körper. Die Energiebahnen verlaufen an der Körperoberfläche und im Inneren, und das Qi nutzt die Zwischenzellflüssigkeit als guten Leiter. Im basischen Milieu mit einem pH-Wert von 7,4 fließen elektrische Ströme leichter, transportieren Informationen besser und sorgen für eine gesunde Zellspannung von circa 70 Millivolt (mV).

Wenn in deinem Organismus ein ungehinderter freier Fluss in den Zwischenzell-räumen vorherrscht, dient das nicht nur einem reibungslosen Flüssigkeitsaustausch, sondern lässt auch die Lebensenergie beziehungsweise Lebenskraft frei fließen. Sie ist eine Art Eigenkapital, das dir eine lebendige, geistige und schöpferische Kraft gibt, dein Leben zu gestalten. Darum sind Stauungen, Ablagerungen und Ver-dichtungen unserer körperlichen und energetischen Flüsse zu vermeiden. Auf dieser Ebene liegen die Gemeinsamkeiten und Abhängigkeiten von Energiefluss- und Säure-Basen-Ausgleich, von Säuren und Basen und den beiden polaren Kräften Yin und Yang.

Was mit »fließender Lebensenergie« gemeint ist, will ich dir anhand eines ein-fachen Beispiels verdeutlichen: Wenn wir jemandem tief in die Augen schauen, spüren wir, dass von unserem Gegenüber Energien, welche auch immer, in uns he-rein- und in umgekehrter Richtung Energien aus uns hinausfließen. Diese Kräfte, die du zweifelsfrei spüren kannst, sind lebensenergetische Flüsse. Beide Ströme flie-ßen gleichzeitig in beide Richtungen. Energieströme tauschen sich aus. Lebens-freude ist ein spürbarer, intensiver und energetischer Fluss. Lebensmüdigkeit zeich-net sich demzufolge durch ein schwaches Qi aus. Dazwischen existieren natürlich unendlich viele Abstufungen.

Für unser Qi benötigen wir die sichtbaren Lichtenergien, die uns die Sonne und die Gestirne senden, und wir benötigen die unsichtbaren Energien (Photonen), die wir über zahlreiche Poren unserer Haut aufnehmen. Den quantitativen und qualita-tiven Status der Lebensenergie können Feinfühlige über ihre Haut wahrnehmen. Wenn du dich im Freien mit geöffneten Armen und den Handflächen gen Himmel hinstellst, macht sich die energetische Aufladung der Zellen und des gesamten Kör-pers über die Haut durch ein angenehmes Kribbeln bemerkbar.

Es gilt, die Energieflüsse im Körper im individuell richtigen Maß auszubalan-cieren. Für erwähnenswert erachte ich in diesem Zusammenhang, dass es weitere Energien der seelischen und geistigen Dimension gibt, die auf jene die Materie bil-denden und beeinflussenden Energien der Zellmatrix wirken. Liebe, Freude, Mut, Hass, Neid, Eifersucht – keine Energie bleibt der Zellmatrix verborgen.

Durch Akupunktur können die Meridiane und damit der Energiefluss behan-delt werden, und zwar umso erfolgreicher, je freier die körperlichen Gewebe-strukturen sind. Oftmals muss man jedoch vor Beginn der Behandlung die Orga-ne, Gefäße, Membrane und Zellen entgiften, entschlacken und entsäuern, um dadurch körperliche Flüsse zu erzeugen, die als Voraussetzung für lebendige Energieströme gelten.

Meridiane und Akupunkturpunkte

Auf den Meridianen liegen 361 Akupunkturpunkte, die klar markierte Perforationen der oberflächlichen Körperfaszie darstellen. Der Durchmesser der Akupunkturpunkte beträgt durchschnittlich zwischen drei und fünf Millimetern. Jedem inneren Organ werden definierte Akupunkturpunkte an der Hautoberfläche zugeordnet, die über eine Linie verbunden sind.

In der Praxis finden zwölf Hauptmeridiane sowie zwei Sondermeridiane Anwendung.

Yin-Meridiane sind innen fest und können Energie speichern. Zu ihnen zählen Herz-, Nieren-, Perikard- (Gewebehülle, in der sich das Herz bewegt), Leber-, Lungen- und Milz/Pankreas-Meridian sowie das Konzeptionsgefäß.

Yang-Meridiane sind innen hohl und können Energie transportieren, umwandeln und verteilen. Zu ihnen gehören Dünndarm-, Blasen-, Dreifach-Erwärmer-, Gallenblasen-, Dickdarm- und Magen-Meridian sowie das Gouverneursgefäß.

Meridian-Organ-Beziehungspaare, die in ihrer Funktion zusammenhängen:
- Herz und Dünndarm
- Blase und Niere
- Perikard und Dreifach-Erwärmer
- Galle und Leber
- Lunge und Dickdarm
- Magen und Milz/Pankreas
- Konzeptionsgefäß und Gouverneursgefäß

Akupunktur als regulationstherapeutische Behandlung

Die Akupunktur ist eine über mehr als 2000 Jahre etablierte und fest verankerte Behandlungsweise in der medizinischen Kultur Chinas und bei einigen Krankheiten (Migräne, Schmerztherapie) empirisch belegt. Bei der Ohrakupunktur geht man zum Beispiel davon aus, dass die Ohrmuschel eine Projektion der Körperoberfläche darstellt. Der Kopf liegt unten im Ohrläppchen und die Extremitäten innen am Ende des äußeren Randes der Ohrmuschel.

Mit Akupunkturnadeln werden beim Einstechen in die Haut und in das Gewebe Reizpunkte stimuliert, die das Qi, die Lebensenergie des Körpers, wieder ins Gleichgewicht bringen. Tastempfindliche Hautregionen mit sensiblen Nervenendigungen repräsentieren die Körperoberfläche im Zentralnervensystem und führen zu »Landkarten« auf der Haut, die jedoch nicht flächengetreu sind. Vielmehr kommt es zu

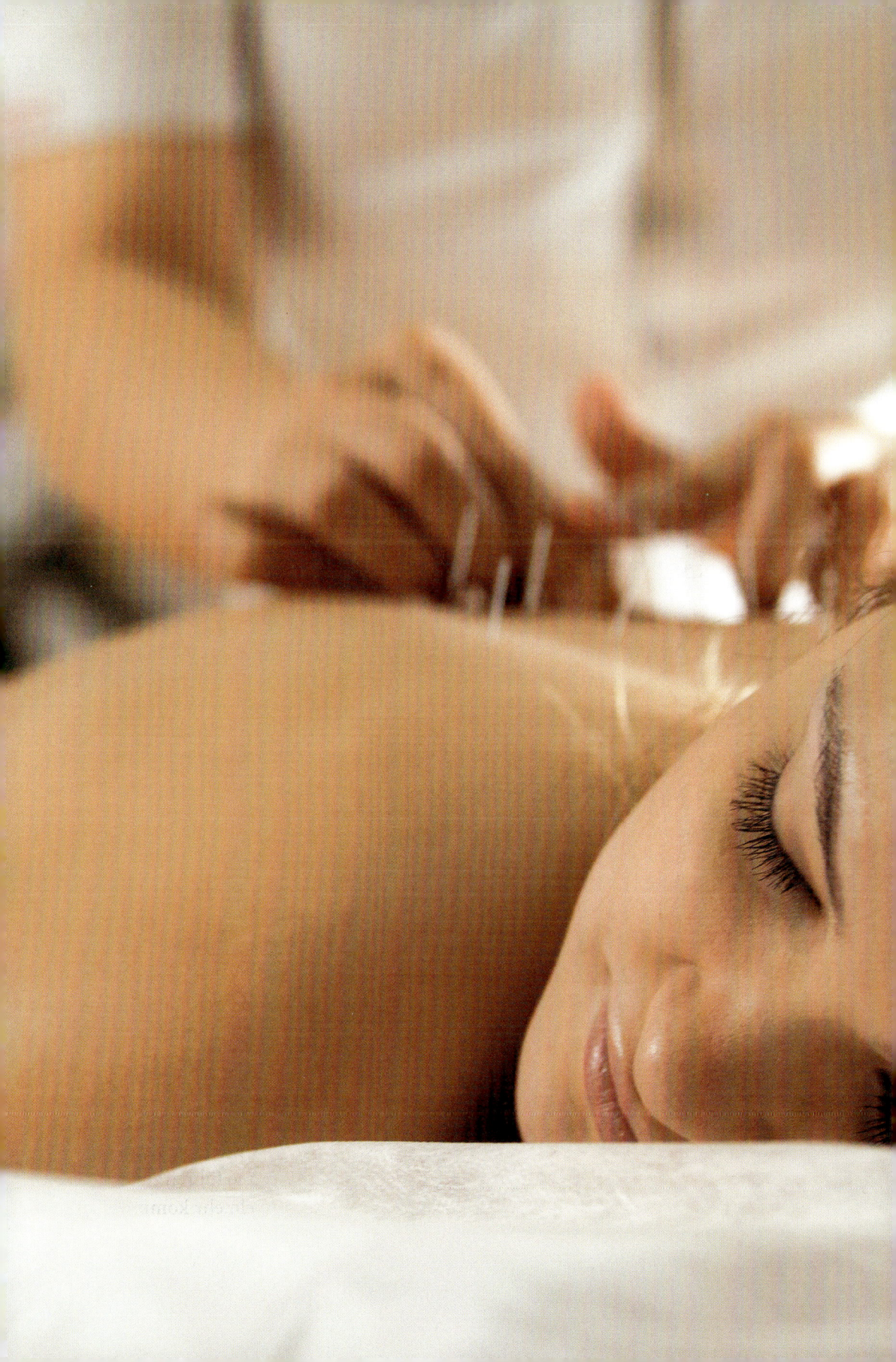

Über- und Unterrepräsentationen von Teilen des Körpers, die von der lokalen Dichte der Hautrezeptoren bestimmt werden.

Der Begriff des »Punktes« hat die Erforschung der Akupunkturpunkte zunächst behindert. Das, was bei uns in Europa im naturwissenschaftlichen Verständnis als Punkt bezeichnet wird, bedeutet im alten Mandarin-Chinesisch und im umgangssprachlichen Dialekt »Loch«. Die Struktur des Akupunkturloches ist makroskopisch im »Punktbereich« immer ein perforierendes Gefäß-Nerven-Bündel. Da das Gefäß-Nerven-Bündel, eingehüllt in der wasserreichen Zwischenzellflüssigkeit, einen geringen elektrischen Widerstand bei gleichzeitig hohem Leitwert gegenüber dem umgebenden Kollagen der Körperfaszien und anderen Strukturen hat, ist heute ein Akupunkturloch mit einem entsprechenden Punktsuchgerät (elektrisches Widerstands- und Leitfähigkeitsmessgerät) exakt und sicher zu finden.

Aufgrund der Verbindung der Akupunkturpunkte mit der Haut der inneren Organe und des Zentralnervensystems können diese »Löcher« als Zugang zur Grundregulation des Säure-Basen-Haushaltes genutzt werden. Es darf jedoch nicht außer Acht gelassen werden, dass die Wirkung und der Heilerfolg der Akupunktur entscheidend von einer reaktionsfähigen Grundregulation abhängen. Eine Gewebeübersäuerung führt ansonsten unter gleichen therapeutischen Anstrengungen immer wieder zu mehr oder weniger »unerklärlichem« Nichtansprechen beim Patienten. Diese »Reaktionsstarre« muss zuerst durch eine Ernährungsumstellung, durch verschiedene Entsäuerungsmaßnahmen und psychische Entspannung überwunden werden.

Yin und Yang: Polarität und Balance

Das aus der chinesischen Philosophie stammende Symbol für die Einheit (Monade), Dualität und sich berührende Gegensätzlichkeit, für das Prinzip der Polarität, kennen wir alle. Das weiße Yang steht dem dunklen Yin gegenüber, und beide tragen jeweils in Form eines Punktes den Gegenpol in sich. Die männliche Yang-Seite ist geerdet, kalkulierend und berechnend. Die Yin-Seite ist die weibliche, weiche und spirituelle Seite. Das eine Prinzip kann nicht ohne das andere existieren.

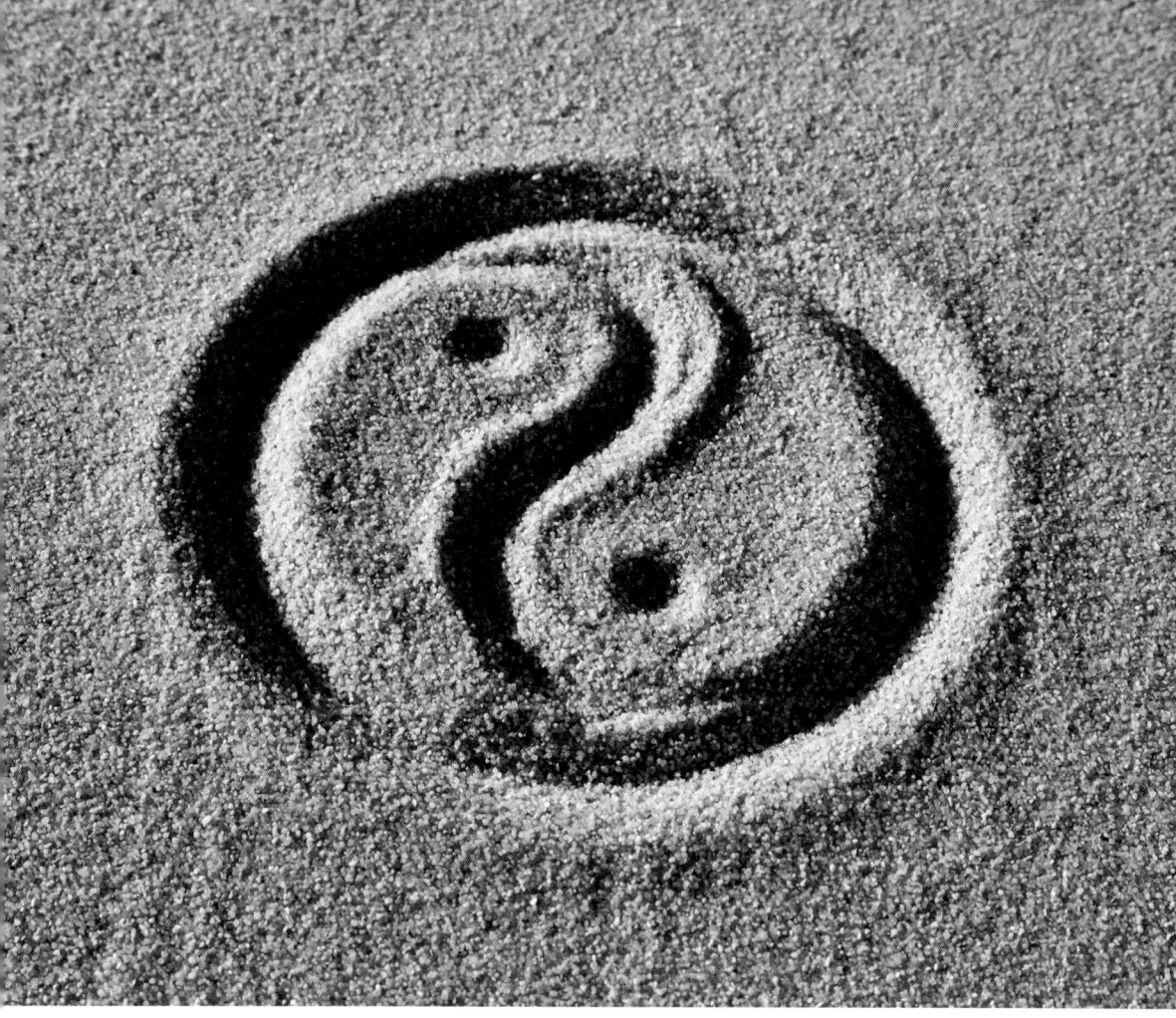

Yin und Yang in der Säure-Basen-Ernährung

Säuren und Basen, Yang und Yin sind in der Ernährungslehre zwei Konzepte, die das westliche Modell mit dem östlichen Prinzip verbinden. Während wir Lebensmittel in säure- und basenbildend einteilen, stuft die TCM Lebensmittel in Yin und Yang ein. Alle natürlichen Lebensmittel enthalten sowohl säurebildende als auch basenbildende Elemente, und sie enthalten Yin- und Yang-Kräfte.

Entscheidend ist immer das Verhältnis zwischen folgenden vier Sektionen:

- Yin-/basenbildende Lebensmittel (Früchte, Gemüse und Sprossen)
- Yin-/säurebildende Lebensmittel (künstliche Zusatzstoffe, raffinierter Zucker und Alkohol)
- Yang-/basenbildende Lebensmittel (Meersalz und Meeresalgen)
- Yang-/säurebildende Lebensmittel (Milchprodukte, Eier, Fleisch, Geflügel, Getreide)

Bei einer ausgewogenen Ernährung halten sich Yin und Yang die Waage, und Schwankungen gleichen sich aus.

Ein Zuviel an Yin-Anteilen kann zu Übergewicht und Trägheit führen, während ein Mangel innere Unruhe, Nervosität und Untergewicht hervorrufen kann.

Ein Übermaß an Yang-Anteilen macht sich mit Hitze, übertriebener Aktivität, Gelenkschmerzen und Hautausschlägen bemerkbar. Fehlen dem Körper Yang-Anteile, entsteht ein Qi-Mangel, der sich durch Müdigkeit, Erschöpfung und Durchblutungsstörungen äußert.

Im Wesentlichen können Yang-Lebensmittel bei Menschen eine Übersäuerung begünstigen, während Yin-Lebensmittel dazu beitragen, Yang-Energien wieder im Körper zu lösen und auszuscheiden.

Yin und Yang im Gleichgewicht

Ein wichtiges Prinzip der chinesischen Medizin ist der Weg der Mitte. Nur wenn Yin und Yang anhaltend im Gleichgewicht sind, kann die Stoffwechsellage ausgeglichen sein. Die TCM stellt die ausgewogene Verteilung, das wechselseitige Gleichgewicht zwischen den beiden Kräften wieder her. Yin oder Yang werden entweder mit der »Ernährung nach den fünf Elementen« (Holz, Feuer, Erde, Metall und Wasser), speziellen TCM-Medikamenten oder mit Akupunktur abgeschwächt oder gestärkt (Buchempfehlungen siehe Anhang). Diese Ausgewogenheit bezieht sich auch auf andere Bereiche wie Arbeit, Schlaf und Sport.

Energiefluss im Bindegewebe

In unserem Körper fließen ununterbrochen elektrische Ströme. Am bekanntesten ist die Aufzeichnung der elektrischen Vorgänge im Herzmuskel per Elektrokardiografie (EKG), die vielfältige Rückschlüsse auf die Herzfunktion ermöglicht. Die elektrische Muskelaktivität lässt sich mittels Elektromyografie (EMG) überprüfen und wird zur genaueren Diagnostik von Nerven- und Muskelerkrankungen herangezogen.

Jeder Strom wählt den Weg des geringsten Widerstands. Um die Knochen bewegen zu können, sind Muskeln, Sehnen und Bänder notwendig, die eine schlechte Leitfähigkeit aufweisen. Faszien, die wie ein Band aus faserreichem Bindegewebe die Muskeln umhüllen, wirken wie ein Faraday'scher Käfig und stehen für freie Energieströme ebenfalls nicht zur Verfügung. Dagegen leitet unsere Grundsubstanz, unser Bindegewebe mit dem wässrigen Zwischenzellgewebe (Interstitium) und mit negativer Ladung, Informations- und Energieströme sehr gut weiter.

Ein schlackenfreies Bindegewebe bietet beste Voraussetzungen für eine verlustfreie elektrische Leitfähigkeit und beeinflusst maßgeblich die Lebensenergie eines Menschen. Der wässrige Zwischenzellraum organisiert durch die Stromleitungsfähigkeit eine gesteigerte Reaktionsbereitschaft auf Impulse und Anstöße, die von außen über die Haut eingeleitet werden.

So wirkt Akupunktur

Auf diesem Zusammenhang beruht die Wirksamkeit einer Akupunkturbehandlung, denn jede Reaktion führt auch zu Verschiebungen der lokalen Ladungsverhältnisse und zu veränderten Funktionszuständen in den Organen und auf der Haut. Darum bringt Akupunktur nicht nur die Energien Yin und Yang wieder ins Fließgleichgewicht, sondern nimmt direkten Einfluss auf die Haut, Gewebe und Organe. Sie hilft bei zahlreichen Hautkrankheiten wie Neurodermitis und Schuppenflechte, das Leiden zu lindern oder zu heilen, und wird auch in der Narbenbehandlung und Schmerztherapie erfolgreich angewendet.

Zu berücksichtigen ist bei der Nadelung der zwischen der Metallspitze und der extrazellulären Matrix gesetzte elektrische Kurzschluss. Dieser gewollte »Kurzschluss« geht in eine leicht entzündliche Reaktion über, um eine Immunreaktion auszulösen oder einen lokalen Schmerzpunkt »auszustechen«. Es ist also nicht egal, an welcher Stelle die Nadel gesetzt wird.

Energieausgleich mit dem Meridianstab

Neben der klassischen Behandlung mit Akupunkturnadeln gibt es auch die Möglichkeit, die Meridiane mit einem speziellen Meridianstab abzufahren. Dadurch kann die Energie im behandelten Meridian ausgeglichen und zu einem harmonischen Fließen angeregt werden. Das Multifunktionsorgan Haut spielt dabei eine wichtige Rolle, da es die feinen Reize in den Zwischenzellraum und zu den Energiebahnen weiterleitet. Als Hilfestellung für Therapeuten gibt es Karten, die Anfangs- und Endpunkt jedes Meridians sowie seinen genauen Verlauf am Körper und die Lage der zugehörigen Organe zeigen. Bei der Arbeit mit dem Meridianstab ist darauf zu achten, dass das »Ziehen« eines Meridians vom Anfang bis zum Ende mit kontinuierlicher Geschwindigkeit und gleichmäßigem Druck erfolgt.

Wenn dich der Meridianausgleich und die Selbstbehandlung interessieren, kann ich dir eine Ausbildung bei www.prolight-akademie.de oder www.heilberater.de empfehlen.

Lemba- Methode

Meridiane als Lichtleiter

Um die Jahrtausendwende besuchte ich Dr. Klaus-Peter Schlebusch (1943–2012) in Essen. Als Facharzt für Allgemeinmedizin und Naturheilverfahren gründete er das Zentrum zur Dokumentation der Naturheilverfahren, kurz ZDN, und war Gründungsmitglied der Deutschen Gesellschaft für Frequenztherapie. Er zeigte mir, wie es ihm und seinem Freund, dem Physiker Prof. Dr. Fritz Albert Popp (1938–2018), mit einer Infrarotkamera gelang, die Meridiane sichtbar zu machen. Das war eine sensationelle Entdeckung, weil mit seiner Wärmebildkamera alle Meridiane in erstaunlicher Übereinstimmung mit den Darstellungen der Traditionellen Chinesischen Medizin gezeigt werden konnten.

Popp zufolge strahlen lebende Zellen nicht bloß Licht ab, über das sie sich untereinander verständigen, sondern er war sich sicher, dass dieses Licht in der Hierarchie der biologischen Steuerungen ganz oben stehen musste. Seiner Ansicht nach existieren im lebenden Organismus Lichtteilchen (Biophotonen), die als eigentliche Regulation für alle biochemischen und physiologischen Funktionen und für die Erneuerung der Zellen anzusehen sind.

Pro Sekunde sterben im menschlichen Körper etwa zehn Millionen Zellen, die in kürzester Zeit ersetzt werden müssen. Die hohe Erneuerungsrate der Zellen kann nur in einer Signalübermittlung in Lichtgeschwindigkeit erfüllt werden. Alle anderen Informationsübertragungen wären Popps Meinung nach zu langsam, um die komplexen Systeme von Lebewesen aufrechterhalten zu können.

Meridiane sind laut Popp Lichtleiter, und jede Zelle strahlt Licht aus. Bricht diese Verbindung zusammen, erlischt das Licht, und der irdische Tod eines Lebewesens tritt ein. Seine Erkenntnisse machten Fritz Albert Popp zeitweise zum akademischen Außenseiter. Heute bietet die Biophotonenmessung unter anderem ein sicheres Kriterium für gesunde Lebensmittel.

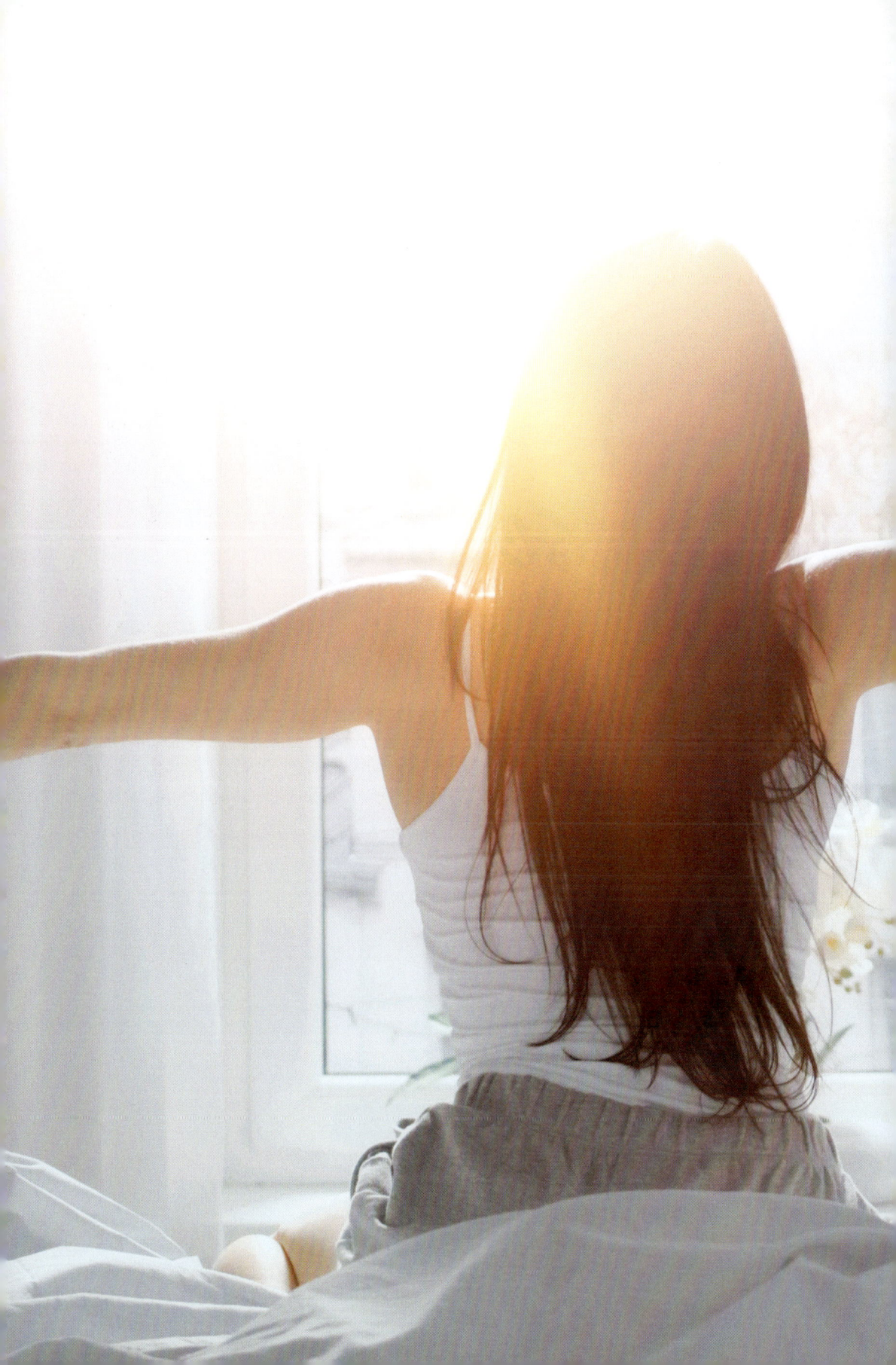

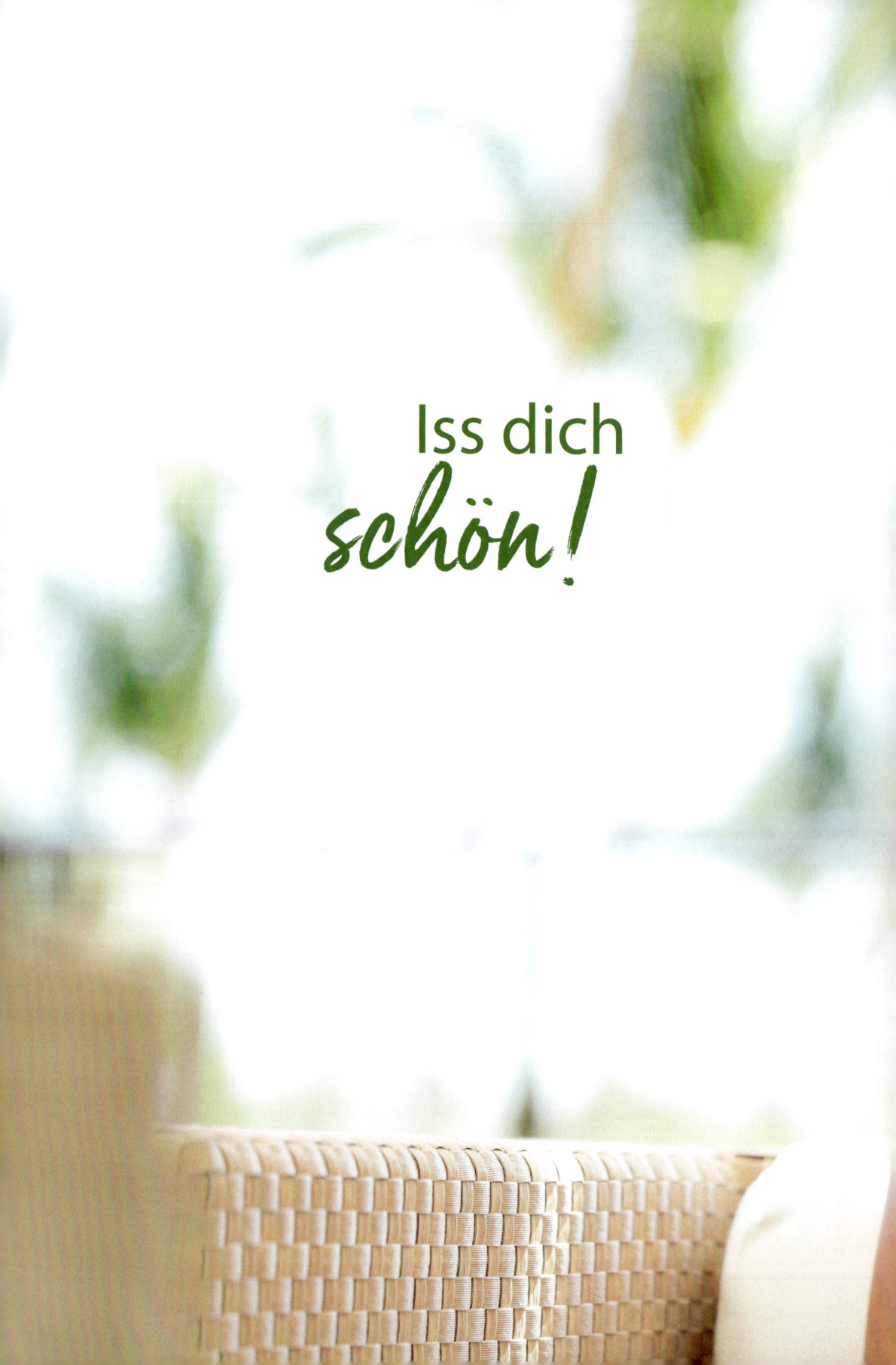

Iss dich
schön!

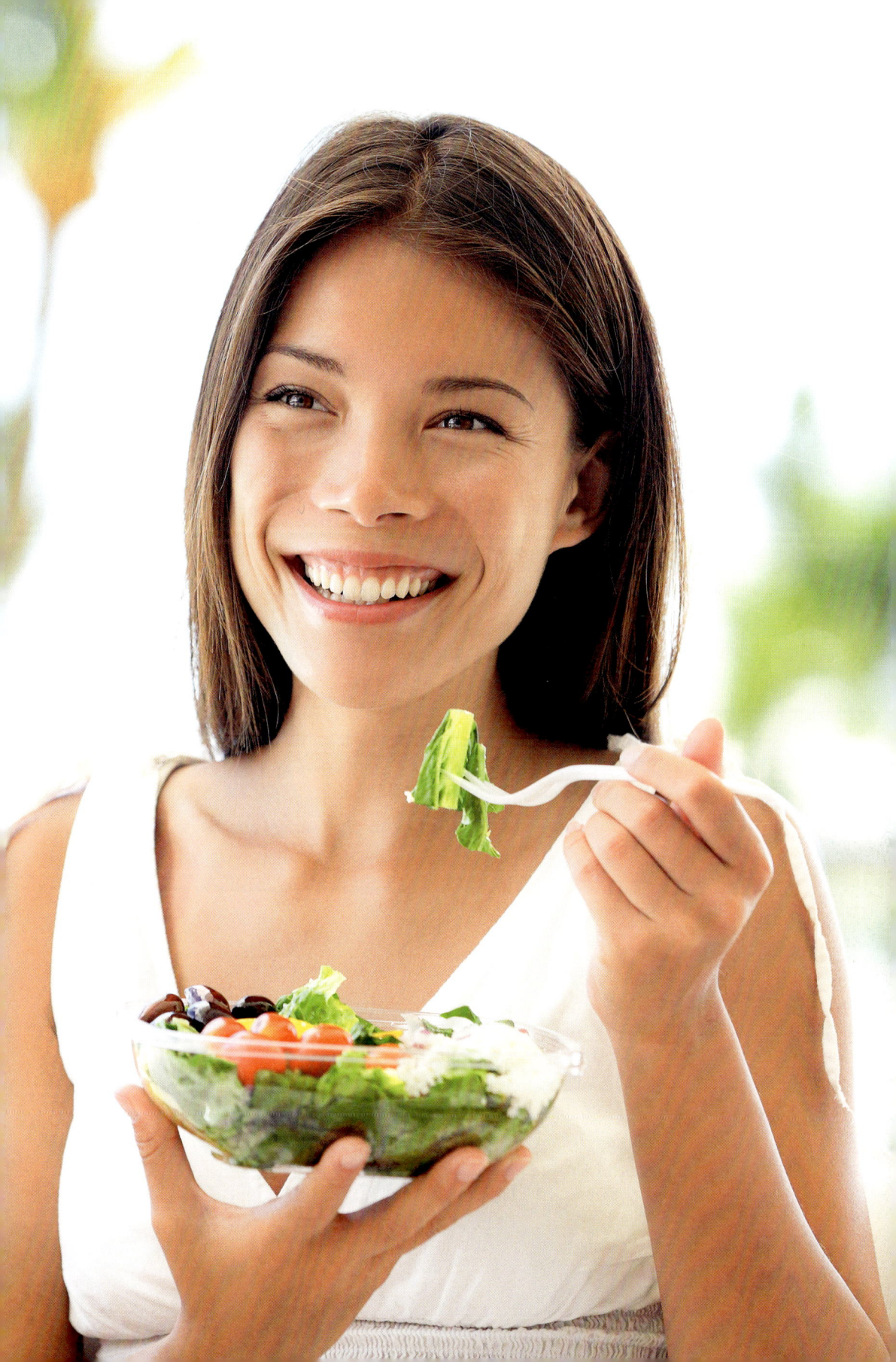

Am Hautbild sehen wir auf den ersten Blick Anzeichen des Alterns und von Langzeitschäden. Darum beobachten wir besonders aufmerksam jede kleine Veränderung der Haut und erhoffen uns Hilfe von Cremes & Co. Doch schöne Haut kommt nicht aus dem Tiegel oder aus der Tube. Faktisch gibt es keine Anti-Aging-Creme, von der du ernsthaft etwas erwarten darfst. Schönheit musst du essen. Dazu gibt es auf den folgenden Seiten einfache Rezeptideen, die du schnell im Alltag umsetzen kannst, und eine erweiterte Sicht auf Lebensmittelqualitäten, die bisher kaum bekannt sind.

WENIGER IST MEHR: FASTEN FÜR DIE SCHÖNHEIT

Noch nie gab es so viele Kochbücher, TV-Köche und Food-Trends. Der Mensch könnte irrewerden an den ständig wechselnden Ernährungsmoden, als da sind Vegan, Paleo, Superfood, Clean Eating und so weiter. Was allerdings immer zutrifft, früher wie heute: Überfluss schadet dem Körper.

Warum essen wir zu viel? Ist es Gewohnheit oder Langeweile? Oder liegt es an Stress und Frust? Wir laufen Gefahr, das Gefühl für die richtigen Lebensmittel, für die richtige Menge und für den Sättigungsgrad zu verlieren. Bewusste Reduktion, zum Beispiel »Einmal täglich Fasten«, hilft uns aus der Falle und tut Körper und Geist gut.

Fasten wurde als gesundheitsfördernd und als Heilmittel wiederentdeckt. Auch religiöse Gründe und das schlechte Gewissen motivieren Menschen zum Verzicht. Für Tage oder Wochen stehen nur Wasser, Saft oder Tees auf dem Speiseplan. Doch nicht für jeden ist eine Fastenkur geeignet, denn der Mangel an Nährstoffen kann selbst für den gesunden Körper eine Belastung darstellen.

Was passiert beim Fasten? Wie wirkt Fasten auf den Organismus? Welche typischen Fastenfehler werden gemacht?

Wie das Fasten wirkt

Beim Fasten verlangsamt sich der Stoffwechsel, und der Energieverbrauch sinkt. Der Körper stellt sich auf die Situation ein und reduziert seinen Grundumsatz – was den bekannten Jo-Jo-Effekt zur Folge hat, wenn du nach dem Fasten sofort wieder normal isst und deinen Energieverbrauch nicht erhöhst.

Zusätzlich greift der Körper beim Fasten auf seine Fettspeicher zurück, auf Hüftgold und Bauchspeck. Die Leber baut die Fettsäuren zu Ketonkörpern um, die nun als primäre Energiequelle des Organismus dienen, sämtliche Körperzellen mit Energie versorgen und damit den Zucker aus dem Abbau von Kohlenhydraten ablösen. Die Ketose steigert also den Fettabbau, bei dem weit weniger Säuren und Ablagerungen anfallen als aus der Energiegewinnung mit Kohlenhydraten. Daraus resultieren im Wesentlichen die Gewichtsreduktion und die gesundheitlichen Vorteile des Fastens.

Viele gesundheitliche Vorteile

Ketonkörper liefern nicht nur Energie, sondern entgiften auch die Leber. Die Bauchspeicheldrüse produziert weniger Insulin, als dies bei der Verbrennung von Kohlenhydraten notwendig wäre. Der Magen-Darm-Trakt wird entlastet, was die Zellerneuerung und das Immunsystem stärkt. Fasten senkt zudem den Blutdruck und den Puls. Auch die Gelenke profitieren vom bewussten Verzicht, weil Rheuma- und Arthritisbeschwerden gelindert werden und generell eine entzündungshemmende Wirkung festzustellen ist. Und zu guter Letzt bedankt sich das Gehirn mit einer fühlbaren Stimmungsaufhellung und gedanklicher Klarheit.

Fastenformen und -fehler

Es gibt zahlreiche Formen des Fastens – von Wasserfasten bis Intervallfasten –, für die du dich je nach Vorliebe und Konstitution entscheiden kannst. Wenn keine feste Nahrung angeboten wird, bedient sich der Körper an seinen Depots. Bei den Fettreserven ist das zwar erwünscht, die Umstellung auf Fettverbrennung kann aber bei gefährdeten Personen Stoffwechselstörungen auslösen. Darum sollten nur gesunde Erwachsene nach Rücksprache mit ihrem Arzt eine Fastenkur machen.

Klassische Fastenkuren

Bei der strengsten Fastenform gibt es drei Tage lang nichts außer zwei Litern stilles Mineralwasser und einem Liter Kräutertee – das sollte man nur unter ärztlicher Aufsicht tun. Leichter fällt das Saftfasten: Hier werden zusätzlich zu Wasser und Tee Obst- und Gemüsesäfte getrunken, die dem Körper Mineralstoffe und Vitamine liefern. Besonders geeignet scheint mir Suppenfasten zu sein: Täglich gibt es dreimal Gemüse- oder Haferflockensuppe, die sich bei Magen-Darm-Entzündungen als Schonkost empfehlen. Sehr beliebt sind auch Molke- und Buttermilchfasten.

Trinkfastenkuren sollten acht Tage nicht überschreiten. Heilfastenmethoden nach F. X. Mayr, Schroth oder Buchinger dauern durchschnittlich drei Wochen und

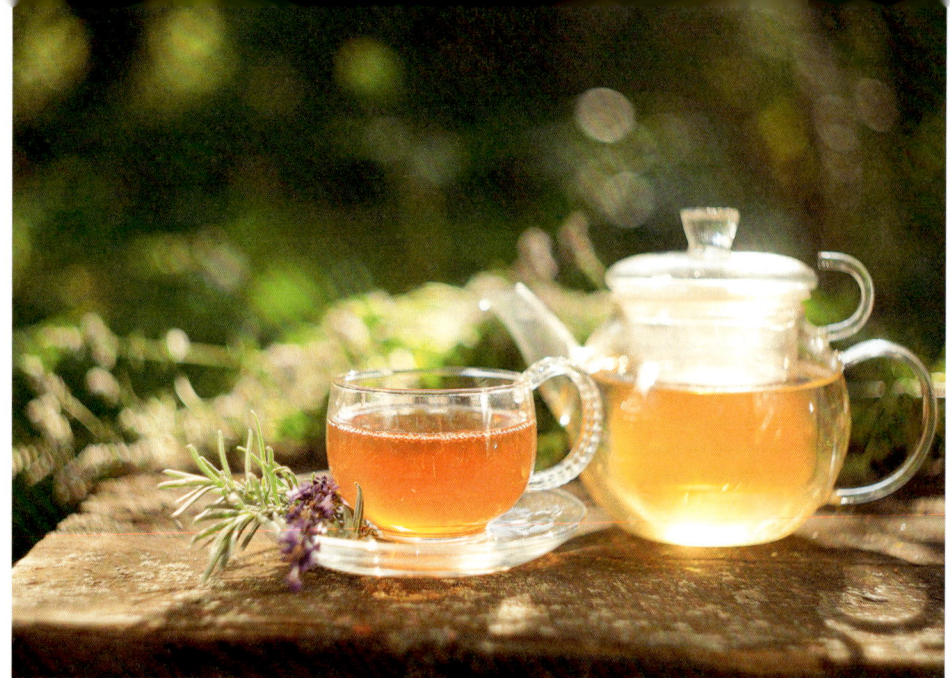

gliedern sich in Vorbereitungstage, Fastenzeit und Aufbautage. In der Anfangs-phase wird der Körper schrittweise auf Nahrungsverzicht vorbereitet und in der Aufbauphase wieder mit dem »Fastenbrechen« auf normale Essensportionen ein-gestimmt.

Reduktionskost zur Entsäuerung

Wer nur ein bisschen bewusster mit sich umgeht, kann seinem Körper durch eine gezielte Reduktionskost beim Entgiften und Entsäuern helfen. Es bringt viel, sich für eine Weile vorwiegend basisch zu ernähren und Säureerzeuger wegzulassen.

Wenn du dich für diese Art Fastenkur entscheidest, gibt es einige klare **No-Gos:**

- Fleisch, Wurst, Fisch, Eier, Milchprodukte, Süßigkeiten, Kuchen, Kekse, Zucker, Weißmehlprodukte,
- gehärtete und raffinierte Öle und Fette,
- Alkohol, Kaffee, Limonaden und Schwarztees.

Folgende typische **Fastenfehler** solltest du vermeiden:

- eine zu plötzliche Änderung des Lebensrhythmus,
- zu geringe Flüssigkeitszufuhr,
- zu wenig Vital-, Mineral- und Ballaststoffe,
- zu wenig Säurepufferung und Säureausleitung,
- zu viel Sport im anaeroben Bereich.

Intervallfasten – mit Leichtigkeit entschlacken

Eine Fastenkur kann fast jeder zu Hause durchführen. Dabei ist das **Intervallfasten** oder **intermittierende Fasten** eine vernünftige Alternative und extremen Fastenkuren vorzuziehen.

Intervallfasten bedeutet zum Beispiel:

- einen Tag normal essen, am nächsten Tag fasten – immer im Wechsel;
- oder einen Tag in der Woche fasten – früher war das der Freitag;
- oder einmal täglich fasten – das heißt, das Frühstück oder Abendessen wegzulassen und mindestens 12 bis maximal 18 Stunden pro Tag kein Essen zu sich zu nehmen. Dabei wird nach 18 Uhr nichts mehr gegessen oder gesnackt, denn die Nacht eignet sich hervorragend zum Fasten. Wir verlieren das meiste Gewicht im Schlaf.

Diese Nahrungspause und künstliche Verknappung soll den ursprünglich üblichen zeitweisen Mangel imitieren. In der Zeit vor der Industrialisierung war es normal, dass nicht ständig Lebensmittel zur Verfügung standen. Der Körper stellte sich leicht darauf ein und wurde damit viel besser fertig als mit der heutigen Überversorgung und den daraus resultierenden Wohlstandskrankheiten.

Übrigens weist das englische Wort *Breakfast* auf die erste Mahlzeit am Tag nach der kurzen Fastenzeit während der Nacht hin (*to fast* bedeutet hier »fasten« und *to break* »abbrechen«).

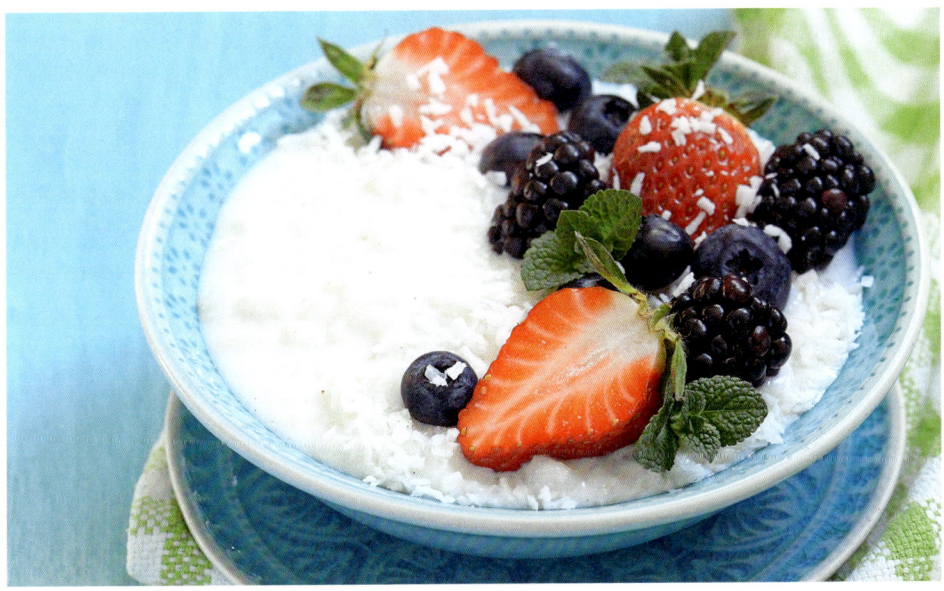

FASTEN UND ENTSÄUERN

Ich empfehle, regelmäßig eine Mahlzeit auszulassen, in Kombination mit einem **Entsäuerungskonzept**:

- ▶ **Zwei Varianten bieten sich an:** Entweder morgens auf das Frühstück verzichten, nur reichlich Wasser trinken und erst gegen Mittag wieder feste Nahrung zu sich nehmen. Oder morgens mit einem vollwertigen Frühstück in den Tag starten, zu Mittag essen und danach bis zum nächsten Morgen pausieren. Der passende Trendbegriff: Dinner-Cancelling.
- ▶ Zum Entsäuern jeden Tag einen Liter Kräutertee trinken, Basensuppen und gegebenenfalls ein basisches Frühstück essen sowie zwei basische Vollbäder in der Woche nehmen – das entschlackt mit Leichtigkeit.

Das Bindegewebe wird frei von unnötigem Ballast, der den Stoffwechsel blockiert, und das Hautbild wird straff und rosig.

Der entscheidende Vorteil von Dinner- oder Breakfast-Cancelling ist der überschaubare Verzicht, der leichtfällt und täglich ein Recycling der Zellen ermöglicht. Ich glaube, die digitale Abstinenz würde den meisten Menschen wesentlich schwerer fallen. Mein Tipp: Denk mal darüber nach, ob du Dinner-Cancelling mit Digital-Detox kombinieren willst.

Mehrwert der Mäßigung

Jeder von uns hat eine andere Konstitution. Jedes Lebensmittel tritt immer in Interaktion mit unserem individuellen Stoffwechsel. Durch das Fasten kannst du besonders gut herausfinden, was für dich persönlich bekömmlich ist.

Mäßigung sowohl beim Essen als auch in anderen Bereichen macht das Leben lebendiger, kontrastreicher und würziger, als sich täglich aus dem Vollen zu bedienen. Volle Bäuche machen träge und müde. Zu viele Nahrungsmittel verbrauchen bei der Verdauung mehr Energie, als sie dem Körper liefern, und ziehen den Geist nach unten. Der Mensch ist am leistungsfähigsten und gesündesten, wenn er wenig isst. Jeder, der fastet, sammelt durch Einschränkung der Nahrungsaufnahme neue Lebenskräfte.

HEILSAME SONNENNAHRUNG

Bereits vor über 100 Jahren warnte Professor Arnold Ehret (1866–1922) vor übermäßiger Nahrungsaufnahme. Überernährung war für ihn die Hauptursache aller Krankheiten, die eine Verstopfung des gesamten Leitungssystems aus Kanälen und Filtern im Körper verursache. Er heilte seine chronische Nierenentzündung mit Fasten und stärkearmer Ernährung.

Seine »Sonnennahrung« besteht aus rohen und gekochten Früchten, grünem Blattsalat und Gemüse. Diese Lebensmittel enthalten organischen Kohlenstoff, Traubenzucker, Mineralien und Salze und können unseren Körper von Ablagerungen und Schlacken befreien.

Sobald die Abfallstoffe aus deinem Körper verschwunden sind, wirst du dich besser fühlen. Zweifellos hat diese reduzierte Lebensweise einen regenerativen Einfluss auf Haut und Haar.

Menschliche Schönheit lässt sich nicht absolut definieren, weil jeder einen anderen Geschmack hat. Dennoch gibt es grundsätzliche Kriterien: Ein reiner Teint, eine schlanke Figur und leuchtende Augen sind wesentliche Merkmale persönlicher und geistiger Schönheit. Und wer sich diszipliniert, kann sein äußeres Erscheinungsbild durchaus zum Positiven verändern.

Basisrezepte nach Ehret

ROHKOSTSALAT

- ▶ **Für das Salatdressing:** *Zitronensaft* mit gutem *Öl* oder *Nussbutter* und klein geschnittenen *Zwiebeln* mindestens 12 Stunden vor der Verwendung ansetzen.
- ▶ **Für den Rohkostsalat:** Verschiedene Gemüse und Salate kurz vor dem Verzehr fein schneiden oder mit dem Gemüsehobel fein reiben. Geeignet sind *Karotten, Rotkraut, Weißkraut, Gurken, Kopf-, Endivien-, Feldsalat, Brunnenkresse* und *Tomaten.* Die stärkearmen Gemüse liefern die richtigen Mineralsalze, Vitamine und Ballaststoffe, die den Darm wie ein Besen ausfegen.

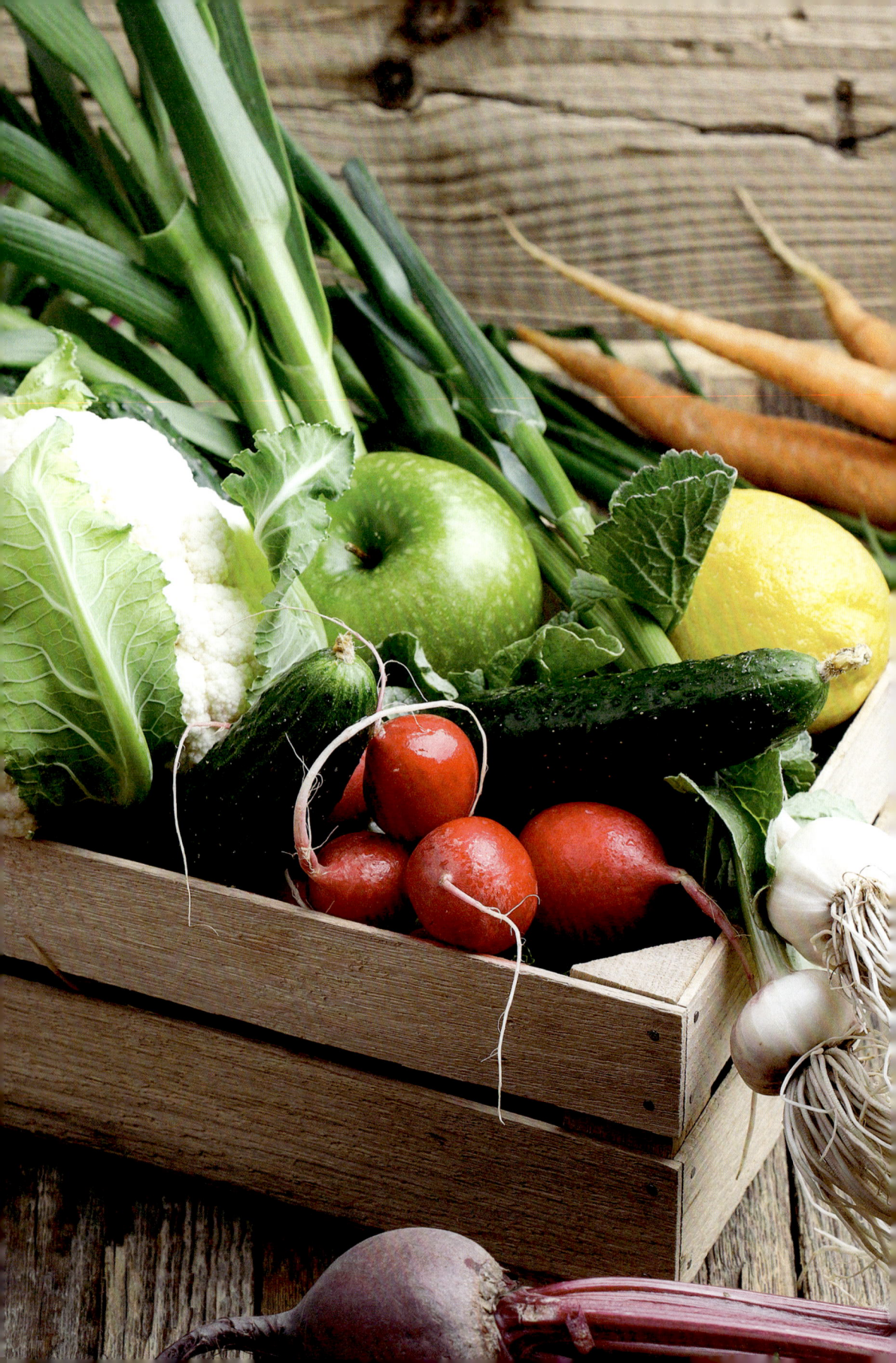

GEMÜSEGERICHTE

▶ Für *gekochtes Gemüse* zunächst *Zwiebeln* in gutem *Öl (Olivenöl)* oder *Kokosfett* leicht bräunlich anbraten.

▶ *Möhren, weiße Rüben, grüne Bohnen, Schwarzwurzeln, Kohlrabi, Rotkraut, Wirsing* oder *Weißkohl* klein schneiden, hinzugeben und zugedeckt dämpfen.

Was ist außerdem erlaubt?

- Spargel und andere Kohlarten sind weniger geeignet.
- Hülsenfrüchte wie Erbsen, Linsen und weiße Bohnen wirken laut Ehret nachteilig, ebenso wie alle Milchprodukte, Mehlspeisen, Kartoffeln und Reis. Brot zu frischem Obst erzeugt stets Gärungen und Blähungen, unter denen fast alle Vegetarier leiden.
- Bekömmlicher sind *Walnüsse* und *Mandeln* mit *süßen Früchten, Südfrüchten, Feigen, Datteln, Rosinen* und *Honig*.

Kreative Rohkostsalate

Die Zutaten der folgenden Rezepte sind jeweils für 2 Portionen berechnet. Würzen kannst du die Salate nach Belieben – Anregungen dazu findest du im Kapitel »Tipps für die basenreiche Küche«.

APFEL-SELLERIE-SALAT

▶ 2 *Äpfel* würfeln und mit *Zitronensaft* beträufeln. ½ *Sellerie* hacken, 1 Bund *Petersilie* klein schneiden. Alles mit 1 Handvoll *Weinbeeren* mischen und auf großen *Salatblättern* servieren.

KAROTTEN-ROSINEN-SALAT

▶ ½ Tasse *Rosinen* zwei Stunden lang in etwas Wasser einweichen und dann abgießen. 2 *Karotten* grob reiben, ¼ *Sellerie* fein hacken und beides mit den Rosinen gut vermischen. 2 Teelöffel reines *Mandel-* oder *Nussmus* unterrühren.

KAROTTEN-APFEL-SALAT

▶ 2 *Karotten* reiben, 1 *Apfel* würfeln und mit *Zitronensaft* beträufeln, einige *Datteln* und *Feigen* klein schneiden. Alles nach Belieben mit *Walnüssen und anderen Nüssen* sowie mit 2 Teelöffeln reinem *Mandel-* oder *Nussmus* vermischen.

KAROTTEN-SPINAT-SALAT

▶ 2 *Karotten* reiben, 1 Tasse frischen *Spinat* hacken, 1 Tasse *Krautsalat* abmessen. *Zitronensaft* zum Spinat und zum Krautsalat geben. Auf den Teller einige *Salatblätter* legen, darauf den Krautsalat und darüber den Spinat und die Karotten anrichten. Mit *Oliven* dekorieren.

DATTEL-SELLERIE-SALAT

▶ *Datteln* und *Sellerie* hacken und zu gleichen Teilen auf *Salatblättern* servieren.

KRAUTSALAT

▶ ½ *Rotkohl* fein schneiden, ¼ *Sellerie* klein hacken, 2 *Zwiebeln* und 1 *Paprikaschote* fein schneiden. Alles mit *Olivenöl* und *Zitronensaft* vermengen.

KOHLRABI-APFEL-SALAT

▶ ½ Tasse *Rosinen* 2 Stunden lang in Wasser einweichen und dann abgießen. 1 *Kohlrabi* und 1 *Apfel* mit einem Spiralschneider zu Spaghetti schneiden. Alles mit etwas *Rucola* und *Walnussstücken* in eine Schüssel geben.
▶ Für das Dressing den Saft von 1 *Zitrone,* etwas *Kokosmilch,* etwas *Honig* und 1 Esslöffel *Dijon-Senf* vermischen und es unter den Salat heben.

WILDKRÄUTER-SALAT

▶ *Verschiedene Blattsalate* waschen und klein zupfen. 1 *Apfel* und einige *Radieschen* in dünne Scheiben schneiden. Je 1 Handvoll *Gänseblümchen* und *Löwenzahn* (die jungen Blätter schmecken weniger bitter) fein schneiden. Alle Zutaten in eine Schüssel geben.

▶ Ein Dressing aus *Olivenöl, Zitronensaft, Apfelessig* und *Salz* anrühren und unter den Salat heben.

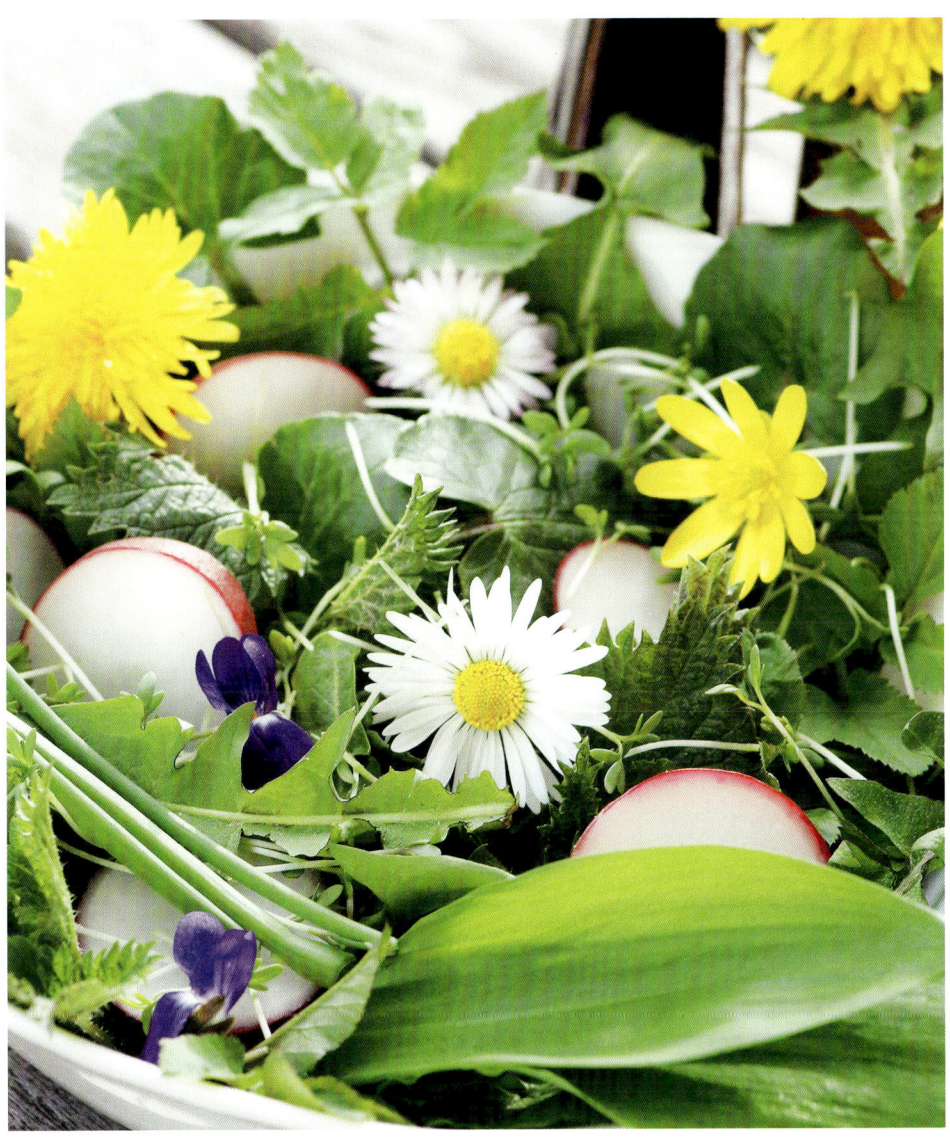

GEMISCHTER BLATTSALAT

▶ 1 Schüssel *Blattsalate,* einige *Radieschen* und 1 Bund *Petersilie* fein schneiden. 4 *Tomaten* würfeln. Alles mit etwas *Steinsalz, Sonnenblumenkernen* und *Sonnenblumenöl* mischen. Den Salat einige Minuten ziehen lassen.

ERDBEER-ANANAS-SALAT

▶ 1 Schüssel *Erdbeeren* putzen, 1 frische *Ananas* schälen und in Würfel schneiden, 5 bis 10 *Paranüsse* überbrühen und klein schneiden. Alles einige Minuten in *Zitronensaft* marinieren. *Salatblätter* auf die Teller legen und mit der Erdbeer-Ananas-Paranuss-Mischung füllen.

Brainfood

Die Weisheit mit Löffeln fressen zu können, wäre nicht schlecht … Immerhin gibt es »Studentenfutter«, eine Mischung aus verschiedenen Nüssen und Trockenobst, das nicht umsonst als Brainfood gilt. Komplexe Kohlenhydrate, die langkettige Vielfachzucker enthalten, verwertet der Körper nach und nach und kann das Gehirn so langfristig mit Energie versorgen. Der Intelligenzquotient lässt sich damit zwar nicht verbessern, aber man kann die Hirnleistung durch eine ausgewogene, vollwertige Ernährung optimal ausschöpfen.

Feine Gemüsegerichte

Bestimme bei den folgenden Rezepten einfach die Menge der Zutaten nach Bedarf selbst. Auch würzen kannst du ganz nach Gusto (siehe »Tipps für die basenreiche Küche«).

ÜBERBACKENER SPINAT

▶ *Spinat* gründlich waschen und im eigenen Saft weich kochen, dann abgießen, klein schneiden und abkühlen lassen. *Zwiebeln* und *Sellerie* fein würfeln. Mit dem Spinat in eine feuerfeste Form geben. *Crème fraîche* darübergießen und den Spinat bei 180 °C im Backofen etwa 20 Minuten lang überbacken.

GEBACKENE ARTISCHOCKEN

▶ *Artischocken* kochen und aus dem Wasser nehmen. Einige äußere Blätter öffnen und *Knoblauchzehen* hineinstecken. Im Ofen bei 180 °C etwa 20 Minuten lang backen und vor dem Servieren mit *Olivenöl* beträufeln.

GEBACKENE TOMATEN

▶ Von großen *Tomaten* einen Deckel abschneiden und die Früchte aushöhlen. *Zwiebeln* fein reiben, *Petersilie* fein hacken, beides mit dem Inneren der Tomaten mischen und damit die Tomaten füllen. Mit dem Tomatendeckel schließen und 20 Minuten lang bei 150 °C im Ofen backen. Auf *Blattsalat* servieren und mit *Olivenöl* übergießen.

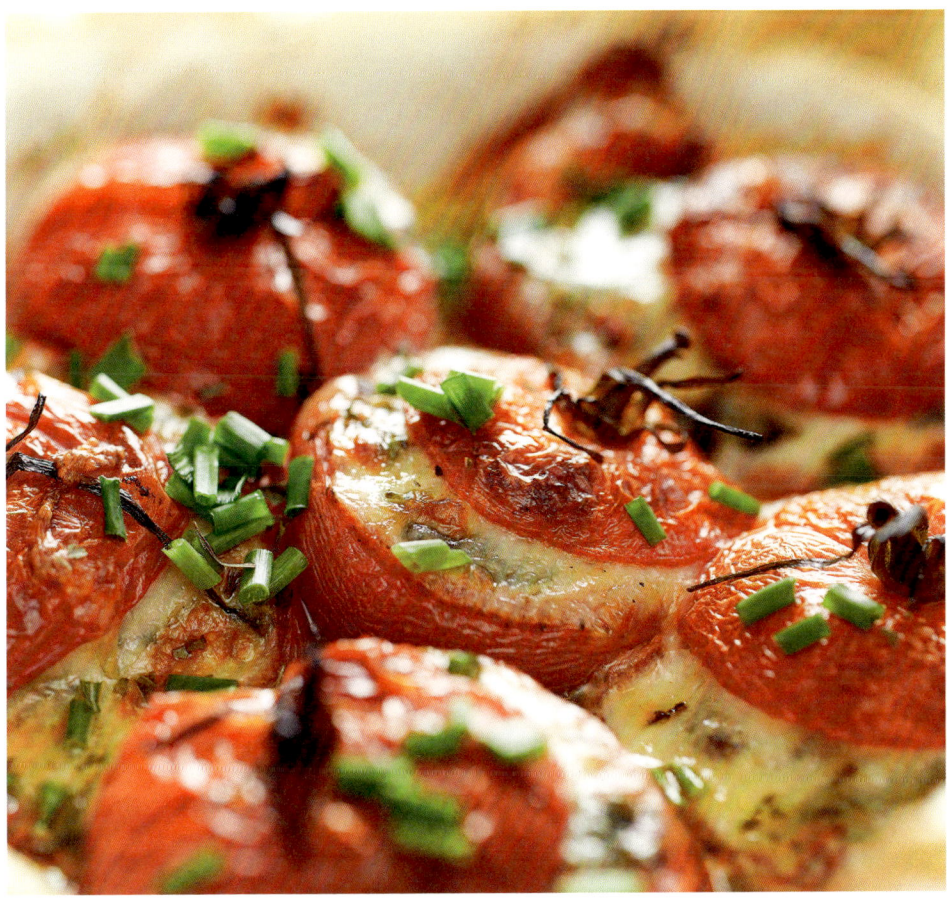

GEFÜLLTE ZWIEBELN

▶ Große *Zwiebeln* wählen und jeweils einen Deckel abschneiden. Die Zwiebeln in Wasser fast weich kochen, dann das Wasser abgießen. Das Herz der Zwiebeln heraustrennen und klein hacken. *Paprikaschoten* und *Tomatenfleisch* klein hacken, mit dem Zwiebelhack mischen und würzen. Die Zwiebelbecher damit füllen und 15 Minuten lang bei 180 °C im Ofen backen.

PELLKARTOFFELN MIT AVOCADOCREME

▶ *Pellkartoffeln* kochen. Für die Creme *Avocado(s)* schälen, entkernen und das Fruchtfleisch zerdrücken, dann *Zitronensaft, Steinsalz, gemischten Pfeffer* und etwas *Kresse* untermischen. Die Kartoffeln halbieren und mit der Creme bestreichen.

Detox-Smoothies

Ein Smoothie ist schnell gemacht: Salat, Gemüse, Obst und Wasser eine Minute lang mixen – und schon ist ein Powerdrink fertig.

Durch den Mixvorgang werden die Nährstoffe in den Pflanzenfasern aufgeschlossen und stehen dem Organismus in leicht verdaulicher Form zur Verfügung. Zur Geschmacksabrundung passt fast immer Ingwer.

Die Zutaten sind für 1 bis 2 Portionen berechnet.

Grünes muss rein

Blattgemüse ist reich an Chlorophyll (Blattgrün, siehe »Tipps für die basenreiche Küche«). Als Lieferant des gesunden Pflanzenfarbstoffs eignen sich alle Arten von Salat wie Spinat, Mangold, Blätter von Roter Bete und Grünkohl. Auch die Blätter von Wildkräutern wie Brennnessel, Löwenzahn, Sauerampfer, Wiesenlabkraut und Spitzwegerich passen gut. Aus dem Garten reichern Petersilie, Basilikum, Minze und Zitronenmelisse die Smoothies an.

BASIS-SMOOTHIE

▶ Einige *Spinatblätter*, 1 *Banane*, 1 *Apfel*, 1 *Orange*, 250 ml
Wasser im Hochleistungsmixer cremig mixen – fertig!

WILDKRÄUTER-SMOOTHIE

▶ Einige *Wildkräuter*, etwas *Spinat*, ½ *Avocado*, 1 *Orange*,
1 *Apfel*, 250 ml *Wasser* für 1 Minute mixen.

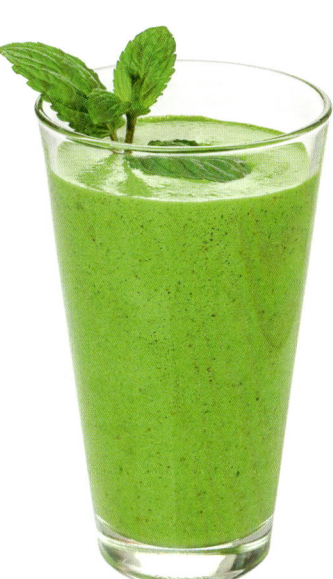

LEBENSMITTEL: LIEBER QUALITÄT ALS QUANTITÄT

Der Zwang, sich gesund ernähren zu wollen und alles auf die Goldwaage zu legen, raubt den Genuss und die Freude am Essen. Höre auf dein Bauchgefühl und deine innere Stimme, die dir genau sagen, was bekömmlich und nährend für deinen Körper ist und gut schmeckt.

Für die Qualität und Bekömmlichkeit eines Lebensmittels gibt es objektiv messbare und subjektive Kriterien. Zu den objektiven Parametern zählen Maße und Gewichte, die gesetzlich vorgeschriebene Nährwertanalyse, analytisch feststellbare Inhaltsstoffe und toxische Rückstände. Neben der rein stofflichen Betrachtung gibt es im Rahmen einer ganzheitlichen Qualität energetische, synergetische und strukturelle Aspekte. Sie sind bei einer »Auszeit für die Haut«, bei der Entscheidung für mehr Genügsamkeit, für Minimalismus als Lebensstil der Zukunft und für eine Abkehr vom Überfluss eminent wichtig.

Gute Lebensmittel liefern wichtige Nährstoffe

Zum Überleben braucht der Körper eine Grundversorgung aus Sauerstoff, Wasser und Nahrung. Diese Nahrung muss Kohlenhydrate als Brennstoff enthalten, Eiweiße als Bausteine des Lebens, Fette als Geschmacksträger und Organschutz, Mineralstoffe und Spurenelemente als elektrische Leiter (Elektrolyte) und Vitamine und Enzyme zur Unterstützung des Stoffwechsels. Und das sind nur einige der vielfältigen Aufgaben, die diese Nährstoffe im Organismus haben.

- Vollwertige **Kohlenhydrate** finden wir hauptsächlich in Getreide, Obst, Gemüse und Früchten. Wenn du zum Beispiel Feigen, Datteln oder Weinbeeren einkochst, ergibt sich zwar ein klebriger Brei, der aber nicht wie Fleisch in Fäulnis übergeht. Dieser Sirup wird restlos in den Zellen verbrannt und verschleimt nicht den Magen-Darm-Trakt, wie es Fleisch- und Milchprodukte tun.
- Reich an hochwertigem pflanzlichem **Eiweiß** sind Hülsenfrüchte, Nüsse und Samen. Tierisches Eiweiß enthält belastende Harnsäure, Hormone und Antibiotika. Milchprodukte sind schwer verdaulich und verschleimen den Darm mit unvollständig verstoffwechselten Rückständen.
- Auch **Fett** ist ein wichtiger Nährstoff, doch sollte es möglichst reich an ungesättigten Fettsäuren sein – empfehlenswert sind hochwertige kalt gepresste Pflanzenöle wie Leinöl, Safloröl (Distelöl), Sonnenblumenöl, Sesamöl, Kürbiskernöl, Olivenöl und Nussöle.

Kleiner Exkurs über Fettsäuren

Fettsäuren sind organische Säuren, die aus unterschiedlich langen Kohlenwasserstoffketten (C-Atome) aufgebaut sind.

Ungesättigte Fettsäuren haben mindestens eine Doppelbindung und werden unterteilt in einfach und mehrfach ungesättigte Fettsäuren. Letztere sind als Omega-3 (alpha-Linolensäure) und Omega-6 (Linolsäure) bekannt, müssen über die Nahrung zugeführt werden und werden daher *essenzielle* Fettsäuren genannt. Sie tragen dazu bei, dass die Zellmembranen durchlässig und flexibel bleiben. Die genannten Öle sollten nicht zum Braten und Kochen verwendet werden. Sie sind zudem weniger lange haltbar und werden schneller ranzig, weil die C-Atome der ungesättigten Fettsäuren bestrebt sind, andere Moleküle wie Sauerstoff an sich zu binden, statt sich an ein weiteres C-Atom zu koppeln.

Gesättigte Fettsäuren verfügen chemisch über keine Doppelbindungen und können vom Körper selbst hergestellt werden. Sie heißen gesättigt, weil sie nicht mit anderen Molekülen reagieren. Wegen ihrer Reaktionsträgheit bleiben die Fette länger stabil. Sie stecken hauptsächlich in tierischen Produkten wie Milch, Butter und Fleisch. Die Pflanzenfette Palmöl, Kakao- und Kokosbutter enthalten ebenfalls gesättigte Fettsäuren.

▶ Grundsätzlich solltest du tierische durch pflanzliche Fette ersetzen. Es fällt leicht, den Anteil an ungesättigten Fettsäuren zu erhöhen und gesättigte Fettsäuren zu reduzieren. Nimm statt Joghurtdressing lieber Pflanzenöle, statt Schokolade lieber Nüsse, statt Wurst und Käse lieber pflanzliche Brotaufstriche.

Gute Lebensmittel sorgen für einen Säure-Basen-Ausgleich

Viele Lebensmittel, vor allem sogenannte Genussmittel, sind säurebildend. Es ist nicht entscheidend, welchen pH-Wert ein Lebensmittel als Ausgangswert hat, sondern welcher nach der Verstoffwechslung und Energiegewinnung im Körper vorherrscht. Im Stoffwechsel fallen immer Säuren an, für die der Körper eine entsprechende Menge Basen zur Neutralisation bereitstellen muss. Ausgleichende Basen sollten sofort auf dem Teller mitgeliefert werden, damit der Körper nicht auf seine Substanz zurückgreifen muss.

Säure- und Basenbildner erkennen

In Nahrungsmitteltabellen lassen sich die Auswirkungen der Lebensmittel auf den Säure-Basen-Haushalt ablesen. Mir sind die Schwächen dieser Lebensmitteleinteilung in Säuren und Basen bekannt. Dennoch greife ich gern auf die ihr zugrunde liegende Rechenformel der sogenannten PRAL-Analyse zurück, weil sie eine Orientierung bietet. Der **PRAL-Faktor** *(Potential Renal Acid Load)* gibt an, ob ein Lebensmittel einen basischen (negative Werte) oder säuernden (positive Werte) Effekt auf den Organismus hat. Der Wert wird in mEq/100 g (Milliäquivalent pro 100 Gramm) angegeben und aufgrund des Anteils von Protein, Phosphor, Kalium, Magnesium und Kalzium in einem Lebensmittel anhand einer speziellen Formel errechnet. Das Ergebnis ist ein Maß für die zu erwartende Säurebelastung der Nieren.

Bekannt wurde die Säure-Basen-Theorie durch den schwedischen Biochemiker Ragmar Berg (1873–1956), dessen Analysemethode weiterentwickelt wurde. Interessant ist dabei die weitestgehende Übereinstimmung mit der Erkenntnis von Professor Arnold Ehret, dass säurebildende Lebensmittel auch als »schleimbildend« eingestuft werden und basenbildende Lebensmittel mit »schleimfreien« Lebensmitteln übereinstimmen. (Lebensmittel, die ich für eine ausgewogene Ernährung empfehle, findest du im Kapitel »Ein Korb voll Lebenskraft«.)

Gute Lebensmittel leiten Lebensimpulse weiter

Qualität zeigt sich auf verschiedenen Ebenen. So nützt es dem Körper wenig, wenn du im Biomarkt »gutes« Obst, Getreide und Gemüse kaufst, doch die Sorten sind nicht samenfest. Samenfest bedeutet, dass die Pflanzen Samen liefern, die keim- und vermehrungsfähig sind und dieselben Eigenschaften von Generation zu Generation vererben. In diesen Pflanzen stecken Lebenskraft und Energie, die von Kontrollbehörden nicht geprüft werden. Es setzen sich leider immer mehr Hybride durch, also Ergebnisse von Kreuzungen, deren Samen nicht zur Nachzucht geeignet sind. Auf solche Züchtungen haben Saatgutkonzerne Patente angemeldet und sichern so ihr Monopol, weil nur sie über brauchbare Samen verfügen. Doch die Lebensenergie in diesen Pflanzen ist geschwächt.

Der Energie- oder »Brennwert«, den wir bei den Nährwertangaben auf den Etiketten von Nahrungsprodukten finden, gibt lediglich in Kilojoule und Kilokalorien an, wie viel Energie bei einer vollständigen Verbrennung im Körper entsteht. Ein wesentliches Merkmal bleibt unberücksichtigt: der echte Energieanteil des Lebensmittels, der zur Verfügung steht, um die Ordnung im Körper aufrechtzuerhalten. Diese Bio-Elektrizität ist ein Charakteristikum des Lebendigen. Elektrische Lebensimpulse lassen sich als feinste Ströme darstellen, wie wir das von der Zellspannung und den Energiebahnen des Körpers wissen.

Das Redoxpotenzial von Leinöl

Neben der Oxidationsfähigkeit, sprich dem Brennwert eines Lebensmittels, ist die Reduktionsfähigkeit (Redoxpotenzial), also das Potenzial zur Elektronenabgabe, ein zu beachtendes Qualitätsmerkmal. Natürlich lässt sich auch das Redoxpotenzial eines Lebensmittels messen, führt mir aber an dieser Stelle zu weit in den Bereich der Elektrochemie.

Stattdessen führe ich ein Beispiel aus der Praxis an. Dr. Johanna Budwig (1908–2003, www.budwig-stiftung.de) stellte fest, dass die ungesättigten Omega-3-Fettsäuren im Leinöl elektrisch negativ geladen sind. Diese Elektronen verbinden sich mit positiv geladenen Eiweißmolekülen, wie sie im Quark vorkommen. Es entstehen hochwertige Lipoproteine, die in die Zellen eindringen. Die Kombination aus Linol- und Linolensäure mit schwefelhaltigen Verbindungen erlaubt es dem Körper, Elektronen aufzunehmen und bei Bedarf abzugeben. Dr. Budwig gelang es auf diese Weise, Sauerstoff und Biophotonen wieder an die aerob lebenden Krebszellen zu bringen. Ihr Eldi-Öl (Elektronen-Differenzierungs-Öl) ist ein wichtiger Bestandteil in der alternativen Krebstherapie und im Reformhaus erhältlich.

Kraftvolle Lebensmittel wählen

Was heißt das alles für deinen Einkauf? Je natürlicher und stressfreier eine Pflanze aufwächst, desto elektronenreicher (reduzierter) ist das Lebensmittel. Wenn die Wachstumsbedingungen optimal im Sinne der Natur sind, muss die Pflanze ihre wertvollen Inhaltsstoffe nicht selbst aufbrauchen und kann sie den Menschen als größere Energiemenge abgeben. Je schonender eine Pflanze zudem für die Ernährung aufbereitet und je naturbelassener sie gegessen wird, desto größer ist das Elektronenangebot für uns Menschen.

Du solltest dich auf die Suche nach Lebensmitteln begeben, die einen hohen Anteil an sekundären Pflanzenstoffen enthalten. Diese Bioaktivstoffe sind uns als Farb-, Aroma- und Bitterstoffe bekannt und erfüllen in der Pflanze wichtige Aufgaben. Sie wehren Schädlinge und Krankheiten ab und sichern ihre Fortpflanzung über Duft- und Geschmacksstoffe in den Blüten, Samen und Früchten. Die sekundären Pflanzenstoffe sind Elektronenspender und verbessern daher auch die Leitfähigkeit in den elektrischen Strömen der Zwischenzellflüssigkeit.

LEBENSMITTEL DER SAISON UND REGION BEVORZUGEN

▶ Verzehre also am besten nur saisonales und regional erzeugtes vollreifes Obst und Gemüse mit richtig leckeren Geschmacksstoffen und duftendem Aroma. Achte auf eine abwechslungsreiche, bunte Gemüsekiste.

Glücklich sind jene, die in ihren eigenen Garten gehen können und den natürlichen vollen Geschmack von Basilikum, Rosmarin, Rauke, Radieschen, von Erdbeeren, Äpfeln, Himbeeren, Brombeeren und Weintrauben zu schätzen wissen.

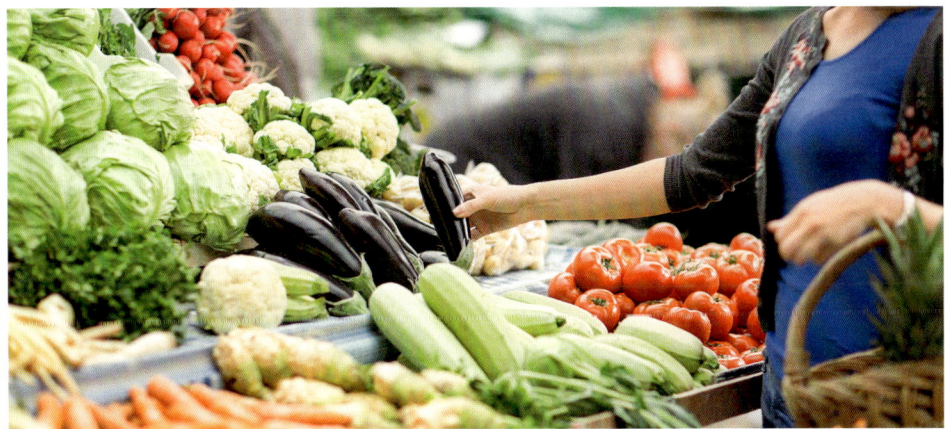

Gute Lebensmittel speichern Licht und schenken Energie

Darüber hinaus enthalten Pflanzen, insbesondere die Blüten, Lichtteilchen. Gute Lebensmittel speichern Licht und »leuchten«. Sie geben die Biophotonen, die Lichtstrahlung, die Prof. Fritz Albert Popp in jeder Zelle entdeckte, an uns ab. Natürliche Lebensmittel verfügen über eine viel höhere Lichtemission als denaturierte Fertigprodukte oder Überzüchtungen der Industrie.

Das Biophotonenlicht der Pflanzenzellen ist ein Informationsträger und überträgt an uns gespeicherte Lebensenergie und eine bestimmte Ordnungsstruktur. Lebendige Lebensmittel weisen eine höhere Frequenz auf, die in Hertz oder Bovis-Einheiten angegeben wird.

Eine Zelle stirbt ab, sobald ihr Wert unter 40 Megahertz (MHz) abfällt. Hamburger, Pommes und Kuchen bringen gerade mal einen Wert von drei bis fünf Megahertz zustande. Frisches Grüngemüse mit reichlich Chlorophyll weist eine Schwingung von mindestens 70 Megahertz auf. Fast Food hat daher ganz andere Auswirkungen auf den Stoffwechsel als Gemüse.

Während die Schwingung in Hertz gemessen wird, geben Bovis-Einheiten die feinstoffliche Energie eines Lebensmittels an. Diese wissenschaftlich unbelegte Theorie geht auf den französischen Radiästheten André Bovis (1871–1941) zurück. Er ging davon aus, dass sämtliche Materie eine bestimmte Strahlung aussendet. Um diese Strahlung zu messen, bezog er sich auf die Maßeinheit für die Wellenlänge von sichtbarem Licht und entwickelte dazu eine Skala. Man kann sich die Aufteilung des Bovis-Werts (Bv) wie einen energetischen pH-Wert vorstellen. Statt sauer oder basisch wird in energienehmend oder energiegebend unterteilt. Um Energie aufzunehmen, müssen Lebensmittel einen Wert von 7000 Bv erreichen. Alles, was unterhalb dieses Neutralwertes liegt, entzieht dem Körper Energie und ist gesundheitlich schädlich.

EIN KORB VOLL LEBENSKRAFT

Im Folgenden liste ich Lebensmittel auf, die dir helfen, den Säure-Basen-Haushalt auszubalancieren, den Stoffwechsel anzukurbeln, dem Darm gutzutun, für reichlich Lebensenergie zu sorgen und deine Haut von innen zu pflegen.

Tipps für die basenreiche Küche

EMPFEHLENSWERTE GEMÜSE

Basisch und leicht verdaulich sind

- ▸ *Salate* wie Endivien-, Feld- und Kopfsalat, Rucola und Radicchio,
- ▸ *Kräuter* wie Brennnessel, Brunnenkresse, Löwenzahn, Petersilie, Sauerampfer, Schnittlauch,
- ▸ *Gemüse und Hülsenfrüchte* wie Artischocke, Avocado, Brokkoli, Chicorée, Fenchel, Grüne Bohnen (Schnittbohnen), Grünkohl, Kürbis, Lauch, Möhren, Porree, Radieschen, Rote Bete, Sauerkraut, Spinat, Wirsing und Zwiebeln.

Speziell **grünes Blattgemüse** ist ein idealer Basen- und Lichtspender sowie reich an Chlorophyll (Blattgrün). Mit lichtvoller Pflanzenkraft sorgt Blattgemüse für energiegeladene, leistungsstarke Zellen. Das Blattgrün enthält Sauerstoff und Magnesium und verbessert das Bindegewebe und das Blutbild. Voraussetzung für vitales Blut ist ein – durch Pflanzenkost – schlackenfreier Dünndarm, der drei bis vier Millionen Blutzellen in der Sekunde bildet. In der Dunkelfeld-Vitalstoffanalyse kann man übrigens sichtbar machen, wie das Blut auf Lebensmittel reagiert.

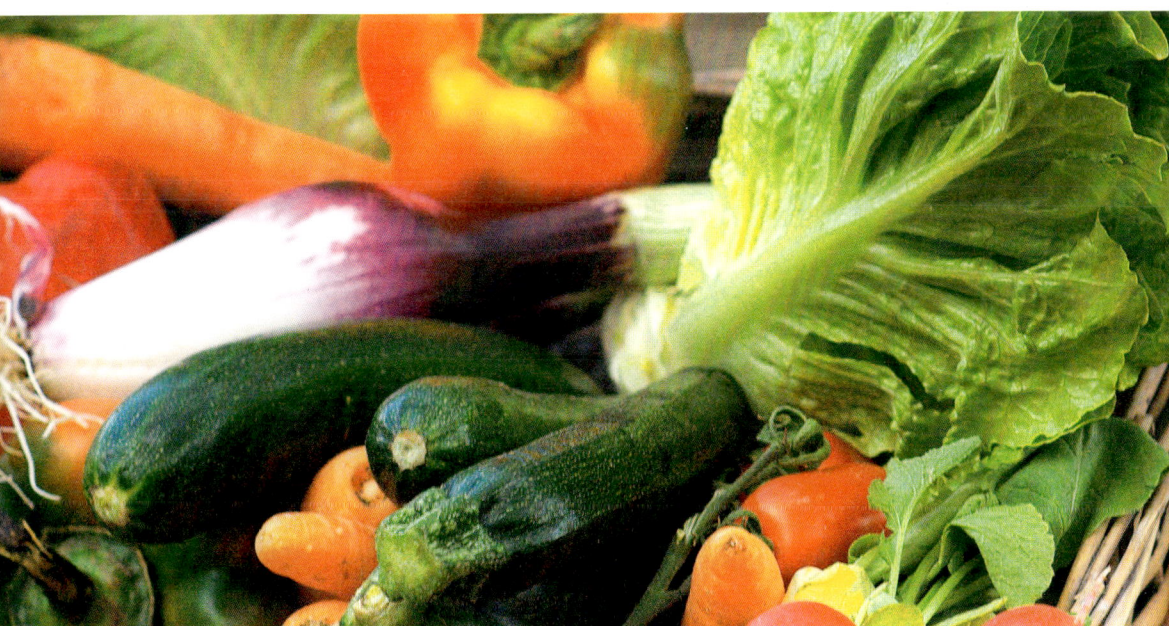

RICHTIG WÜRZEN

▶ Als *Gewürze* solltest du neben Salz und Pfeffer immer folgende vorrätig haben: Curry, Estragon, Ingwer, Kardamom, Kurkuma, Lorbeerblätter, Muskatnuss, Nelken, Oregano, Rosmarin, Senfkörner, Thymian, Bourbon-Vanille und Zimt.

▶ Als *Salz* bevorzuge natürliches Meersalz oder Steinsalz – damit fällt es schwer, das Essen zu versalzen. Nur raffiniertes Salz, also reines Natriumchlorid, erhöht den Blutdruck und schadet dem Körper. Natursalz gleicht den Säure-Basen-Haushalt aus und eignet sich sogar zum Süßen. Wenn du zum Beispiel Obst, das wässrig und nach nichts schmeckt, mit etwas Natursalz bestreust, wirst du feststellen, dass die Frucht aromatischer und süßer wird. Verwende bitte keinesfalls Salz mit Jod- oder Fluoridzusatz.

▶ Als *Pfeffer* nutze die schöne Auswahl an schwarzen, grünen, weißen und bunten Pfefferkörnern. Ich mische sie oft und zerdrücke sie in einem Mörser zusammen mit Kristallsalz.

GUTE ÖLE

▶ In einer guten Küche dürfen hochwertige Öle nicht fehlen. Kalt gepresst empfehlen sich Leinöl, Sonnenblumenöl, Kürbiskernöl, Sesamöl, Weizenkeimöl, Distelöl, Rapsöl und Olivenöl.

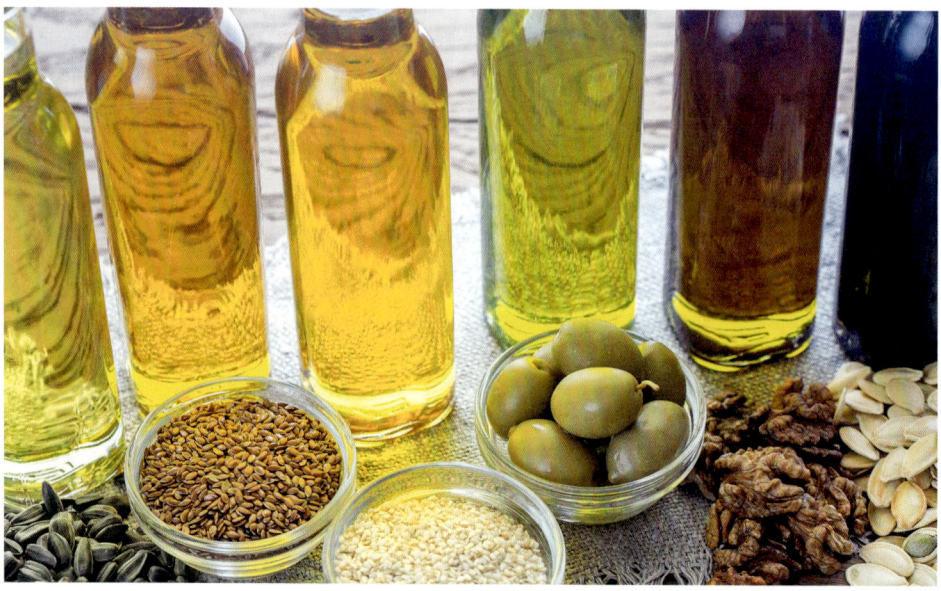

BEKÖMMLICHE GETREIDE

► Als Grundnahrungsmittel eignen sich Roggen, Weizen, Hafer, Hirse, Buchweizen und Dinkel. Das Getreide sollte immer aus kontrolliert biologischem Anbau stammen.

► Für *Mehl* muss nicht ausschließlich das volle Korn verwendet werden. Ich bevorzuge einen vernünftigen Mix aus verschiedenen Getreidesorten und Mehltypen mit unterschiedlichem Ausmahlungsgrad.
Setze Getreidemehle sparsam ein, denn das Blut kann nur den herausverdauten, aus Stärkemehl umgewandelten Traubenzucker gebrauchen. Klebereiweiß bleibt als überflüssiges Stoffwechselprodukt übrig und verstopft das komplizierte Röhrensystem des Körpers.

► *Brot* aus Großbäckereien schmeckt überall gleich. Die Mehle sind meistens mit Zusatzstoffen versehen, und der Teig bekommt nicht die Ruhe- und Reifezeit, die er braucht, um bekömmlich zu werden. Bevorzuge also Brot aus Biobäckereien und Brotmanufakturen, die es nach alter Tradition herstellen. Erlaubt ist in Maßen die ganze Brot- und Brötchenvielfalt, die die Auslage hergibt. Ausnahme: reine Weißmehlprodukte nur gelegentlich.

EMPFEHLENSWERTES OBST

► In den Obstkorb gehört in erster Linie Obst aus der Region, selten exotische Früchte, die eingeflogen oder unreif geerntet wurden. Besonders im Winter schätze ich Trockenobst, weil es Süßigkeiten ersetzt.

► Als Kompott mit Gewürzen ist Obst bekömmlicher und manchmal ein willkommener Nachtisch.

RICHTIG SÜSSEN

► Zum Süßen kommen nur kalt geschleuderte Honigsorten infrage. Achte auf die Herkunft und Reinheit.

KRAFTFUTTER NÜSSE

▶ Nüsse liefern gesundes Eiweiß und wichtige Spurenelemente. Bei mir steht immer ein großes Braunglas mit einem Mix aus Walnüssen, Haselnüssen, Paranüssen und Mandeln parat.

MILCH, FLEISCH & CO.

▶ Ich empfehle, auf Milch wegen der Verschleimung des Darms zu verzichten.
▶ Genehmigt sind in meiner Küche nur *Sahne* und eine spezielle *Käseauswahl* aus Rohmilch ohne Konservierungsstoffe.
▶ Tabu sind in meiner Vollwertküche außerdem Eier, Fisch, Fleisch und Fertiggerichte jeglicher Art.

Was für mich Gültigkeit hat, muss nicht für alle gelten. Ob du Biobirnen aus Argentinien brauchst, ist deine Entscheidung. Qualität im Sinne von Leitfähigkeit und Lichtenergie bleibt jedenfalls auf der Flugstrecke.

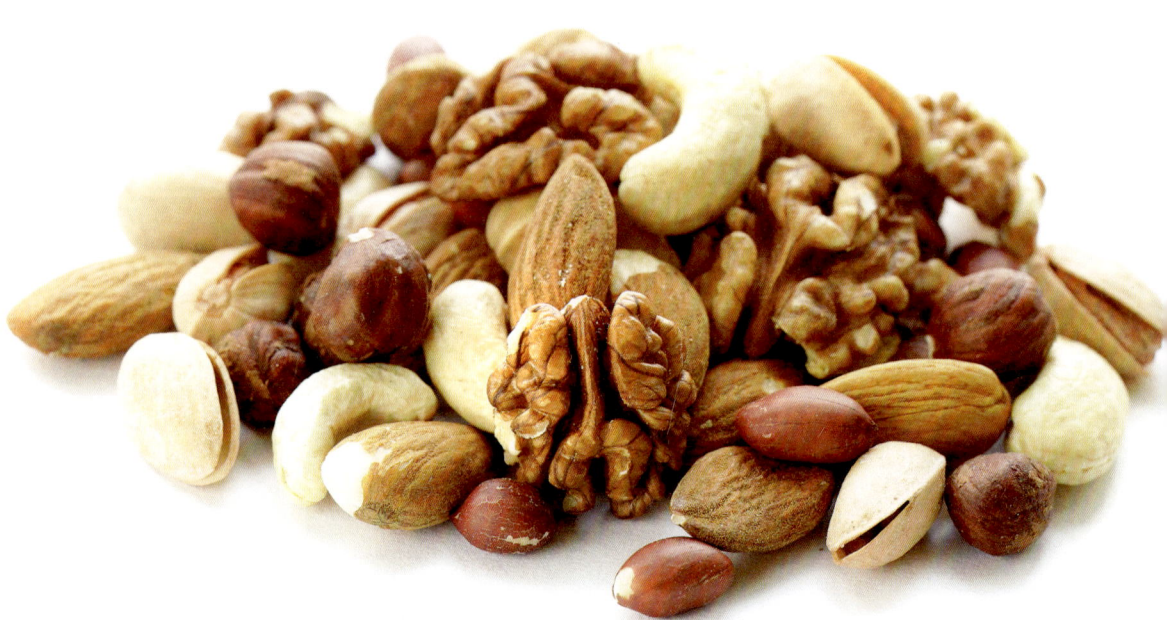

Kleiner Exkurs zum Thema Umwelt und Fleischkonsum

Die Hälfte der nutzbaren Erdoberfläche wird als landwirtschaftliche Nutzfläche beackert. Den größten Flächen- und Wasserverbrauch und die höchsten Kohlendioxidemissionen verursacht die Fleischproduktion – in der Reihenfolge Rind-, Schweine- und Hühnerfleisch. Ein Drittel dieser auf zutiefst unwürdige Art und Weise hergestellten Fleischprodukte landet in der Mülltonne.

Wir leben in einer schizophrenen Gesellschaft, die einerseits mit überschwänglicher Zuneigung Hunde und Katzen verwöhnt und vermenschlicht und andererseits das billigste Fleisch aus dem Supermarkt auf den Grill legt.

Ob man dem Verzehr von Fleisch zustimmt, ist eine ethisch-moralische Frage, die jeder für sich beantworten muss. Hinzu kommt der gesundheitliche Aspekt. Tatsache ist, dass der Verwesungsprozess sofort nach dem Schlachten einsetzt und Fleischesser Leichengifte zu sich nehmen. Es ist abwegig, zersetzte tierische Eiweißmoleküle aufnehmen zu wollen, um Eiweiß im menschlichen Körper bilden zu können. Wer Fleisch und Knochen lange auskocht, erhält einen gallertartigen Leim, wie ihn früher Buchbinder und Tischler benötigten. Dieser klebrige Schleim entsteht genauso bei unserer Verdauung, wird sauer, geht in Fäulnis über und bildet den Nährboden für Darm- und Hautpilze. Magen und Gedärme verschleimen, und Blutgefäße werden mit fetthaltigen Partikeln verstopft. Sie lagern sich an den Wänden der Blutgefäße ab, bilden mit der Zeit eine dicke Schicht und verhärten und verkalken die Arterien. Statt einem Plus an Kraft kommt ein Minus heraus.

Unsere Lebensmittel müssen teurer werden, weil wir alle Folgekosten, die durch die extensive Landwirtschaft entstehen, nicht auf die erzeugten Produkte umlegen. Steuersubventionen verfälschen Angebot und Nachfrage und den tatsächlichen Erzeugerpreis. Für Umweltschäden, Pestizide, Nitrat als Düngemittel und so weiter bezahlen wir einen hohen gesundheitlichen Preis. Es ist zwingend notwendig, die gesamte Wertschöpfungskette wider die Natur zu überdenken und faire Preise für echte Naturerzeugnisse zu zahlen.

PORRIDGE FÜR BASEN-PERFORMER

Der Schweizer Arzt und Ernährungsreformer Maximilian Oskar Bircher-Benner (1867–1939) setzte bei gewissen chronischen Krankheiten auf eine lactovegetarische Vollwertkost. Weltweite Bekanntheit erlangte sein Müsli aus Haferflocken, Äpfeln, Nüssen und Zitronensaft. Der Reformer prägte den Begriff der Nahrungsökonomie. Die Zusammensetzung der Nahrung sollte möglichst genau dem Bedarf des Körpers entsprechen. Nicht zu viel und von nichts zu wenig, sodass weder Mangelerscheinungen noch Einlagerungen durch »Stoffwechselschlacken« entstehen könnten. Er glaubte, dass nicht nur der Gehalt an Nährstoffen entscheidend sei, sondern auch die in Pflanzen gespeicherte Sonnenenergie aus der Fotosynthese. Lebendige Pflanzennahrung enthalte ein hohes Potenzial an geordneter Energie, die durch Speicherung von Lichtquanten in den Zellen von Pflanzen vorhanden sein müsse.

Bircher-Benner mag das Müsli populär gemacht haben, die Anfänge der Getreidekost reichen aber 10 000 Jahre zurück. Spätestens aus der Römerzeit wissen wir, dass Getreidebreie das Grundnahrungsmittel waren. Der Begriff Cerealien, der das heutige Angebot an Getreide und speziell »Frühstücksflocken« umfasst, leitet sich vom Namen der Göttin des Ackerbaus, Ceres, her.

Während Bircher-Benner das Rohe über das Gekochte stellte, schwor die Universalgelehrte Hildegard von Bingen (1098–1179) auf ein warmes Frühstück aus gekochten Dinkelflocken, verfeinert mit Honig, Mandeln und Zimt. Aus Großbritannien schwappte schließlich vor einer Weile die Porridge-Welle aufs Festland über und machte bei uns das Arme-Leute-Essen wieder richtig beliebt. Heute wird niemand mehr hämisch als Müslifresser belächelt, denn diese Ernährungsform hat sich zum kultigen Lifestyle entwickelt.

Haferbrei als Kraftfutter

Ich empfehle, den Tag mit einem warmen basischen Frühstücksbrei zu beginnen. Er ist eine ergiebige Grundlage, die lange vorhält, und besonders für Kinder morgens vor der Schule Nervennahrung und Energiespender. Wer so startet, ist körperlich und geistig fitter als jene, die darauf verzichten. Der Energielevel und der Blutzuckerspiegel bleiben auf hohem Niveau, und man wird des gekochten Breis nicht überdrüssig.

Die Zubereitung ist einfach: Haferflocken werden in Wasser so lange gekocht, bis ein cremiger Brei entsteht. Dieser kann mit verschiedenen Zutaten zu einer ge-

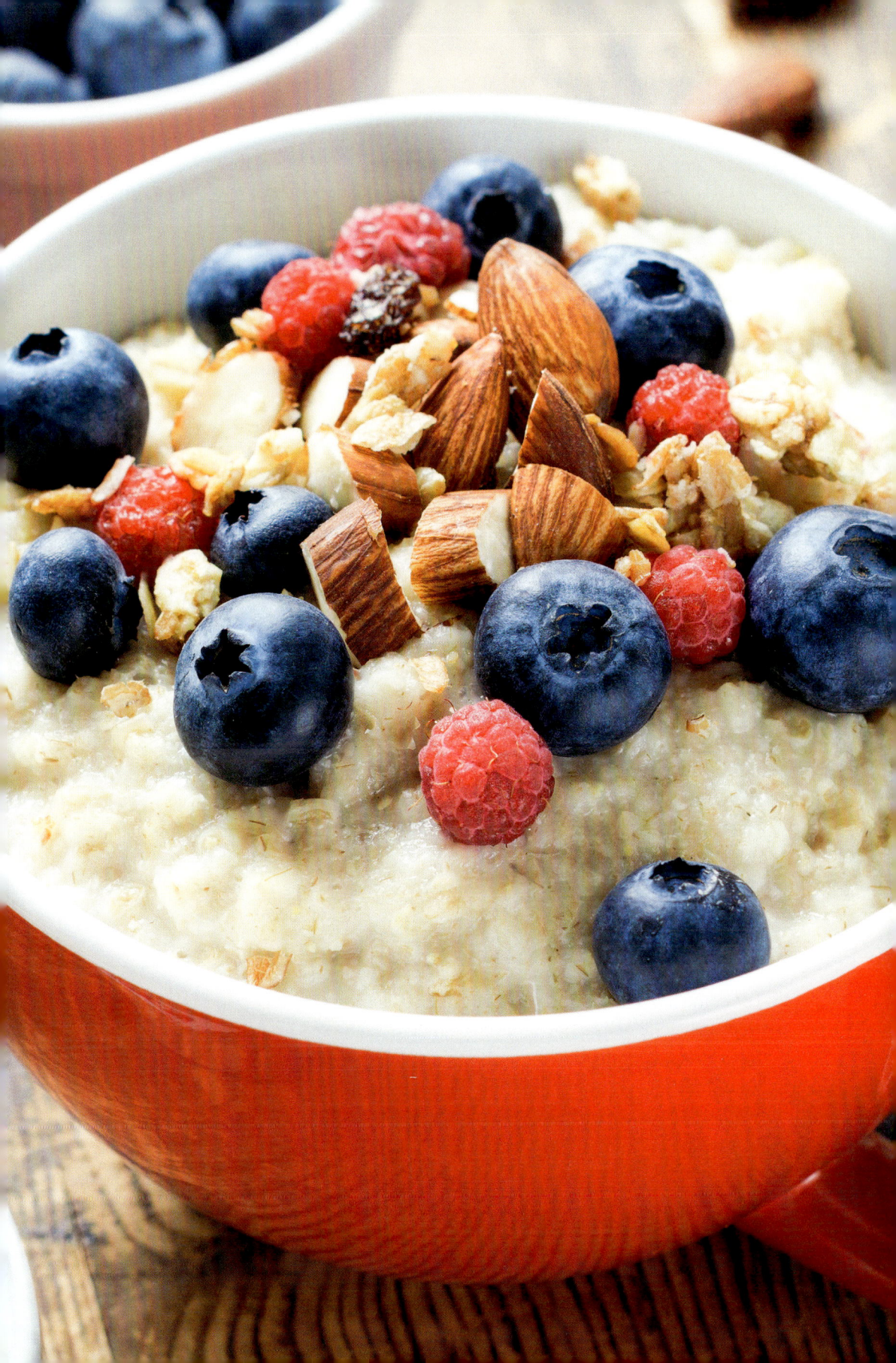

sunden Köstlichkeit verfeinert werden. Und er kann nicht nur morgens, sondern wahlweise auch mittags oder abends als vollwertige, nahrhafte Kost auf einfache Weise sättigen.

Achte auf die Zutatenliste deiner Fertigmischung oder rühre dir eigene Varianten eines basischen Getreidebreis zusammen.

BASENBREI ZUM FRÜHSTÜCK

Kreiere dir jeden Tag dein individuelles Frühstück und freue dich auf Zubereitung und Genuss. Hier erst einmal die von mir entwickelte Basisrezeptur »Basisches Frühstück«. Für diesen Brei errechnet sich nach der PRAL-Formel ein basischer Effekt auf den Stoffwechsel von −3,74 mEq/100 g.

- ▶ *Grundmischung:* 160 g *Haferflocken,* 40 g *Sojamehl,* 40 g *Mandelmehl,* 40 g *Braunhirse,* 20 g *Erdmandelflocken,* 20 g *Kokosmehl* und 10 g *Johannisbrotkernmehl.*
- ▶ Für 1 Portion 2–3 Esslöffel der *Mischung* in ⅛ Liter kaltes *Wasser* geben und unter ständigem Rühren mit einem Schneebesen aufkochen lassen. Die Konsistenz lässt sich mithilfe der Wassermenge variieren. Zum Süßen am besten *Honig* mit charakteristischem Geschmack verwenden.

Dieses Grundrezept lässt sich je nach Vorliebe und Jahreszeit mit Nüssen, Gewürzen und Obst anreichern:

- ▶ In den heißen Brei nach Belieben *Haselnuss-* und/oder *Mandelmus, Sonnenblumenkerne* und einen Schuss *süße Sahne* rühren und den Geschmack mit *Zimt* oder *Kardamom* abrunden.
- ▶ Als *Frischobst* geht fast alles von Erdbeeren über Apfel- und Bananenstücke, Kirschen, Himbeeren, Brombeeren, Heidelbeeren bis Mirabellen, Aprikosen, Pfirsichen und Pflaumen.
- ▶ *Nicht geeignet* sind Ananas, Orangen, Zitronen, Grapefruit, Stachelbeeren und Kiwi. Die enthaltenen Fruchtsäuren verhageln den leicht nussigen Geschmack.
- ▶ Noch gehaltvoller wird der Basenbrei mit der Zugabe von *Trockenfrüchten,* etwa klein geschnittenen Feigen, Datteln, Aprikosen, mit Weinbeeren, Rosinen und Korinthen.
- ▶ Statt Wasser kann man auch *Getreidemilch* wie Reis-Mandelmilch, Reis-Kokosmilch, Dinkel- oder Hafermilch nehmen und damit das Geschmackserlebnis verstärken.

ES IST NOCH SUPPE DA!

Bei einer insgesamt basisch orientierten Esskultur, zur Gewichtsreduktion und bei Fastenkuren dürfen Basensuppen nicht fehlen. Sie ergänzen perfekt eine Entsäuerung des Körpers mit Basentees und Basenbädern. Zudem sind Gemüsesuppen ideal für die schnelle *und* gesunde Küche.

Eine gesunde Ernährung streben immer mehr Menschen an, doch im Arbeitsalltag ist das oft schwer zu realisieren. Wer hat schon die Möglichkeit, sich in den Pausen frische Lebensmittel zuzubereiten oder gar eine vollwertige, ausgewogene Mahlzeit zu kochen? Für viele Berufstätige ist die »Schnelle Küche« eher die Regel. Dabei geht nichts über frische Lebensmittel, ausgewählte Qualität und das Ritual der Zubereitung. Insofern plädiere ich nachdrücklich für das Selberkochen im Allgemeinen und für vegetarische, vollwertige Basensuppen im Besonderen. Sie können durchaus eine Spezialität für Gourmets sein, zumal wenn sie so nahrhaft sind, dass sie sich als Hauptmahlzeit eignen. Der tatsächliche Gemüse-, Kräuter- und Gewürzanteil ist das entscheidende Qualitätsmerkmal einer guten Suppe.

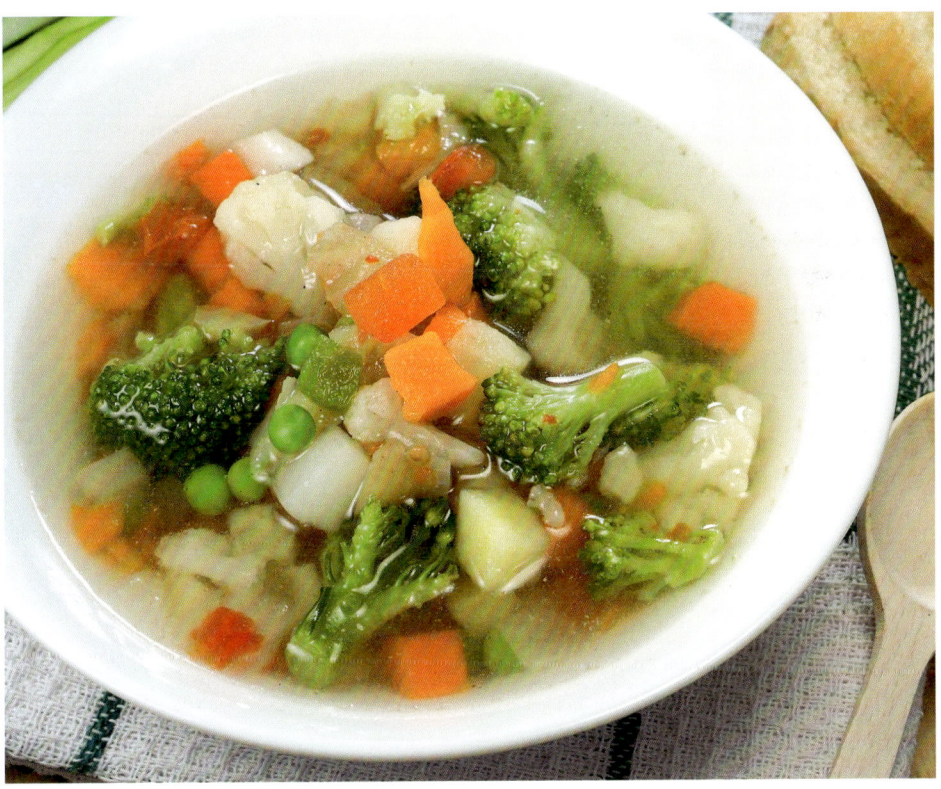

Basische Gemüsesuppen

Suppen erleben eine Renaissance, und ich bin mir sicher, dass es sich dabei nicht um eine typische Modeerscheinung handelt, die kommt und geht. Eine Basensuppe ist einfach zu vernünftig, schnell gemacht, preiswert, gesund, sättigend und symbolisiert den Trend zum Einfachen, zum Minimalismus.

Mit den nachfolgenden Rezepten wird es dir Freude bereiten, dein eigenes Süppchen zu kochen und auszulöffeln. Die Suppen sind leicht verdaulich, denn für die Verstoffwechselung der Nährstoffe wird wesentlich weniger Energie verbraucht als bei roher Kost, was den Organismus entlastet. Die Zutaten liefern neutralisierende Mineralstoffe und Elektrolyte, woraus sich ein alkalischer Effekt ergibt.

Alle drei Basensuppen werden mit Kurkuma und schwarzem Pfeffer gewürzt. Deren Inhaltsstoffe Curcumin und Piperin sorgen in Kombination für ein breites gesundheitliches Spektrum. Curcumin ist der beste Freund der Leber, unterstützt die Verdauung und wirkt Entzündungen entgegen.

Bezugsquellen für die empfohlene »Basische Gewürz-Mischung mit 49 Kräutern« findest du im Anhang.

Suppe auf Vorrat

Du kannst Suppen jeden Tag zelebrieren und dafür auch auf Vorrat kochen. Das macht es im Übrigen leichter, gleich morgens früh mit einem Basensüppchen zu starten. Eine Suppe, die richtig durchziehen konnte, schmeckt am zweiten und dritten Tag sogar besser als am Tag der Zubereitung.

- Kräuter schneidest du jeden Tag frisch in deine Basensuppe. Je nach Rezept und Geschmack geben Petersilie, Sellerieblätter, Schnittlauch, Bohnenkraut, Dill, Liebstöckel, Thymian oder Rosmarin der Suppe immer wieder ein anderes Aroma.
- Erst auf dem Teller reicherst du die Basensuppe mit ein wenig gutem Öl an.

BASISCHE GEMÜSEBOUILLON

Vor der Französischen Revolution wurde in Frankreich für kranke und obdachlose Menschen täglich Bouillon gekocht (*bouillir* bedeutet »sieden«): Mit einer Brühe aus ausgekochten Knochen sollten sie wieder zu Kräften kommen.

Wir kennen alle den Tipp, bei grippalen, fiebrigen Infekten im Bett eine heiße Hühnerbrühe zu trinken. Eine tierische Knochenbrühe verhilft nach schwerer Krankheit zu schnellerem Kraftaufbau. Knochen sind alkalische Mineralstoffspeicher. Durch das Auskochen gehen die Mineralien ins Wasser über und ergeben eine Basenbrühe. Doch ich persönlich verzichte gern auf ein ausgekochtes Suppenhuhn und greife lieber in die Gemüsekiste.

Im Gegensatz zu fertiger, gekörnter Brühe enthält meine Bouillon keine Stärke, und der Salzgehalt ist gering. Du kannst sie auch gut als Grundlage für andere Gerichte verwenden.

Nach der PRAL-Analyse hat diese Gemüsebrühe mit −31,74 mEq/100 ml einen starken basischen Effekt.

▶ **Für 1 Liter Flüssigkeit nimmst du circa 500 g Gemüse:** 2–3 *Zwiebeln,* 4 *Möhren,* 1 *Pastinake,* 1 Stange *Lauch,* 1 *Sellerieknolle* und 2–3 *Tomaten* klein schneiden.

▶ Die Zwiebelstücke in *Olivenöl* bei schwacher Hitze andünsten, das restliche Gemüse hinzugeben, ausreichend *Wasser* angießen und alles einmal aufkochen lassen. 1 *Knoblauchzehe,* 1 *Lorbeerblatt,* 1 *Nelke,* etwas *Kurkuma* und ein paar *schwarze Pfefferkörner* dazugeben und alles auf kleiner Flamme 30 Minuten ziehen lassen.

▶ Mit *Steinsalz,* geriebener *Muskatnuss, Sonnenblumenöl* und der »*Basischen Gewürz-Mischung mit 49 Kräutern*« abschmecken.

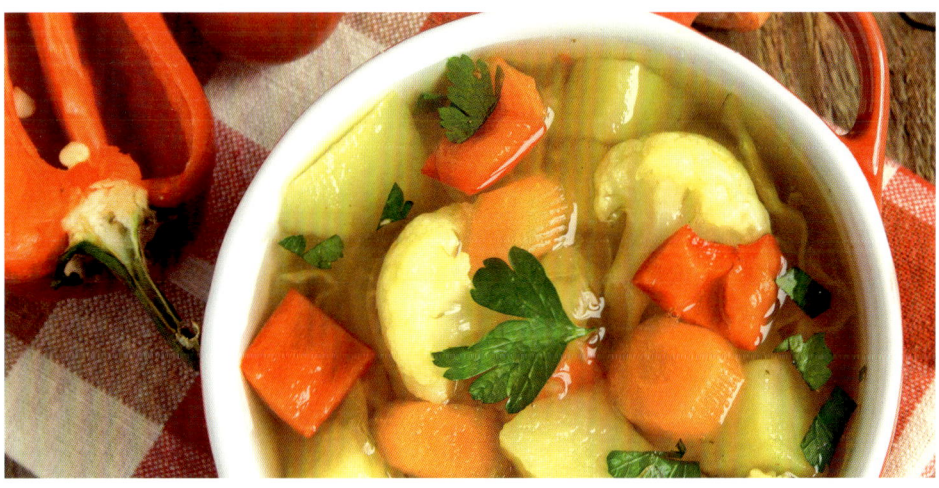

BASISCHE KRÄUTER-CREMESUPPE

Liebhaber einer cremigen Konsistenz werden diese Kräuter-Cremesuppe mögen. Durch die Kartoffelbasis fühlst du dich richtig gut gesättigt.

Die Kartoffel ist mit ihren basischen Mineralien Kalium, Kalzium und Magnesium ein hochwertiges Kohlenhydrat. Im Zusammenspiel mit Kräutern und Gewürzen unterbleiben Blutzuckerschwankungen, die für andere kohlenhydratreiche Nahrungsmittel typisch sind.

Diese Kräuter-Cremesuppe hat einen basischen Effekt von −28,83 mEq/100 ml.

- ► Einige *Kartoffeln* schälen und ebenso wie 1 *Möhre* und 1 *Pastinake* in Stücke schneiden.
- ► Mit 250 g *Spinat* und 5 g »*Basischer Gewürz-Mischung mit 49 Kräutern*« in so viel *Wasser* geben, dass alle Zutaten bedeckt sind. Das Ganze zum Kochen bringen und etwa 20 Minuten lang garen.
- ► Die Suppe pürieren und mit 1 Esslöffel *Sojamehl* oder *Weizenmehl* abbinden. Die Konsistenz bei Bedarf durch die Zugabe von Wasser oder *Sahne* ändern.
- ► Mit *Steinsalz,* frisch gemahlenem *schwarzem Pfeffer* und *Kurkuma* würzen. Feinschmecker stimmen den Geschmack mit etwas süßer oder saurer *Sahne* und/oder *Kürbiskernöl* ab.

BASISCHE AYURVEDASUPPE MIT KOKOS-CURRY-INGWER

Mit dieser ayurvedischen Basensuppe werfen wir die traditionelle indische mit unserer europäischen Küche in einen Topf. Die Gewürze regen den Stoffwechsel an und schenken wohlige innere Wärme. Wundere dich nicht über den geschmacklich angenehmen, aber leicht scharfen Abgang. Das ist so gewollt.

Der basische Effekt nach PRAL-Analyse liegt bei −22,53 mEq/100 ml.

- ► Einige *Kartoffeln* und 1 *Zwiebel* schälen. Ebenso wie 3– 4 *Möhren* in Stücke schneiden.
- ► Alles in 1 Liter Wasser gar kochen und pürieren. 50 g *Kokosmehl* unterrühren. 1 Stück *Ingwer* fein reiben, 1 *Knoblauchzehe* ausdrücken und beides mit *Currypulver* und etwas *Sesamöl* unter die Suppe mischen.
- ► Mit *Steinsalz, schwarzem Pfeffer* und *Kurkuma* abschmecken und nach Belieben mit 1 Schuss *Sahne* und/oder *Crema di Balsamico* verfeinern.

Komm in deine Kraft: Basensuppen zum Frühstück

Eine heiße Brühe oder leckere Basensuppe regt die Nierenfunktion an und stärkt das Qi, unsere Lebensenergie. Sie entfacht das Verdauungsfeuer und steigert den Fettstoffwechsel. Für Ernährungs- und Figurbewusste, die ihren Körper von Giftstoffen und einer Übersäuerung befreien wollen, gibt es daher einen Tipp mit legendären Ergebnissen:

▶ Iss 5–10 Tage lang jeden Morgen zum Frühstück eine heiße Brühe oder Basensuppe deiner Wahl.

Du wirst spüren, wie schnell du in deine Kraft kommst und dich leistungsstark und fit fühlst.

WILDKRÄUTER ALS VITALKOST

Wer das Glück hat, auf dem Lande zu leben, kann Wildkräuter zum Essen sammeln. Du wirst mehr essbare Wildpflanzen finden, als du glaubst. Viele von ihnen gelten als Unkräuter, einen Namen, den sie nicht verdient haben. Es gibt kein Unkraut in der Natur.

Heimische Wildkräuter weisen Wirkstoffe auf, die im Kulturgemüse kaum vorkommen. Sie sind reich an sekundären Pflanzenstoffen, Enzymen, Chlorophyll und Biophotonen. Salate und Cocktails aus Löwenzahn, Spitzwegerich und Bärlauch sind nährstoffhaltig und sättigend. Sie füllen die leeren Basenspeicher auf, putzen die Körperkanäle und fegen den Darm sauber. Die im Körper vorhandenen Toxine werden leichter beseitigt. In Wildkräutern stecken Antioxidantien in ihrer natürlichen Matrix. Es ist der beste Weg, Vitalstoffe aufzunehmen.

Sammle nur diejenigen Kräuter, die du ganz genau kennst. Ich hatte zu meiner Zeit als Drogist bei Spaziergängen in der Natur immer ein Pflanzenkundebuch mit Fotos dabei. Das möchte ich auch dir zur Orientierung nahelegen. Halte Ausschau nach den im Folgenden beschriebenen Wildpflanzen sowie nach Giersch, Gundermannkraut, Vogelmiere, Sauerampfer, Pimpinelle, Taubnessel, Brennnessel, Wiesenschaumkraut, Gänseblümchen, Knoblauchrauke, Brunnenkresse, Glücksklee, Gänsefingerkraut, Hirtentäschel und vielen weiteren.

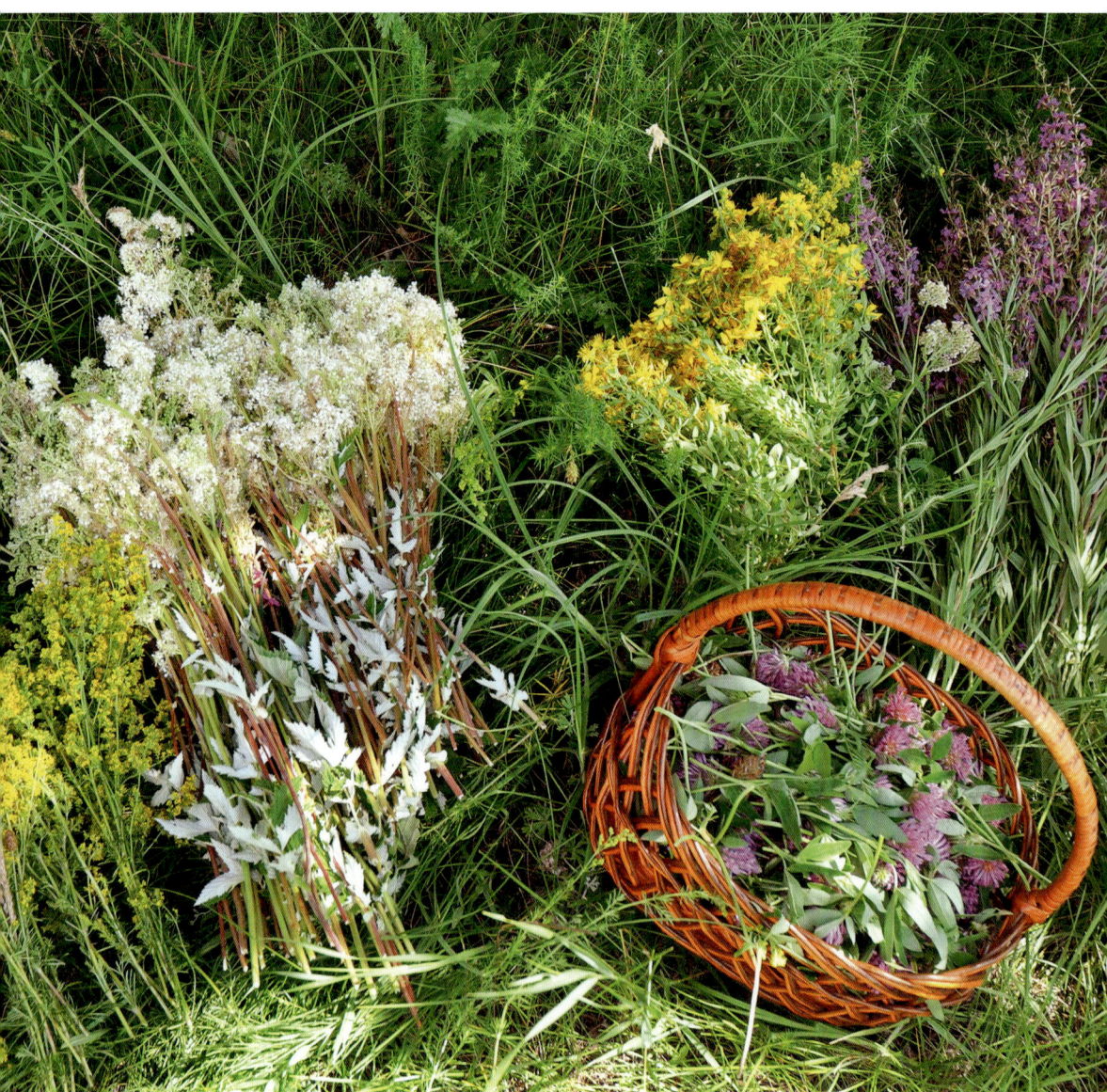

Bitterstoffe fürs Bindegewebe

Wer gern bitter schmeckende Pflanzen isst, sieht gut aus, denn Bitterstoffe machen schön. Sie lösen saure Ablagerungen aus dem Bindegewebe und helfen mit, das Säure-Basen-Gleichgewicht wiederherzustellen. Sie halten den Körper schlank, weil die Nahrungsfette zur Energiegewinnung verbrannt und nicht an Bauch und Hüfte als Depotfett abgelagert werden. Pflanzliche Bitterstoffe halten die Blutgefäße elastisch, stabilisieren Herz und Kreislauf und fördern die Durchblutung von Haut und Gewebe.

Bitterstoffe sind innerhalb der sekundären Pflanzenstoffe eine eigene Wirkstoffgruppe und kommen als reine Bitterstoffe, in Kombination mit ätherischen Ölen und zusammen mit scharfen Stoffen vor. Sie haben die Eigenschaft, die Bitterrezeptoren in den Geschmacksknospen des Zungengrundes anzuregen. Oft handelt es sich um sauerstoffhaltige Verbindungen, die reflektorisch die Speicheldrüsen sowie die Magensaft- und Gallensekretion anregen. Die Nahrung kann somit vollständiger aufgeschlüsselt und ihre Resorption gesteigert werden.

Über unsere Zunge nehmen wir die Geschmacksrichtungen süß, sauer, salzig und bitter wahr. Unsere Geschmacksvorliebe wurde in den Industrieländern jedoch einseitig auf süß getrimmt. In konventionellen Salat- und Gemüsepflanzen sind Bitterstoffe kaum noch vorhanden, denn sie wurden zugunsten der Zuckerstoffe herausgezüchtet. Diese Entwicklung hat maßgeblich Übergewicht, Sodbrennen, Verdauungsschwäche, Völlegefühl und Stoffwechselkrankheiten gefördert.

Doch es gibt Wildpflanzen und Wurzeln, die immer noch reichlich Bitterstoffe enthalten. Wenn du dich erst einmal an bittere Gemüse, Tees, Tinkturen und Elixiere gewöhnt hast, wirst du sie nicht mehr missen wollen. Die Geschmackswahrnehmung ändert sich so sehr, dass du bestimmte Süßigkeiten als widerlich empfinden und nicht mehr essen wirst.

Pflanzen mit einem hohen Bitterstoffanteil

Auf fast jeder Wiese blüht und gedeiht der **Löwenzahn** (*Taraxacum officinale*). Kinder erfreuen sich an der leuchtend gelben Blütenfarbe und noch mehr an der Pusteblume, wenn die haarigen Flugschirme mit ihren Samen davonfliegen. Alle Pflanzenteile sind essbar. Vor allem die jungen, noch nicht gar so bitteren Blätter machen sich gut in einem Wildkräutersalat oder zum Beispiel in einem Rucolasalat mit Tomaten, Oliven und Parmesan. Neben den Effekten der Bitterstoffe auf die Verdauung hat der Löwenzahn eine wassertreibende Wirkung (Diuretikum). Er eignet sich zudem als Blutreinigungsmittel. Der Volksmund setzt Blutreinigung mit einer gründlichen Entschlackung des Körpers durch harntreibende Mittel gleich.

Im Frühling muss der Winterspeck weg und der Körper mit Frischkost fit gemacht werden. Löwenzahn eignet sich dafür besonders gut, weil er auch reichlich Vitamine, Mineralstoffe und Spurenelemente enthält.

Wermut *(Artemisia absinthium)* gehört mit seinem stark bitteren Aroma zu den wichtigsten Bitterkräutern, die die Verdauung stärken und bei Magenbeschwerden, Appetitlosigkeit und Blähungen helfen. In den Mittelmeerregionen ist Wermut in flüssiger Form als Verdauungsschnaps beliebt und als Absinth berüchtigt. Schwangere und Stillende sollten auf Tees und Tonika aus Wermut verzichten.

Ebenfalls als Schnaps bekannt ist der **Enzian** *(Gentiana punctata)*. Die Gebirgspflanze wächst wild in Osteuropa, Deutschland, Spanien und Frankreich und ist streng geschützt. Verwendet werden die gelbbraunen Wurzelstückchen, die anfangs süß und später bitter schmecken und lange abgekocht werden müssen. Der Enzian ist die stärkste heimische Bitterstoffpflanze mit einem *Bitterwert* von >58 000. Dieser Bitterwert wird nach einem im Europäischen Arzneibuch festgelegten Verfahren bestimmt und ist in der Pharmazie und bei der Bierherstellung eine Maßzahl, mit der das Ausmaß eines bitteren Geschmacks beschrieben wird.

Hopfen *(Humulus lupulus)* ist den meisten wohlvertraut durch das Biertrinken. In der Hallertau (auch: Holledau) nördlich von München ranken sich die Kletterpflanzen mit den schönen gelbgrünen Zapfen bis zu sieben Meter an Gestellen hoch. Die Zapfen werden in der Heilkunde als Bakterienkiller, bei nervösen Verdauungsbeschwerden und als mildes Beruhigungsmittel eingesetzt.

Benediktinerkraut *(Cnicus benedictus)* oder Bitterdistelkraut fördert die Aufnahme von Eisen und wird in der Naturheilkunde bei Geschwüren im Magen-Darm-Trakt eingesetzt. Es wirkt tumorhemmend, blutreinigend, fiebersenkend und harntreibend. Frische junge Blätter kannst du, wenn du die Dornen entfernt hast, auf einem Butterbrot essen. Der heilige Benedikt soll das Kraut empfohlen haben, und fortan fand sich das Benediktinerkraut in den Klostergärten des gleichnamigen Ordens.

Eine bekannte Bitterstoffdroge ist das **Tausendgüldenkraut** *(Centaurium minus)*. Seine Bitterstoffe führen zu einem vermehrten Speichelfluss und helfen bei Leber- und Gallenleiden. In Salaten und Suppen kann das Tausendgüldenkraut für eine interessante Abwechslung sorgen. Es harmoniert sehr gut mit mediterranen Kräutern wie Thymian und Salbei.

Fieber- oder Bitterklee *(Menyanthes trifoliata)* wächst in feuchten Gebieten wie Moore und sumpfige Wiesen. In der Heilkunde verwendet man die während der Blütezeit gesammelten dreiteiligen Laubblätter. Sie finden ihre Anwendung bei Migräne, Kopfschmerzen, Nervenschmerzen und fiebrigen Erkältungen.

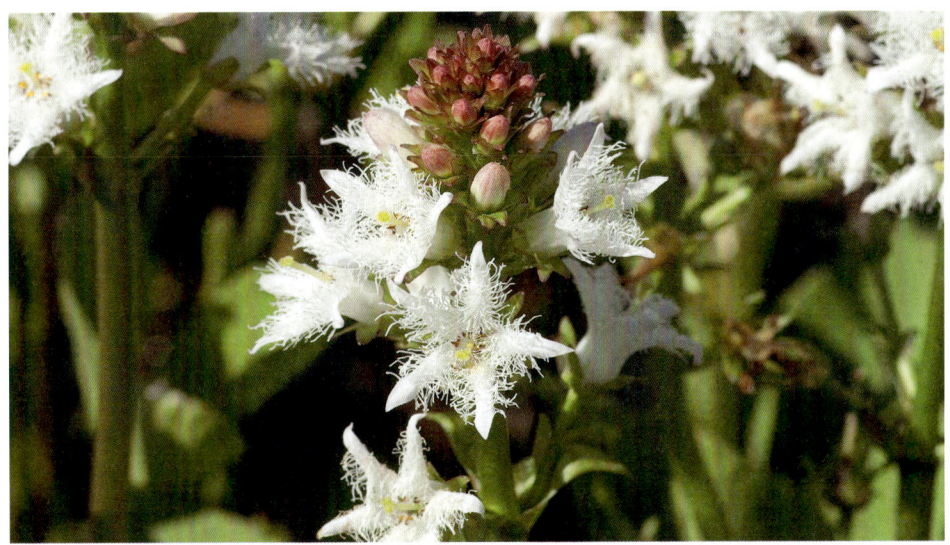

Die **Mariendistel** *(Sylibum marianum)* ist als Leber-Heilpflanze bekannt. Sie unterstützt die Leber bei der Regeneration und Entgiftung. Bei verdorbenem Magen kann Mariendistel gemeinsam mit Kamille eingesetzt werden. Wie beim Löwenzahn fliegen die Samen bei Wind mit einem Flugschirmchen auf und davon. Mariendistel wird heute im großen Stil für medizinische Zwecke angebaut.

Ingwer *(Zingiber officinale)* hat Einzug in die deutsche Küche gehalten und wird nicht nur als Gewürz benutzt. So ist heißer Ingwertee einfach ein Genuss. Doch die Wunderwurzel entfaltet auch große Heilwirkung, ist reich an Vitamin C, Magnesium, Eisen, Kalzium, Kalium, Natrium und Phosphor, enthält ätherische Öle, Gingerol und Harze. Besonders die Scharfstoffe regen die Durchblutung und den Kreislauf an. Ingwer wirkt zudem entzündungshemmend bei Rheuma und Arthritis.

Galgant *(Alpinia officinarum)* ist botanisch mit dem Ingwer verwandt. Bereits im 16. Jahrhundert schrieb der Arzt Mattioli: »Galgant fördert die Verdauung und beseitigt Blähungen.« Hildegard von Bingen beschreibt Galgant als herzwirksames Mittel. Die Wurzel hat außerdem entzündungshemmende, karminative (blähungstreibende) und spasmolytische (krampflösende) Eigenschaften und wirkt wachstumshemmend auf Bakterien und Pilze.

Hildegard von Bingen ist es auch zu verdanken, dass ich als letzte Bitterstoffdroge den **Mehrjährigen Bertram** *(Anacyclus pyrethrum)* erwähne. Die Äbtissin empfahl, Bertramwurzel *(Radix pyrethri)* zu essen, weil er die schlechten Säfte vermindere, das gute Blut vermehre und den Intellekt reinige. Bertram lässt nichts unverdaut. Die Pflanze ist im Mittelmeerraum weitverbreitet und gleicht im Aussehen und Wuchs der Kamille.

TEATIME FÜR DIE HAUT

Viele der eben vorgestellten Wildpflanzen finden auch in heilkräftigen Tees und Tinkturen Verwendung. Einige Kräutertees, die insbesondere der Haut guttun, stelle ich hier im Folgenden vor, und einige Pflanzensäfte empfehle ich im Kapitel »Reines Blut – reine Haut« unter »Blutreinigungskuren«.

Tee oder Saft – was hat mehr Kraft?

Kräutertees werden generell aus meist getrockneten Pflanzenteilen durch Überbrühen mit kochendem Wasser zubereitet. Das siedende Wasser tötet nebenbei Verunreinigungen und Mikroorganismen ab, die bei einem Naturprodukt durchaus vorkommen können. Die in den getrockneten Pflanzen enthaltenen Wirkstoffe gehen nach einer gewissen Zeit ins Wasser über.

Kritiker beklagen zu Recht, dass in getrockneten Pflanzen die »Säfte« teilweise verloren gegangen oder verändert sind. Der Wunsch, eine Pflanze so natürlich wie möglich jederzeit verabreichen zu können, führte dazu, den ausgepressten Saft oder den Pflanzenauszug in Alkohol zu konservieren. Tinkturen mit Alkohol verändern allerdings auch zahlreiche Wirkstoffe und sind nicht für Kinder geeignet.

Doch die Überlegung geht weiter: Wenn bereits Tees aus getrockneten Kräutern oder Tinkturen heilende Wirkungen erzielen, dann müsste ein naturreiner Saft aus der Pflanze noch mehr Vorteile bieten. Deshalb werden heute frische, kalt gepresste Pflanzensäfte durch Kurzzeiterhitzung ohne jegliche Zugaben haltbar gemacht. Die Inhaltsstoffe der Pflanzensäfte kann der Organismus besonders gut aufnehmen, denn sie entsprechen dem ursprünglichen Lösungsverhältnis in den pflanzlichen Zellen.

Pflanzliche Zellen sind den menschlichen Zellen ähnlicher als synthetische Moleküle in industriell hergestellten Medizin- und Pflegeprodukten. Chemisch synthetisierte Strukturen haben in der Natur keine Entsprechung und sind daher für unseren Organismus nur schwer zu verstoffwechseln. Natürliche Kräutertees und Pflanzensäfte können wesentlich mehr, als akademisches Wissen im Chemielabor erschafft. Sie entsprießen dem himmlischen Garten, gesegnet mit vielerlei heilkräftiger Wirkung – und sie haben nicht zuletzt einen überwiegend basischen Mineralgehalt, der einer Übersäuerung entgegenwirkt.

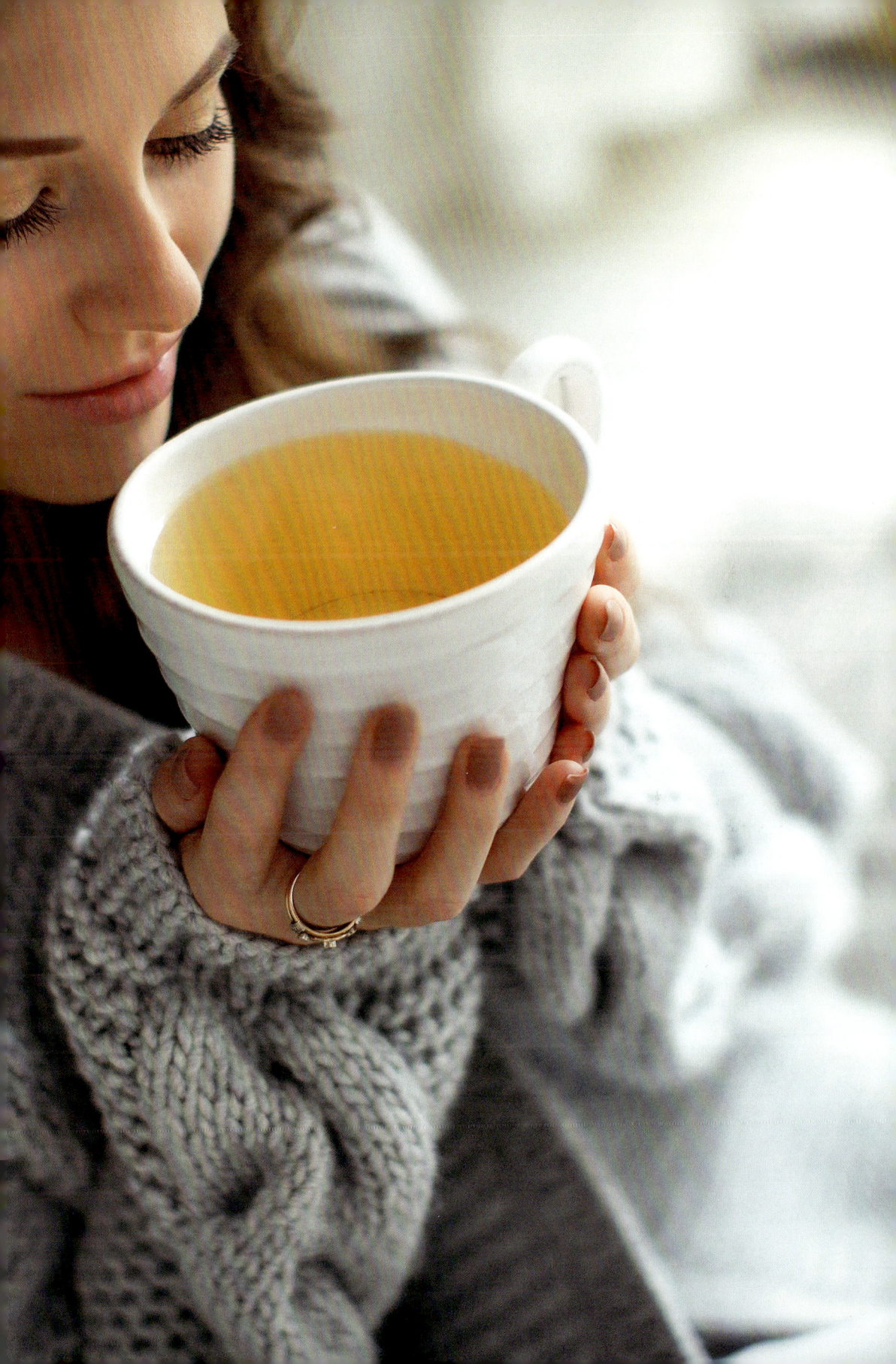

Tees für alle Fälle

Die folgenden Kräuter- und Gewürztees können weitaus mehr als kosmetische Pflegeprodukte, vor allem können sie die Haut von innen erreichen. Augenringe, eine fahle oder schlaffe Haut, Unreinheiten und Akne sind die klassischen Anwendungsgebiete dieser Tees. Sie enthalten kaum Kalorien und tragen zur täglichen Trinkmenge bei. Wenn nicht diese Tees, was dann?

GRÜNER UND WEISSER TEE

Macht Grüner Tee schön? Prinzipiell ist jeder Grüntee aufgrund seiner Gerb- und Bitterstoffe ein gesundes Getränk, vorausgesetzt, du kaufst Sorten aus kontrolliert biologischem Anbau (und Fairtrade). Die Belastung mit Pestiziden ist hier in der Regel geringer. Die Bitterstoffe wirken appetitanregend, geben ein schnelleres Sättigungsgefühl und dämpfen die Lust auf Süßes. Die vor allem im Grüntee enthaltenen Polyphenole sind einer der Schlüsselfaktoren für die Entgiftung. Die Wirkstoffe des Tees unterstützen den Fettstoffwechsel und eine Gewichtsreduktion, glätten Fältchen und schützen vor Hautschäden.

▶ Vorzugsweise trinkst du vormittags 2–3 Tassen *Grünen Tee*. Nachmittags darfst du dir *Weißen Tee* aufsetzen, der ähnliche Wirkungen hat.
▶ Grüner und Weißer Tee wird grundsätzlich nur mit circa 70 Grad heißem Wasser übergossen.

INGWERTEE

Absolut in den Teetrend passt Ingwertee in zig Variationen. Ingwer enthält alle wichtigen Vitamine und Mineralstoffe und belebt Körper und Geist an kalten Tagen und in der Winterzeit. Er lindert Übelkeit und sorgt für eine ordentliche Kalorienverbrennung. Hier ein Beauty-Mix für ein starkes Immunsystem und gute (Haut-)Durchblutung:

▶ 4 Scheiben frischen *Ingwer* abschneiden, mit dem frisch gepressten Saft von 1 *Zitrone* und 500 ml kochendem *Wasser* übergießen.
▶ Zum Süßen eignet sich *Manukahonig* mit einem hohen Gehalt an Methylglyoxal (MGO-Wert), der die antibakterielle Aktivität angibt.
▶ Nach Belieben abwandeln und den Tee zum Beispiel mit *Cayennepfeffer* oder *Gewürznelken* abschmecken.

Die Kräutertees richtig zubereiten und anwenden

- Die Teemischung deiner Wahl kannst du dir in der Apotheke zusammenstellen lassen.
- Sofern nicht anders angegeben, übergießt du jeweils 1–2 Teelöffel der Mischung mit 250 ml kochendem Wasser und lässt den Tee zugedeckt 10 Minuten lang ziehen.
- Du kannst diese Menge 3-mal täglich über den Tag verteilt kurmäßig trinken. Pausiere nach 4 Wochen mindestens ebenso lang, denn Kräutertees enthalten hochwirksame Inhaltsstoffe und sollten – so wie die meisten Medikamente – nicht auf Dauer eingenommen werden.

DETOX-TEES

Eine Teemischung mit blut- und hautreinigender Wirkung:

▶ 30 g *Brennnesselblätter*, 15 g *Birkenblätter* und 15 g *Himbeerblätter.*

Ein geschmacklich milderer Tee, hilfreich gegen Hautunreinheiten und Pickel, da entzündungshemmend und antibakteriell wirkend:

▶ 20 g *Kamillenblüten* und je 10 g *Thymian-, Salbei-* und *Brennnesselblätter.*

DERMATITIS-TEE

Dieser Tee hilft bei Dermatitis mit starkem Juckreiz:

▶ 25 g *Stiefmütterchenkraut*, 20 g *Ehrenpreiskraut*, 20 g *Schafgarbenkraut*, 20 g *Ysopkraut* und 15 g *Ringelblumenblüten.*

NEURODERMITIS-TEE

Zur Unterstützung bei Neurodermitis empfehle ich folgende Teemischung:

▶ 25 g *Bittersüßstängel (Bittersüßer Nachtschatten)*, 20 g *Kamillenblüten*, 15 g *Eichenrinde*, 15 g *Queckenwurzel*, 15 g *Hamamelisblätter* und 10 g *Melissenblätter.*

HAUT-WOHL-TEE

Eine außergewöhnliche Teekomposition für eine positive Wirkung auf die Haut:

▶ 20 g *Zinnkraut,* 20 g *Schafgarbenkraut,* 20 g *Weidenrinde,* 15 g *Salbeiblätter* und 10 g *Wermutkraut.*

BASISCHER 49-KRÄUTER-TEE

Dieser extrem basische Kräutertee hat das Zeug zum »In«-Getränk. Die komplexe Mischung enthält 49 Kräuter und Gewürze (Bezugsquelle siehe Anhang).
Der Tee basiert auf der Elementelehre des Heilpraktikers Matthias Leisen (1879–1940). Dieser war in den 1920er-Jahren ein bekannter Vertreter der Naturheilkunde und leitete eine Kurabteilung in Bad Bodendorf (Rheinland-Pfalz). Nach Leisen enthalten die Kräuter alle Elemente in Verdünnung, aus denen »Verdichtungen«, sprich Schlacken, im Körper bestehen.

▶ Der Tee wirkt nach dem homöopathischen Prinzip »Ähnliches mit Ähnlichem heilen« und darf deshalb nur 2 Minuten ziehen, denn hier gilt: Je dünner die Konzentration in der Tasse, desto stärker die positive Wirkung.

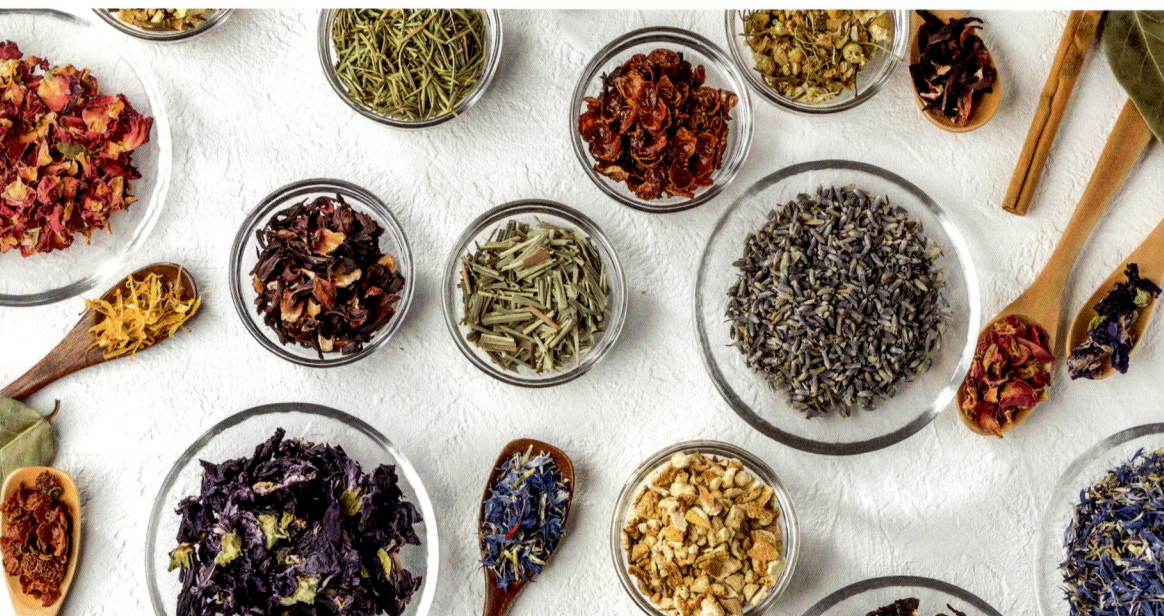

MORGENTEE

Frisch und munter macht ein Morgentee:

▶ 20 g *Brennnesselblätter*, 17 g *Ingwer*, 15 g *Zinnkraut*, 10 g *Birkenblätter*,
  10 g *Holunderblüten*, 10 g *Lemongras*, 10 g *Melissenkraut*, 5 g *Lindenblüten* und
  3 g *Kornblumenblüten*.

ABENDTEE

Als Pendant zum Ausklang des Tages und für einen ruhigen, tiefen Schlaf bereitest du dir
einen Abendtee zu. Hopfen und Baldrian prägen diesen Tee mit ihren lieblichen Aromen:

▶ 30 g *Melissenkraut*, 15 g *Hopfenzapfen*, 15 g *Lavendelkraut*, 14 g *Passionsblumenkraut*,
  7,5 g *Anisfrüchte*, 7,5 g *Fenchelfrüchte*, 5 g *Orangenblüten*, 4 g *Zimtrinde* und 3 g *Baldrianwurzel*.

FRAUENTEES

Ausschließlich als krampflösendes, schmerzlinderndes und regulierendes Mittel für
Frauen, besonders bei prämenstruellen Beschwerden, helfen folgende Teemischungen:

▶ Mischung 1: 25 g *Frauenmantelkraut*, 20 g *Schafgarbenkraut*, 20 g *Melissenkraut*,
  15 g *Johanniskraut*, 10 g *Fenchelfrüchte*, 10 g *Anisfrüchte*.
▶ Mischung 2, alternativ bei niedrigem Blutdruck: 25 g *Frauenmantelkraut*,
  20 g *Johanniskraut*, 20 g *Rosmarinblätter*, 20 g *Taubnesselblüten*, 10 g *Kümmelfrüchte*,
  5 g *Kamillenblüten*.

REINES BLUT – REINE HAUT

In der Regel neigt der Mensch dazu, im Winter »Speck« auf Vorrat anzulegen bei gleichzeitig weniger Aktivität an der frischen Luft und wachsender Trägheit. Daraus resultiert die Vorstellung, dass das Blut »andickt« und mit Schadstoffen belastet ist. Mit den ersten Sonnenstrahlen im Frühling entsteht das Bedürfnis nach einem Großreinemachen im Haus, Garten, Auto und im eigenen Körper. Bei einer Blutreinigungskur geht es nicht darum, das Blut wie bei einer Dialyse über eine semipermeable Membran zu waschen, sondern mit geeigneten Kräutern gesunde Blutwerte zu erzielen.

Aderlass & Co.

Bevor ich bewährte Pflanzenanwendungen zur Blutreinigung für die Eigenbehandlung empfehle, will ich auf drei alte medizinische Verfahren eingehen, die man einst ziemlich energisch angewandte und auch heute noch als Ausleitungsmethode nutzt.

Eine der wichtigsten Behandlungsformen ist seit Hippokrates' Zeiten der **Aderlass.** Er geriet in Vergessenheit, bis die erfolgreiche Anwendung bei therapieresistentem Bluthochdruck den Aderlass in den 1920er-Jahren wieder bekannt machte. Mit einem Aderlass werden die Selbstheilungskräfte angeregt. Der Arzt oder Heilpraktiker entnimmt 80 bis 150 Milliliter Blut aus einer Armvene. Die Fließeigenschaften und die Sauerstoffaufnahme des Blutes werden durch die kurzfristige Blutverdünnung verbessert und Schlackenstoffe aus dem Blut ausgeleitet.

In den 1980er-Jahren wurde die **Blutegelbehandlung** wiederentdeckt. Ähnlich wie beim Aderlass wird dadurch der Abtransport von Schlackenstoffen und Toxinen aus dem Gewebe erreicht. Nach dem Saugen der Egel bluten die Wunden etwa 24 Stunden lang nach.

Karl Baunscheidt (1809–1874) entwickelte das nach ihm benannte Ausleitungsverfahren **Baunscheidtieren.** Bei der Therapie wird die Haut lokal mit Stichelungen perforiert, die leicht bluten, und anschließend mit einem Spezialöl eingerieben. Die Haut erwärmt sich, und nach 12 bis 24 Stunden bildet sich ein pustelartiger Hautausschlag, der von selbst abheilt. Die Wirkung dieser Hautreiztherapie beruht auf der Anregung der Durchblutung und des Lymphflusses vor allem im Bindegewebe. Der stimulierende Effekt reinigt das Blut und entstaut das Bindegewebe. Das Baunscheidt-Verfahren zeigt eine gute Wirkung bei akuten und chronischen Entzündungen, bei rheumatischen Erkrankungen sowie bei Schwindel und Ohrgeräuschen.

Blutreinigungskuren

Und nun stelle ich dir drei bewährte Blutreinigungskuren vor, die sich jeweils gut im Alltag durchführen lassen, sowie ergänzende Maßnahmen, die den Kureffekt vertiefen.

Nach so einer Frühjahrskur bist du fit wie ein Turnschuh und kannst den Sommer schlank und rank genießen. Allerdings genügt es nicht, einmal im Jahr vernünftig zu leben, um dann nach dieser Zeit alle Sünden wieder nachzuholen. Gesundheitsvorsorge bedeutet jeden Tag eine disziplinierte Lebensführung, vollwertige und genussvolle Ernährung und Selbstachtung.

SAFTKUR

Sehr bewährt ist eine blutreinigende neuntägige Saftkur mit Brennnessel- und Löwenzahnsaft (im Reformhaus erhältlich):

► Tag 1–3 *Brennnesselsaft,* Tag 4–6 *Löwenzahnsaft,* Tag 7–9 wieder Brennnesselsaft: jeweils 3 Esslöffel Saft morgens und je 1 Esslöffel mittags und abends, immer mit 1 Glas *Wasser* 30 Minuten vor den Mahlzeiten einnehmen.

TEEKUR

Für eine alternative Teekur bereitest du einen der folgenden Tees zu und trinkst ihn 4 Wochen lang:

► 1 Esslöffel *Birkenblätter* pro Tasse mit kochendem *Wasser* übergießen und 2 Stunden lang ziehen lassen; morgens nüchtern und nachmittags je 1 Tasse kalten Tee trinken.
► Alternativ 3 Teelöffel *Brennnesselkraut* oder 1 Teelöffel *Löwenzahnkraut* pro Tasse genauso zubereiten, aber täglich 3 Tassen davon trinken.

WACHOLDERBEERKUR

Nach Pfarrer Kneipp kannst du eine Kur mit Wacholderbeeren angehen. Du musst dich aber streng an die Vorgaben halten, denn Wacholderbeeren dürfen nur begrenzt gegessen werden. Um auf Nummer sicher zu gehen, kannst du dir diese Kur auch von einem naturheilkundlich versierten Arzt absegnen lassen. Sie geht wie folgt:

▶ Am 1. Tag kaust du 4 Beeren, am 2. Tag 5 Beeren – und so jeden Tag 1 Beere mehr, bis du am 12. Tag auf 15 Beeren kommst. Ab dem 13. Tag nimmst du dann jeden Tag 1 Beere weniger. Die Kur endet am 23. Tag, wenn du wieder bei 4 Beeren angekommen bist. Du kannst die Tagesdosis auch in 3 Portionen aufgeteilt morgens, mittags und abends zu dir nehmen.

ERGÄNZENDE MASSNAHMEN ZUR BLUTREINIGUNG

▶ Als Unterstützung jeder Blutreinigungskur empfehle ich dir 2-mal wöchentlich ein basisches Vollbad.
▶ Die tägliche Kost sollte mit einer Basensuppe oder mit einem basischen Frühstück beginnen.
▶ Einmal wöchentlich isst du einen ganzen Tag lang nichts und trinkst nur Kräutertee und Gemüsesaft.
▶ Ebenso isst du einmal wöchentlich Pellkartoffeln mit Leinöl und Quark nach Dr. Johanna Budwig (www.budwig-stiftung.de).
▶ Erlaubt sind ansonsten mittags Rohkostsalate aus Karotten, Roter Bete, Sellerie und Wildkräutern sowie Sauerkraut.
▶ Das Abendessen sollte entfallen.
▶ Je nach Durst trinkst du während deiner Blutreinigungskur neben Kräutertees stilles Mineralwasser.

VITALSTOFFE FÜR GESUNDE HAUT

Die Haut benötigt für ihre zahlreichen Funktionen die richtigen »Betriebsstoffe«. Viele davon kann der Körper nicht selbst herstellen und auch nur begrenzt speichern, deshalb müssen wir sie regelmäßig über die Nahrung aufnehmen.

Beauty-Vitamine

Ohne Vitamine können wir Kohlenhydrate, Eiweiße und Mineralien nicht für die Energiegewinnung verstoffwechseln. Sie sind unter anderem für den Aufbau aller Zellen unentbehrlich und müssen – bis auf Vitamin D – über unsere Nahrung zugeführt werden. Es kann übrigens kontraproduktiv sein, synthetische Vitamine hoch dosiert und sinnlos einzunehmen.

Vitamin A

Wenn ich mit dem Vitamin A beginne, meine ich nicht die Vitamin-A-Säure (Alphahydroxysäure), die in der Fruchtsäurebehandlung der Haut Anwendung findet. Vielmehr geht es um Betacarotin beziehungsweise Provitamin A, das im Organismus zu Vitamin A umgewandelt wird. Dieses Vitamin spielt eine wichtige Rolle bei der Zellteilung und Zellerneuerung, zum Beispiel beim Aufbau kollagener Fasern. Dadurch bleibt die Haut geschmeidig und glatt. Als Radikalfänger beugt das Provitamin Falten und Hautalterung vor. Es ist der beste Lichtschutz für die Haut und hilft auch bei Lichtüberempfindlichkeit.

Reich an Betacarotin sind Karotten, Spinat, Brokkoli, Melonen und Aprikosen.

Wer viel Obst und Gemüse isst, darf sicher sein, genügend von der natürlichen Vorstufe des Vitamin A aufzunehmen. Der Körper wandelt nur so viel Betacarotin in Vitamin A um, wie er tatsächlich braucht. Einen Überschuss lagert er im Fettgewebe und in der Haut ab, weshalb zum Beispiel die Haut von Babys, die viel mit Karotten- und Aprikosenkost aus Gläsern gefüttert werden, eine leichte und vorübergehende Gelbfärbung aufweisen kann.

Der Vitamin-B-Komplex

Für die Hautpflege von innen geht kein Weg vorbei an Lebensmitteln, die Vitamin-B-Komplexe enthalten, eine Gruppe von acht verschiedenen Vitaminen. Einige sind besonders wichtig für den Hautstoffwechsel.

Vitamin B_2 (Riboflavin) ist für die Hautregeneration und Hautstraffung notwendig.

Das Vitamin B_3 (Niacinamid, Nikotinsäure) steuert die Feuchtigkeitsbalance der Haut und ist an der Kollagen- und Pigmentbildung beteiligt. Als wasserstoffübertragender Co-Faktor ist es zudem wesentlicher Teil zahlreicher Enzyme, die die Blutfette senken. Ein Mangel an Niacin begünstigt Hautentzündungen.

Der Star unter der B-Gruppe ist das Vitamin B_5 (Pantothensäure), das die Wundheilung fördert und das Zellwachstum beschleunigt. Äußerlich angewendet dringt es tief in die Haut ein und bindet Feuchtigkeit. Weil es deshalb den Teint frisch wirken lässt, wird dieses Vitamin gern in der Kosmetik eingesetzt.

Vitamin B_6 (Pyridoxin) gilt als Hüter von Gefäßen, Blut und Nerven. Es wird zur Bildung von Hautgewebe benötigt.

Bekannt ist das Vitamin B_7 unter dem Namen Biotin. Es wird auch Vitamin H genannt, weil es *das* Vitamin für den Hautfaktor ist und in enger Beziehung zum Stoffwechsel der Haut steht. Biotin ist an der Keratinbildung und damit am Aufbau von Haut, Nägeln und Haaren beteiligt und bietet Schutz vor Hautentzündungen. Das Vitamin verspricht Besserung bei fahler, trockener, schuppender Haut und Haarausfall. Es kräftigt das Haar und hilft auch bei brüchigen Nägeln.

Vitamin B_9 oder Folat wird zur Zellteilung und zur Entwicklung und Funktion des Nervensystems benötigt. Geläufiger ist die Bezeichnung »Folsäure« für das synthetisch hergestellte Äquivalent. Besonders für Schwangere ist das wasserlösliche Vitamin aus dem B-Komplex wichtig, weil es dazu beträgt, Gaumen- und Lippen-Kiefer-Spalten, offenen Rücken und angeborene Herzfehler beim Baby zu verhindern.

Reich an B-Vitaminen sind folgende Lebensmittel:
- Vollkornprodukte sind generell eine gute Quelle für den Vitamin-B-Komplex.
- Biotin (Vitamin B_7) findest du zudem in Haferflocken, Weizenkeimen, Reis, Nüssen, Bohnen, Blumenkohl, Grapefruit, Soja, Eiern und – falls du nicht zu den Vegetariern zählst – in Lachs und Leber.
- Vitamin B_3 ist zum Beispiel in Geflügel, Wild, Fisch und Pilzen vorhanden.
- Reich an Vitamin B_6 sind Bierhefe, Schnittlauch, Sauerampfer, Avocado, Grünkohl, Holunder, Gewürze und Bier.
- Vitamin B_9 (Folat) ist in Algen (Spirulina), Nüssen, Sojasprossen, Linsen, Spinat, Brokkoli, Rosenkohl, Spargel, Wirsing, Weißkohl, Apfelsinen, Weichkäse und Hefe enthalten.

Vitamin C

Vitamin C (Calcium-Ascorbat) trägt unter anderem dazu bei, die Haut vor schädlichen Umwelteinflüssen zu schützen. Es stärkt das Bindegewebe und regt den Kollagenaufbau an. Es geht hier um natürliches Vitamin C und nicht um synthetisch hergestellte Ascorbinsäure. Der entscheidende Unterschied liegt darin, dass natürliches Vitamin C Säure puffert und als Salz eine Retardwirkung besitzt, das heißt, es verbleibt wesentlich länger im Körper als Ascorbinsäure. Letztere übersäuert zudem den Zwischenzellraum und wirkt damit kontraproduktiv auf das Hautbild.

Reich an Vitamin C sind Zitrusfrüchte, Paprika, Lauch und die Acerolakirsche.

Vitamin D

Im Zeitalter der Sun-Blocker ist die Bedeutung von Vitamin D (Calciferol) als »Sonnenhormon« mittlerweile bekannt. Es verbessert die Kalzium-, Magnesium- und Phosphoraufnahme und festigt Knochen und Zähne. Außerdem fördert es die Glückshormonproduktion – und was kann sich besser auf das Hautbild auswirken als Glücklichsein? Inzwischen gibt es im medizinischen Establishment einen Diskurs über die Bedeutung von Vitamin D für unseren Organismus.

Reich an Vitamin D sind Pflanzenöle und Nüsse. Noch besser: Regelmäßig Tageslicht an die Haut lassen! Denn das Sonnenhormon kann als einziges Vitamin vom Körper selbst hergestellt werden, indem es in der Haut unter Einwirkung von Sonnenlicht gebildet wird.

Meine Empfehlung ist einfach: Lass Sonnencreme mit extrem hohen Lichtschutzfaktoren (Sun-Blocker) nicht auf deine Haut und verzichte auf Vitamine in Tablettenform.

Vitamin E

In kosmetischen Produkten nicht wegzudenken ist das Vitamin E, das allerdings als alpha-Tocopherol meist synthetisch zugesetzt wird. Es dient neben anderen Konservierungsstoffen zur Stabilität und Haltbarmachung von Kosmetika. Innerlich ist Vitamin E ebenfalls ein wichtiges Antioxidans und hält die Haut elastisch. Es bewirkt im Stoffwechsel, dass Sauerstoff effektiv genutzt wird, und trägt zur Sauerstoffversorgung der Zellen bei. Das Vitamin schützt die Haut vor Lichtschäden und Entzündungen. Die in der Haut eingelagerten Fette werden vor Veränderungen durch UV-Strahlung bewahrt. Vitamin E fördert Haarwachstum, Haarglanz und einen gesunden Aufbau der Hautzellen.

Reich an Vitamin E sind Weizenkeim- und Sonnenblumenöl sowie Olivenöl.

Mineralsalze und Spurenelemente

Viele körperliche Funktionen hängen von Mineralstoffen ab. Makromineralstoffe, die für Knochen, Muskeln, Haut, Herz und Gehirn essenziell sind, braucht der Körper in größeren Mengen. Von anderen Mineralien sind nur sehr geringe Mengen nötig, doch diese sogenannten Spurenelemente spielen im Stoffwechsel eine entscheidende Rolle.

Makromineralstoffe: Natrium und Kalium

Die wichtigsten Makromineralstoffe sind Natrium und Kalium. Sie sind vor allem für den Wasserhaushalt der Zellen und für die Hautfeuchtigkeit zuständig. Kalium ist zusätzlich am Eiweißabbau und an der Zuckerverwertung zur Energiegewinnung beteiligt. Die beiden Mineralstoffe halten auch die sogenannte Natrium-Kalium-Pumpe in Gang: Die Zellwände sind mit molekularen Pumpen ausgestattet. Natrium wird aus der Zelle herausgepumpt und Kalium ins Zellinnere hineingepumpt. Aufgrund der Trennung von Natrium- und Kaliumionen entsteht ein dauerhaftes Spannungsgefälle (Membranpotenzial), das immer zum Ausgleich drängt. Auf diese Weise erhält die Zelle ihre Spannkraft.

Reich an Natrium sind natürliche, unverarbeitete, nicht raffinierte Salze mit hohem Anteil an Spurenelementen. **Kaliumreich** sind Trockenfrüchte, Pflaumen, Bananen, Spinat, Brokkoli, Rosenkohl, Spargel und Kürbis.

Spurenelemente: Magnesium, Eisen, Kupfer, Zink und Selen

Eine wichtige Rolle für die Hautgesundheit und -schönheit spielen folgende Spurenelemente:

- **Magnesium** reguliert die Kontraktionsfähigkeit der Muskelfasern. In der Hautzelle wirkt es antiallergisch und entzündungshemmend.
- **Eisen** ist der wichtigste Bestandteil des roten Blutfarbstoffes Hämoglobin und somit für die Sauerstoffversorgung des Hautgewebes zuständig. Eisenmangel macht sich mit Müdigkeit, Schwäche, Atemlosigkeit und Blässe im Gesicht bemerkbar und kann durch Kupfermangel oder Kupferüberschuss hervorgerufen sein.
- **Kupfer** begünstigt die Bildung von Melanin, Elastin und Kollagen.
- **Zink** spielt eine bedeutende Rolle beim Aufbau der Hornschicht und ist unentbehrlich für Haut, Haare und Nägel. Es fördert die Wundheilung, hat eine zellschützende Wirkung und ist an der Produktion von Abwehrzellen beteiligt. Zinkmangel ist ein Faktor bei Asthma, Bronchitis, Hauterkrankungen wie Akne und chronische Ekzeme sowie bei Prostataerkrankungen und menstruellen Beschwerden. Zink wird fast immer in Kombination mit dem Element Selen verabreicht.
- **Selen** kümmert sich um die Elastizität des Körpergewebes und um die Immunabwehr.

Eisen, Kupfer, Zink, Selen – das klingt nach Chemie und Supplementierung, also Einnahme als Nahrungsergänzungs- oder Arzneimittel. Ich halte dies aber nur in den seltensten Fällen für notwendig. Den Bedarf an diesen essenziellen Mikronähr-stoffen deckst du am besten über eine gute Ernährung ab.

Reich an diesen Spurenelementen sind Vollkornmehl, Erbsen, Linsen, Nüsse, grüne Gemüsesorten, Steinpilze und Fisch. Sie regelmäßig zu essen reicht für einen gesunden Hautstoffwechsel voll und ganz aus.

Universalelement Silizium

Das Element Silizium führe ich zum Schluss auf, da es grundsätzlich zur Verwertung aller Betriebsstoffe notwendig ist. Ohne Silizium erfolgt keine Mineralstoff-aufnahme und ist auch kein Defizit zu beheben. Es dient zur Bildung und Reparatur des Bindegewebes und erhöht dessen Spannkraft. Auf dieses Universalelement treffen meines Erachtens am ehesten die Schlagworte Anti-Aging und Anti-Falten-mittel zu.

Reich an Silizium sind Äpfel, Kartoffeln, Hirse und Wurzelgemüse. Du kannst es auch als kolloidale Lösung, als Zinnkrauttee oder als homöopathische D12-Potenz über einen längeren Zeitraum einnehmen.

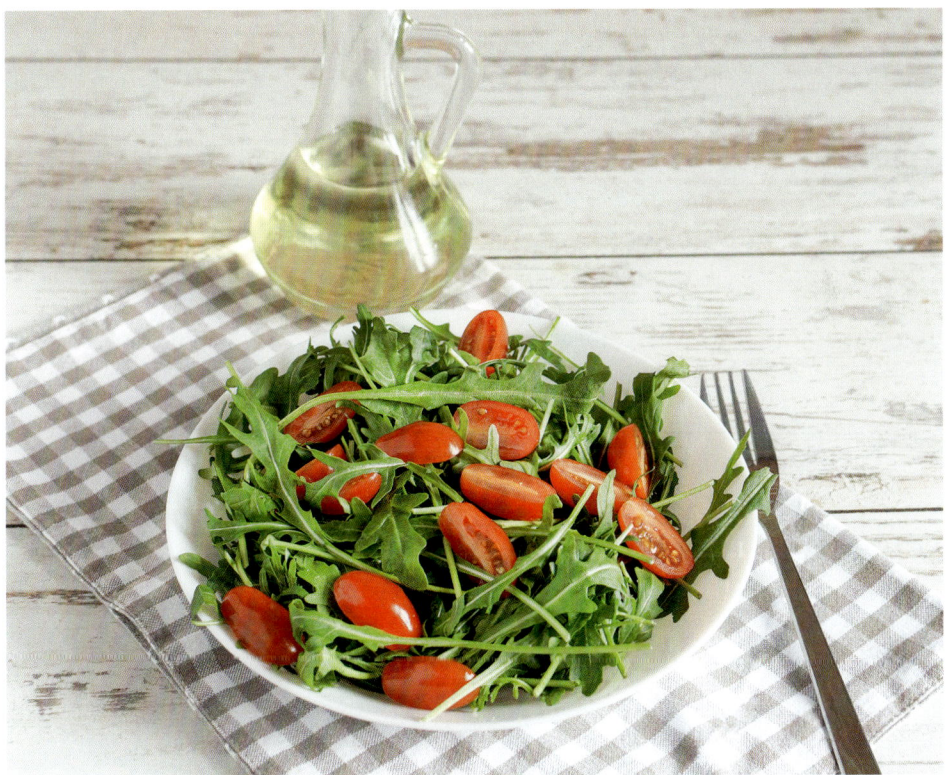

GESUNDER DARM – SCHÖNE HAUT

Darmgesundheit und schöne Haut hängen eng zusammen. Eine häufige Ursache für Hautprobleme ist ein gestörtes Gleichgewicht der Bakterienkulturen im Darm. Bei Allergien, Neurodermitis und Psoriasis ist fast immer der Darm beteiligt. Deshalb ist es sinnvoll, ihn mit hilfreichen Bakterien zu unterstützen. Das geht ganz einfach anhand fermentierter, probiotischer Lebensmittel.

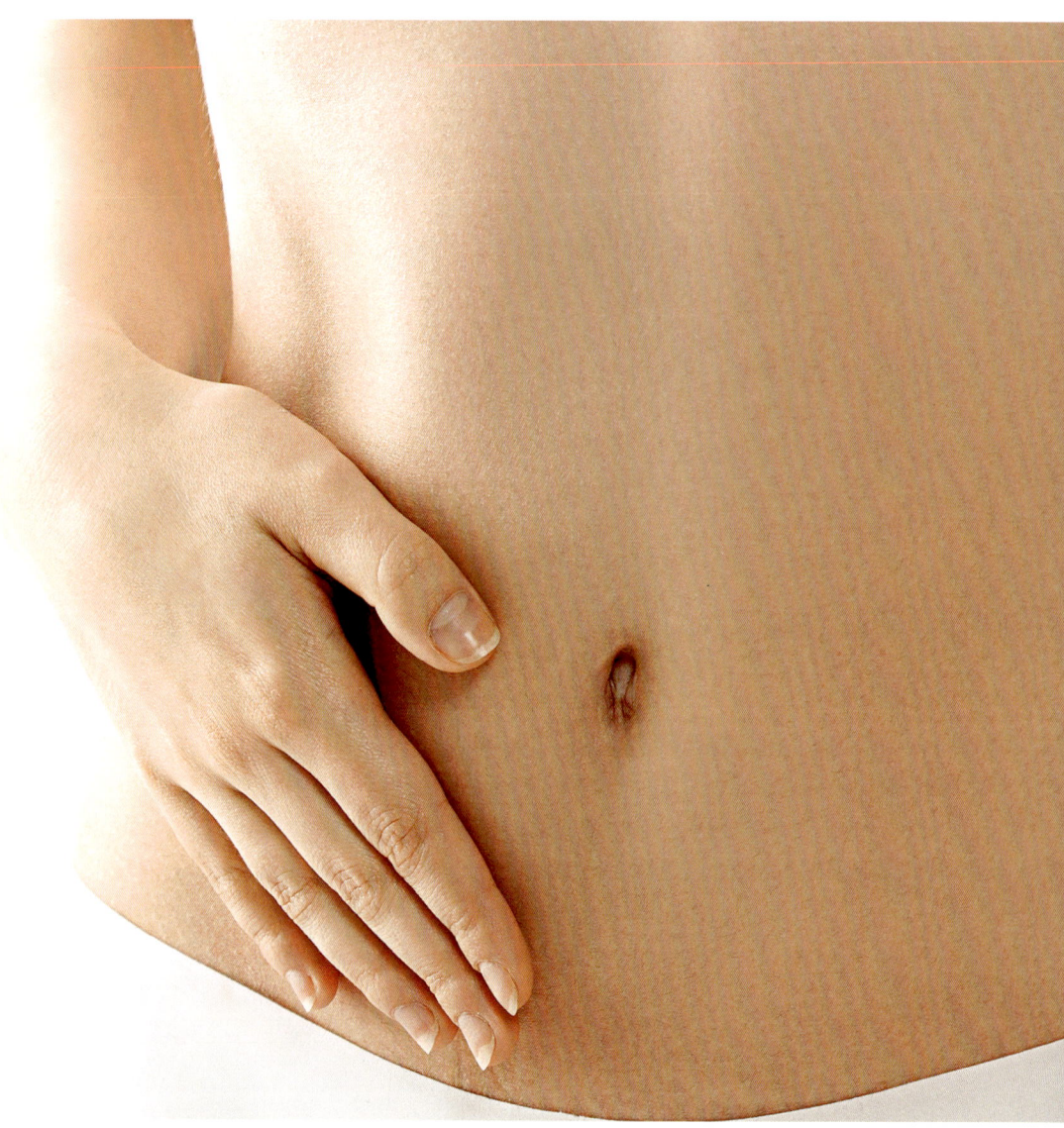

Über Fermentation und Probiotika

Jahrtausendelang gehörten fermentierte Lebensmittel zur täglichen Nahrung. Das hatte ganz praktische Gründe, denn durch Fermentation werden Lebensmittel länger haltbar. Und wie so oft, wenn man glaubt, bestimmte Traditionen seien für immer und ewig verschwunden, gibt es auch hier inzwischen eine Rückbesinnung auf das alte Verfahren.

Unter Fermentation, was übersetzt »Gärung« heißt, versteht man eine stoffliche Umwandlung ohne Sauerstoff, die auf der Aktivität von Bakterien, Pilz- und Zellkulturen beruht. Beim Einlegen von Lebensmitteln entsteht ein Gärungsprozess, der einige Wochen oder Monate andauern kann. Kohlenhydrate werden zu Milchsäure mit konservierenden Eigenschaften umgewandelt. Der pH-Wert verschiebt sich vom basischen ins saure Milieu. Im sauren Bereich können sich keine Erreger bilden, die das Lebensmittel verderben lassen.

Gleichzeitig entstehen durch die Milchsäurebakterien probiotische Kulturen, die unseren Darm mit guten Bakterien versorgen (*probiotisch* bedeutet »für das Leben«). Diese Mikroorganismen wirken regulierend auf den Säure-Basen-Haushalt. Sie spielen bei der Regeneration der Darmzotten eine zentrale Rolle, durch Entzündungen geschädigte Zellen der Darmschleimhaut regenerieren sich schneller. Sie beeinflussen die Permeabilität (Durchlässigkeit) der Schleimhaut und die zellulären Transportmechanismen.

Gute Milchsäure ist rechtsdrehend

Die Milchsäure ist eine organische Säure, die im Körper des Menschen in jeder Zelle als Zwischenprodukt beim Stoffwechsel entsteht. Biochemisch gesehen existieren zwei verschiedene Formen der Milchsäure, die rechts- und die linksdrehende.

Im gesunden Organismus entsteht nur rechtsdrehende Milchsäure (L(+)-Milchsäure), die sich zur Entgiftung des Bindegewebes eignet. Die Zellen weisen einen Rechtsdrall auf.

Durch Gärungs- und Fäulnisprozesse im Darm oder bei einem übersäuerten Stoffwechsel nimmt der Gehalt an pathogener (krank machender) Linksmilchsäure zu, während gleichzeitig ein Mangel an physiologischer (gesunder) Rechtsmilchsäure und Sauerstoff entsteht. Die linksdrehende Form kann vom Körper weder um- noch abgebaut werden und lagert sich in der Grundsubstanz ab.

Fermentierte Lebensmittel

Fermentierte Lebensmittel mit rechtsdrehender Milchsäure bringen viele Vorteile auf den Teller. Regelmäßig gegessen oder getrunken, schaffen sie ein ausgewogenes Milieu in den Verdauungsorganen und unterstützen die Darmflora. Sie schenken ein klares Hautbild und helfen beim Abnehmen.

Fermentation ist als Trend bei Hobbyköchen und in Restaurants angekommen. Gemüse oder Tee wird über Tage oder Wochen bei einer bestimmten Temperatur, mit Zucker versetzt, unter Luftabschluss stehen gelassen, bis sich darmfreundliche Bakterien bilden. Solch rohes fermentiertes Gemüse ist lebendige Nahrung, die natürliche Enzyme und aktive Milchsäurebakterien enthält und die Energie in den Zellen erhöht.

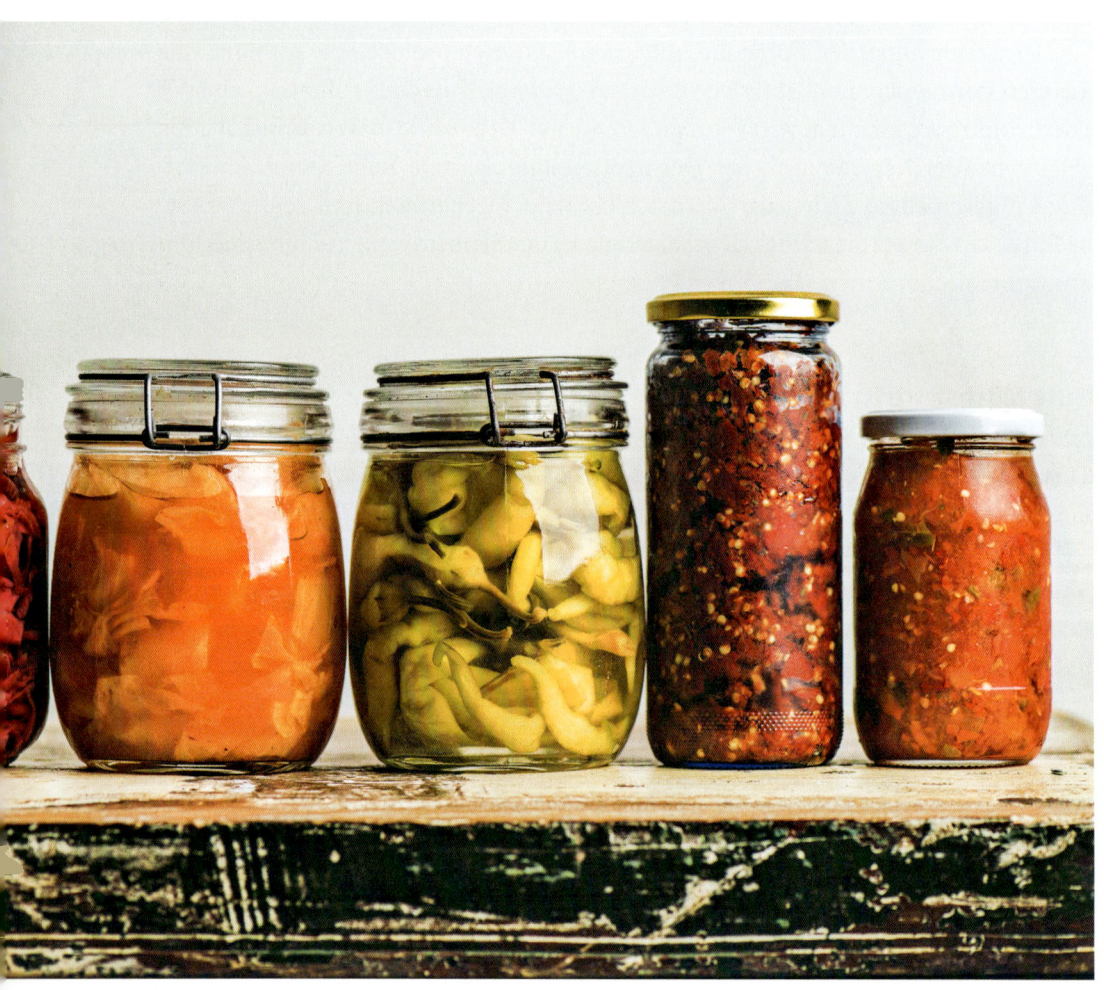

Sauerkraut

An erster Stelle erwähne ich das Sauerkraut, den fermentierten Kohl, denn es enthält Vitamin C, Eisen, Folsäure, Ballaststoffe und Milchsäurebakterien.

Der Verzehr von rohem Sauerkraut kann sogar Depressionen und Angstzustände positiv beeinflussen. Leider werden bei der Behandlung dieser Erkrankungen selten der Status des Vergiftungsgrades und die Beschaffenheit der Darmflora beachtet. Fachleute bezeichnen das Nervensystem in unserem Verdauungstrakt als unser zweites Gehirn. Während sich die Nahrung auf die Reise durch unseren acht Meter langen Darm macht, stehen Kopf- und Bauchhirn in permanenter Verbindung. Zwischen unserer emotionalen Verfassung und unseren Verdauungsorganen besteht ein direkter Draht. Manchen Menschen schlagen Aufregung und Stress deshalb auf den Magen und die Verdauung.

Weitere Empfehlungen

Joghurt enthält Milchsäurebakterien und wirkt probiotisch. Kaufe Joghurt im Glas und ohne Zusatzstoffe oder Zucker. Früchte und Nüsse kannst du nach Belieben selbst hineingeben. Bei Joghurt mit probiotischen Kulturen findest du auf dem Etikett immer die Bezeichnung »mit rechtsdrehender L(+)-Milchsäure«.

Recht bekannt ist die asiatische **Miso-Suppe** aus fermentierten Sojabohnen. Sie enthält Millionen von Mikroorganismen und Mineralien. Miso-Suppe kannst du schon morgens zu dir nehmen.

Neben anderen mittlerweile im Markt bekannten fermentierten Biolimonaden will ich **Kombucha** als Teegetränk aufführen. Im Kombucha-Tee sind Mineralstoffe, Enzyme, organische Säuren und Spurenelemente enthalten. Er belebt den Darm und schmeckt prickelnd und erfrischend in den Geschmacksrichtungen Classic, Ginger und Matcha.

Und natürlich darf der **Brottrunk** nicht fehlen, den der Bäckermeister Wilhelm Kanne (1933–2011) rezeptierte. Er experimentierte 15 Jahre lang mit der Vergärung von Brotgetreide und brachte 1981 den Brottrunk auf den Markt. Für dieses sehr säuerlich schmeckende Getränk wird extra ein Biovollkornbrot (Natursauerteig aus Weizen, Roggen, Hafer und Salz) gebacken, zerkleinert und mehrere Monate lang mit Quellwasser vergoren. Das Gärgetränk enthält die Vitamine A, C, D und E sowie B-Vitamine (unter anderem Folat), die Mineralien Zink, Eisen und Magnesium, außerdem lebendige Milchsäurebakterien, da das Getränk nicht pasteurisiert wird. So sauer der Brottrunk schmeckt (pH-Wert 3,0), so basisch wirkt er. Mein Tipp: Mit einem Schuss Apfelsaft schmeckt er angenehmer.

Probiotische Beauty-Drinks

Wenn du keine Zeit und Gelegenheit findest, Gemüse einzulegen, oder fermentierte Lebensmittel nicht regelmäßig in deinem Speiseplan berücksichtigen kannst, empfehlen sich einige Fertigprodukte. Sie sind als probiotische Extrakte und Essenzen in flüssiger Form erhältlich.

Flüssige Regulate sind zwingend angesagt zur Regeneration nach einer Antibiotikaeinnahme und einer Strahlentherapie.

»HEIDELBEER-KRÄUTER-EXTRAKT« MIT MILCHSÄUREKULTUREN

Ich werbe für einen Fermentationsextrakt aus Heidelbeeren und Kräutern mit Milchsäure und Wasser als Trägerstoff (Bezugsquelle siehe Anhang). Enthalten sind Heidelbeeren, Lindenblüten, Zistrose, Fenchel, Anis, Holunderblüten, Kamille, Thymian, Oregano, Salbei, Ehrenpreis, Wacholder und Brennnessel.

Heidelbeeren enthalten Vitamin C und den Gerbstoff Tannin, der die Schleimhautbildung fördert und Krankheitserreger abtötet. Der blaue Farbstoff Myrtillin ist blutbildend und erhöht die Elastizität der Blutgefäße. Darüber hinaus hat der Kräuterauszug eine wohltuende und regulierende Wirkung auf Magen und Darm.

▶ Zur Stärkung des Immunsystems, bei Sodbrennen, Verstopfung, Durchfall und als Beauty-Drink für die Haut: morgens und abends 20–30 ml beziehungsweise 2 Esslöffel *flüssiges Probiotikum* pur oder verdünnt mit *Wasser* oder *Apfelsaft* trinken.

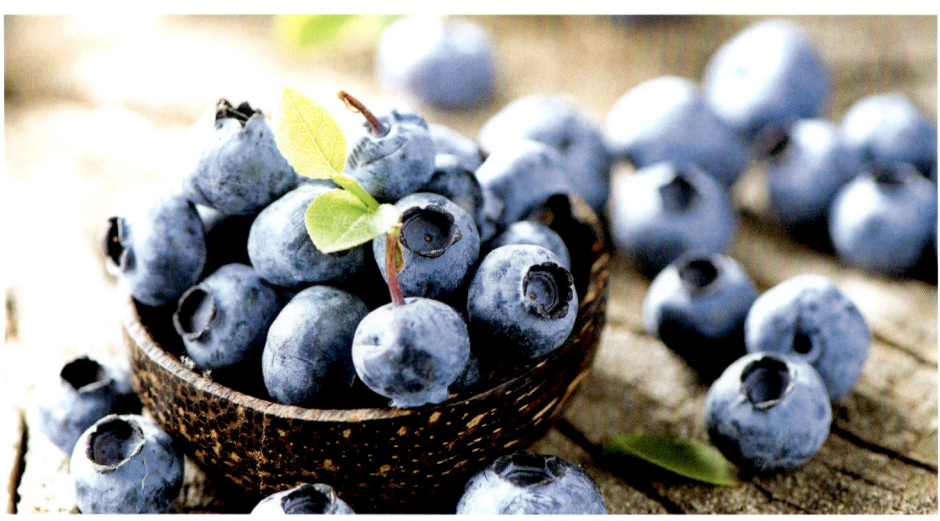

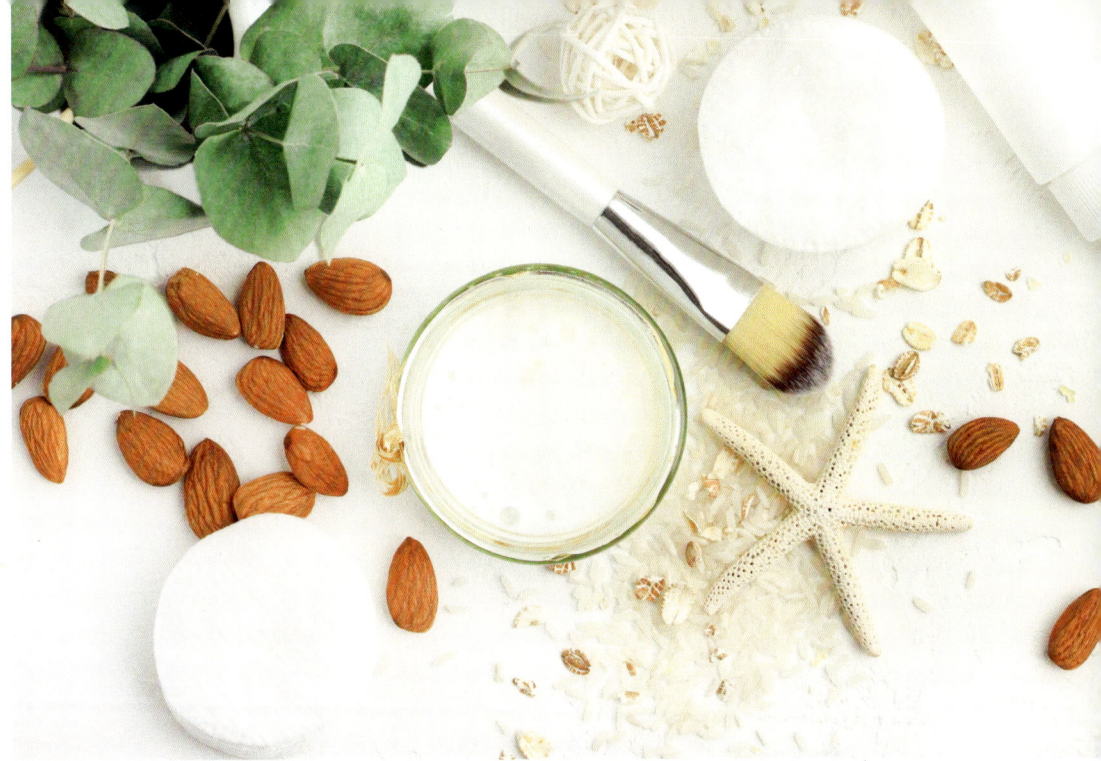

Äußerliche Anwendung

Äußerlich angewendet, können probiotische Extrakte und Essenzen den Hautstoffwechsel aktivieren und Reparaturmechanismen der Haut unterstützen.

PROBIOTISCHE ESSENZEN FÜR DIE HAUTPFLEGE

▶ Bei Sonnenbrand, Verbrühungen, Gelenkentzündungen, Schwellungen und Blutergüssen helfen feuchte Umschläge, die in der fermentierten Flüssigkeit eingeweicht wurden.
▶ Zur Gesichtspflege den milchsauren Extrakt 1:1 mit Wasser verdünnen und die Haut damit waschen. Mit etwas Glück können Altersflecken, Pigmentstörungen oder Warzen verschwinden.
▶ Um Juckreiz am Kopf zu stoppen, die Kopfhaut mit einem Probiotikum massieren.

Inzwischen gibt es fermentierte Kosmetik vor allem von Herstellern aus Japan und Korea, die das Thema in den Beauty-Fokus rücken. Ich glaube allerdings nicht, dass die zukünftigen Pflegeprodukte in Gärkesseln der Kosmetikindustrie entstehen werden.

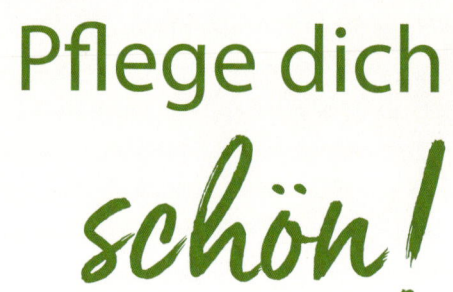

Pflege dich
schön!

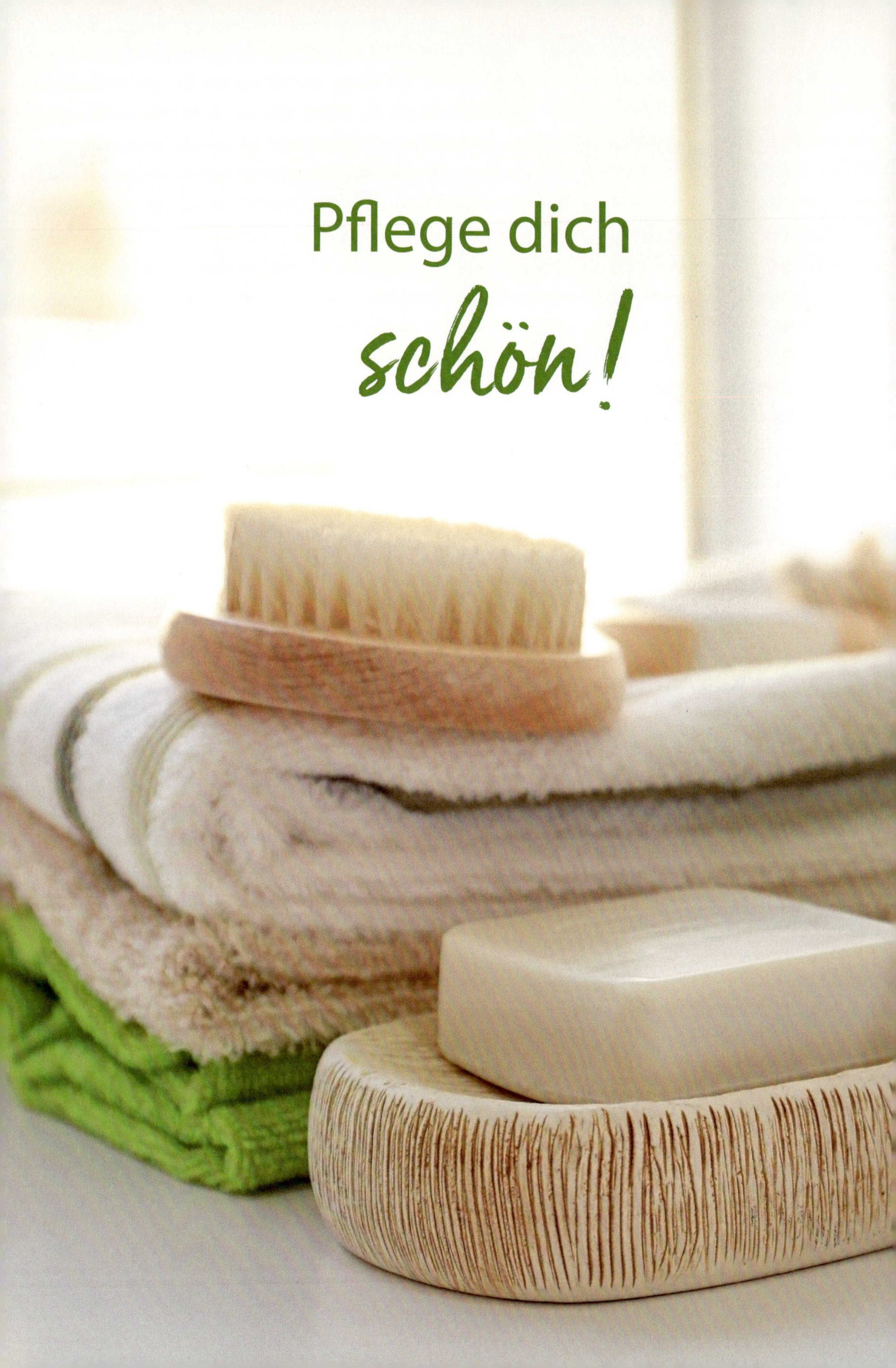

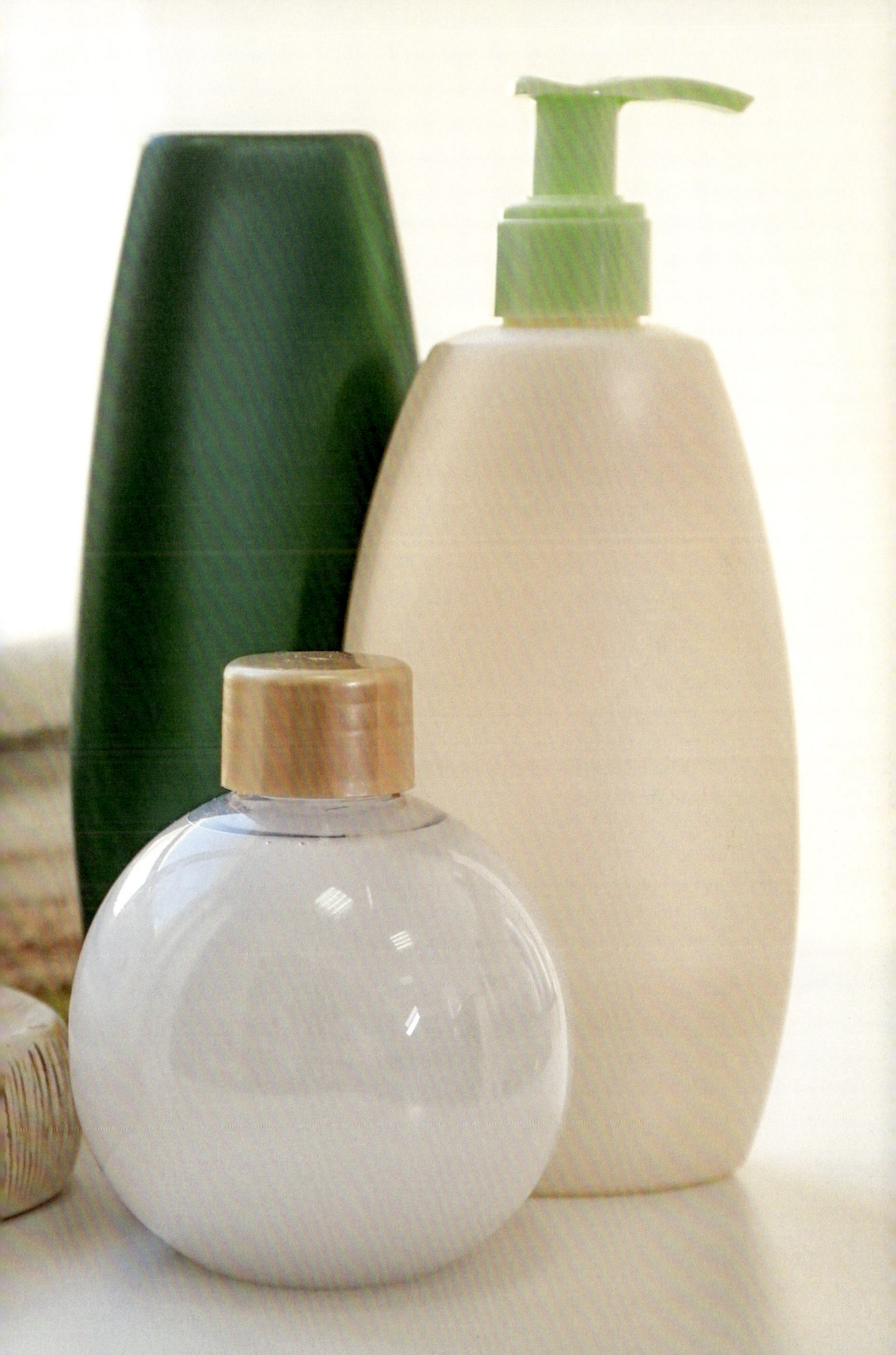

Das Angebot der Kosmetikindustrie ist heute nicht mehr zu überschauen. Die Regale sind proppenvoll mit Produkten in allen Preislagen, für jedes Hautproblem scheint eine Lösung parat zu stehen. Und machen wir uns nichts vor: Der Großteil aller Verbraucher greift mehr oder weniger wahllos ins Regal und interessiert sich nicht für die Inhaltsstoffe seiner Körperpflegeprodukte. Eine falsche Hautpflege und Überpflege kann jedoch zu trockener, fettiger und unreiner Haut und sogar zu chronischen Krankheiten führen. Gerade Frauen, die Wert auf ihr Äußeres und eine gepflegte Erscheinung legen, fühlen sich oft nicht wohl in ihrer Haut. Sie cremen und cremen und fallen von einem Tiegel in den nächsten, ohne ihrer Haut damit einen Gefallen zu tun.

Unsere Haut ist ein lebendiges, selbstregulierendes Organ, das von Natur aus nicht auf Pflegesubstanzen von außen angewiesen ist. Sie ist grundsätzlich in der Lage, sich in hohem Maße selbst zu reinigen, zu fetten und ihren Feuchtigkeitsgehalt zu regeln. Zu häufiges Waschen, Duschen oder Baden mit schäumenden Tensiden entzieht der Haut den natürlichen Fettfilm, den sie braucht, um sich vor Bakterien zu schützen. Mit den durchweg auf Säurebasis mit dem pH-Wert 5,5 angerührten Substanzen und mit problematischen Zutaten, die auf der Haut nichts verloren haben, wird die schützende Lipidbarriereschicht angegriffen. So sind Tür und Tor für Hautprobleme geöffnet.

Allen wissenschaftlichen Studien zum Trotz lässt sich der Alterungsprozess deiner Haut nicht mit Chemie und Gift stoppen oder verzögern. Es altert immer der gesamte Organismus und nicht das einzelne Organ Haut. Sichtbare Veränderungen der Haut können ein Indiz für den inneren Zustand des Körpers sein. Du kennst das auch: Du siehst einen Bekannten wieder, und es bedarf gar keiner Worte, denn seine Gesichtshaut spricht Bände.

Manche Menschen altern unauffällig kontinuierlich, andere wiederum lange Jahre gar nicht und dann ganz plötzlich über Nacht. Das liegt nicht ausschließlich an der Genetik. Junges Aussehen kann ein Anzeichen dafür sein, dass ein Mensch biologisch und geistig jung geblieben ist und sich sein inneres Kind bewahrt hat. Glücklich jene, die ihre zeitliche und biologische Uhr entkoppeln können.

Unsere Vorfahren überstanden den größten Teil der Menschheitsgeschichte ohne Kosmetik. Ich vertrete aber keine Radikalposition und will nicht den Eindruck erwecken, Kosmetika komplett absetzen zu wollen. Vielmehr will ich ein Bewusstsein für eine gesunde Hautpflege wecken. Schönheitsrituale sind gerade mit einer minimalistischen Gesichts- und Körperpflege aus der Natur ein Erlebnis. Damit fühlst du dich gut in deiner Haut und erzielst einen besseren Effekt.

MIT ALLEN WASSERN GEWASCHEN

Der Mensch ist ein Wasserwesen und besteht zu circa 70 Prozent aus Wasser. Je nach Bedarf lagert unser Körper Wasser ein oder gibt es frei. Innerhalb von zwei Wochen wird der Gesamtbestand an Wasser vollständig ausgetauscht.

Auch unsere Haut verfügt über einen Wassergehalt von circa 70 Prozent. Die Hornschicht benötigt 10 bis 15 Prozent Wasser, um die Hautfeuchtigkeit aufrechtzuerhalten. Dazu dient ihr ein natürliches Substanzgemisch mit einem starken Wasserbindungsvermögen, das die Hautdurchfeuchtung reguliert und als *Natural Moisturizing Factors (NMF)* bekannt ist.

Bei Feuchtigkeitsmangel wird die Haut rau und verliert an Elastizität.

Reinigung und Frischekick

Wasser und Haut gehören zusammen wie Himmel und Erde. Normalerweise reicht Wasser zur täglichen Körperpflege und Hygiene völlig aus.

Über die Temperatur kannst du deine Bedürfnisse steuern. Kaltes Wasser sorgt für Abkühlung an heißen Tagen. Warmes Wasser löst Schmutz besser und reinigt die Haut gründlicher. Temperaturwechsel beim Waschen (Wechselduschen) trainieren den Kreislauf und härten den Körper ab.

Wasser ist ein elementarer hautfreundlicher Grundstoff. Völlig asketisch und puristisch musst du es jedoch nicht mit deiner Körperpflege halten.

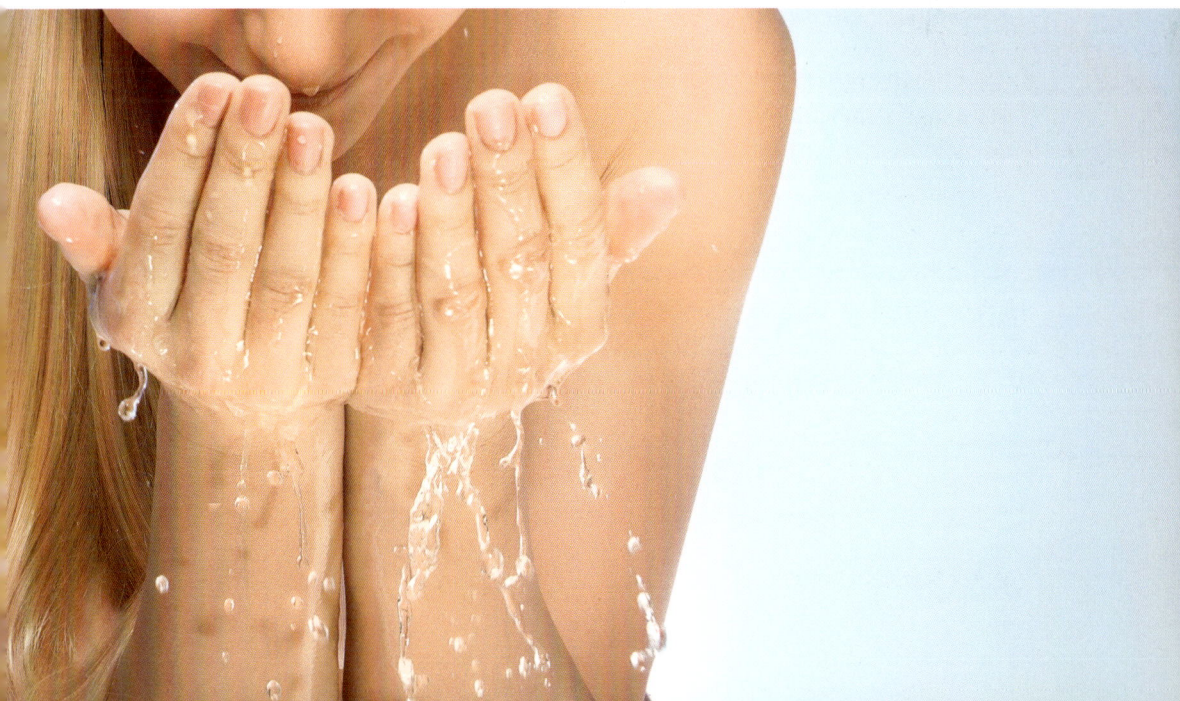

HAUTREINIGUNG MIT WASSERDAMPF

Eine kosmetische Gesichtsbehandlung beginnt immer mit einer Reinigung der Haut. Sehr bewährt hat sich der Einsatz von Wasserdampf, der die Poren öffnet und alle Rückstände von Schmutzpartikeln und Kosmetikprodukten löst. Das warme Bedampfen fördert die Durchblutung und verschönert den Teint.

Feuchter Nebel auf der Haut kann mit Kräutern beziehungsweise ätherischen Ölen, die zum Hautzustand passen, angereichert werden. Thymian, Rosmarin, Fenchel, Kamille oder Minze regenerieren und durchbluten wunderbar die Haut.

Wichtig: Bei Neurodermitis, Entzündungen, Sonnenbrand und offenen Wunden ist die Gesichtsreinigung mit Wasserdampf nicht geeignet.

▶ 2 Liter *Wasser* in einem relativ flachen Topf zum Kochen bringen, vom Herd ziehen, nach Belieben 1–2 Tropfen *ätherisches Öl* hinzufügen und den Deckel schließen. Davorsetzen, ein größeres Handtuch über den Kopf legen, den Deckel abnehmen und die heißen Dämpfe wie beim Inhalieren 10–15 Minuten lang wirken lassen. Abwechselndes tiefes Einatmen durch Mund und Nase wirkt sich nebenbei wohltuend auf die Atemwege aus.

▶ Nach dem Dampfbad das Gesicht mit kaltem Wasser waschen und trocken tupfen.

SPRUDELWASSER FÜR STRAFFE HAUT

Wer seinem Gesicht einen Frischekick geben möchte, greift zum Sprudelwasser. Die Kohlensäure sorgt für einen Prickeleffekt auf der Haut, regt so die Blutzirkulation an und lässt die Haut praller und straffer aussehen.

▶ Zur Erfrischung zwischendurch ein Wattepad mit *Mineralwasser* tränken und die Haut sanft damit abtupfen.

Heilkraft des Meeres: Thalasso-Therapie

Vom Waschen mit Leitungswasser hin zur Nutzung von Meerwasser ist es ein entscheidender kosmetischer Schritt. Der pH-Wert des Meerwassers und seine mineralische Zusammensetzung ähneln stark unserem Blutplasma. Meeresmineralien wirken hygroskopisch, das heißt, sie binden Luftfeuchtigkeit und schützen die Haut vor Austrocknung. Diese Eigenschaften helfen bei unreiner, fettiger, schuppender und rissiger Haut. Die Mineralien können von außen der Haut genau jene Stoffe zuführen, die sie für ihre Versorgung benötigt. Meerwasser ist quasi eine ideale Zellnährflüssigkeit, die Nährstoffdefizite ausgleicht. Die kollagenen Fasern der Haut werden aktiviert, und welke Haut erstrahlt wieder gut durchblutet und straff.

Schon die alten Griechen erkannten das Meer als die Wiege allen Lebens. Sie wussten um die Heilwirkung, die vom Meerwasser ausging, und behandelten Menschen mit Bädern und Kompressen aus Meerwasser (altgriechisch *thálassa:* »Meer«). Um das Jahr 400 v. Chr. leitete der Arzt Hippokrates auf der Insel Kos eine medizinische Schule, in der ausführliche Schriften über das Badewesen entstanden. Der medizinisch bewanderte Dichter Euripides (484–406 v. Chr.) schrieb: »Das Meer wäscht alle Übel ab.«

Die Therapie mit Meerwasser ist also altbewährt, und man kann sie heute in spezialisierten Kosmetikinstituten und Kurhäusern genießen, die direkt am Meer liegen und frisches Meerwasser zur Inhalation oder Badeanwendungen bereitstellen. Aber du kannst auch selbst zu Hause von der Kraft des Meeres profitieren und zum Beispiel mit Algenbädern ein bisschen »Meeresrauschen« ins heimische Badezimmer holen.

Algen für den Mineralienkick

Noch mehr Inhaltsstoffe für eine Mineralisierung über die Haut liefern Meeresschlick und Algen. Beide Substanzen sind als Teil- oder Ganzkörperpackungen anwendbar, machen aber relativ viel Arbeit und hinterlassen einen typischen Meeresalgengeruch. Meeresalgen liefern 60 Prozent des Sauerstoffs auf der Erde. Algen haben uns Menschen und den Tieren voraus, dass sie eine äußere Membran besitzen, die nur lebenswichtige Nährstoffe aufnimmt. Andere Stoffe werden abgewiesen: Die Zellhaut gleicht einem Zollbeamten und sortiert aus.

Algen sind als Einzeller die Urahnen aller Pflanzen und können eine große Nährstoffdichte mit bis zu 90 biochemischen Elementen erreichen. Sie speichern die Nährstoffe aus dem Meerwasser und sind darum so reich an Mineralien und Spurenelementen.

Die antibiotische und antivirale Wirkung vieler Algen ist für die Anwendung auf der Haut interessant. So erwiesen sich bestimmte Rotalgen im Labortest als erfolgreich gegen Herpes-simplex-Viren und hemmten eine Virenvermehrung. Alginat, ein Polysaccharid aus den Zellwänden der Braunalgen, soll eine Verbesserung und Stabilisierung des Hautbildes bei rauer, trockener und aufgesprungener Haut unterstützen.

ALGENBAD UND -PACKUNG

Zur Remineralisierung der Haut bieten sich Algenbäder an. Die Anwendung von Meerwasser und Algen – auch als Packung – empfiehlt sich besonders bei unreiner, trockener und welker Haut, bei Cellulite und Raucherhaut. Sie reinigen das Gewebe, dringen in die Fettzellen ein und »schmelzen« diese auf ihre Normalgröße zusammen. Bei leichteren Formen von Neurodermitis und Psoriasis kann sich das Hautbild verbessern.
Ich will nicht unerwähnt lassen, dass die Wirkung von Meerwasser und Algen auch auf den leicht basischen pH-Wert um 7,4 zurückzuführen ist.

▶ **Für ein Vollbad:** Wasser in die Wanne laufen lassen, 100 ml *Algenbad* (zum Beispiel »Thalasso Plus® Kur«) unter den Wasserstrahl geben, damit es sich gleich verteilt. Im 36–38 °C warmen Badewasser 20 Minuten lang baden – und die gleiche Zeitdauer zur Nachruhe nehmen.
▶ **Für eine Algenpackung:** Das *Algenpulver* mit Wasser anrühren, dann die Paste zum Beispiel auf die Oberschenkel auftragen und mit einem Leinentuch abdecken. Es entstehen ein wohliges Wärmegefühl und eine gleichmäßige Durchblutung, und die Algen ziehen Säure aus dem Gewebe und binden sie. Nach einer Ruhezeit von circa einer Stunde die Algenpackung abwaschen.

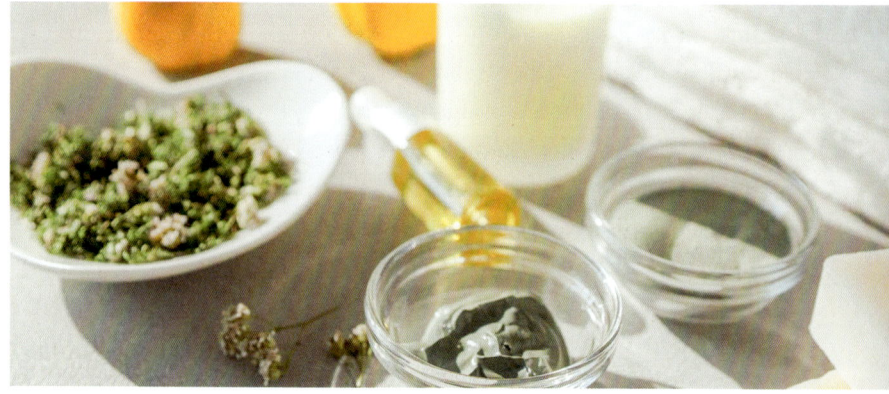

Natron – die Lösung für jede Haut

Verträgt jemand keinerlei Kosmetika, und seien sie noch so mild und natürlich: Natron geht immer.

Natron ist ein seit über 100 Jahren bewährtes, umweltschonendes, traditionelles Hausmittel und wird ausgesprochen vielseitig eingesetzt. Mit vollem Namen heißt es Natriumhydrogencarbonat, wird manchmal auch als Natriumbicarbonat oder Backsoda bezeichnet und ist ein Natriumsalz. Als Hautpflegemittel wäre es fast in Vergessenheit geraten, profitierte aber in den letzten Jahren sicherlich vom Säure-Basen-Trend, denn Natron neutralisiert Säuren und ist mild alkalisch. Außerdem macht es hartes, kalkhaltiges Wasser angenehm weich.

NATRON VON KOPF BIS FUSS

▶ **Zur Gesichtspflege:** Etwa 4 Teelöffel *Natronpulver* ins Waschbecken geben und in lauwarmem Wasser auflösen. Mit dieser weichen, basischen Lösung das Gesicht waschen. Das Gesicht dann nicht abspülen, sondern nur vorsichtig abtrocknen. Das Ergebnis ist eine wunderbar weiche, gereinigte Haut.
▶ **Für ein Fußbad** gegen Schweißfüße oder zur Entspannung nach einer ausgedehnten Wanderung: 3–4 Teelöffel *Natron* auf circa 10 Liter warmes Wasser geben.
▶ **Für ein Vollbad:** Circa 200 g *Natron* ins Badewasser geben. Es reinigt und erfrischt die Haut, fördert die Durchblutung und hat wegen der geringen Osmose einen leichten Entsäuerungseffekt.

Natron statt basischer Badezusätze?

Baden in Natron wird von einigen Therapeuten empfohlen, um Säure über die Haut auszuleiten. Sie meinen, dass Natron eine preiswerte Alternative zu basischen Badezusätzen sei, die überteuert angeboten würden. Das ist nur zum Teil richtig, denn Natron laugt Säuren über die Haut aus, ohne wieder basische Mineralien hinzuzufügen. Das Preisargument trifft nicht zu: Für ein basisch wirksames Vollbad werden nach meinem Dafürhalten mindestens 500 Gramm (zwei Packungen à 5 Tüten mit 50 Gramm) Natron benötigt, für ein gutes Basenbad zur Säureausleitung nur 50 bis 60 Gramm basischer Badezusatz. Dennoch: Basische Bäder mit Natron schenken eine geschmeidige Haut mit angenehmer Rückfettung und haben mehr als nur eine kosmetische Wirkung.

DIE HEILKRAFT DER ERDE

Unsere Erde steckt voller Mineralien, die der Haut von innen und außen guttun und die wir uns zum Beispiel in Form von Heilerde und Heilkreide auf einfache Weise zunutze machen können.

Heilerde saugt Säure auf

Heilerde, auch Mineralerde genannt, gibt es in den Farben Weiß, Grün und Braun und in unterschiedlichen Zusammensetzungen. Die Erden bestehen aus verschiedenen Mineralien und verhalten sich in ihrer Wirkung ähnlich. Ich will auf eine Heilerde eingehen, die seit über 100 Jahren als Klassiker voll im Trend liegt.

Adolf Just (1859–1936), ein Pionier der Naturheilkunde, entdeckte die therapeutischen Eigenschaften einer speziellen Erde. Nach langem Suchen hatte er in Blankenburg im Harz einen Lössboden gefunden, der aus Silikat, Kalkspat, Feldspat, Dolomit und Tonmineralien besteht. Als Löss werden Ablagerungen bezeichnet, die während der Eiszeit von periodisch starken Winden bis zu 15 Meter hoch aufgeweht wurden. Löss ist ein feinkörniges, mineralstoffreiches Lockersediment. Böden, die aus Löss hervorgegangen sind, garantieren hohe Ernteerträge.

Adolf Just gründete 1896 im Harz den *Jungborn* als Lehranstalt für naturgemäße Heil- und Lebensweise. Er traf den Nerv der Zeit. Im *Jungborn* erholten sich zum Beispiel der Philosoph und Anthroposoph Rudolf Steiner, der Schriftsteller Franz Kafka und später die Schauspielerin Marika Rökk.

Adolf Just entwickelte ein spezielles Verfahren zur Aufbereitung der heilenden Erde. Sie wird bei 130 Grad getrocknet, um mögliche Keime abzutöten. Anschließend siebt man sie in unterschiedliche Feinheitsgrade. Innerlich und äußerlich angewendet, bindet die Heilerde überschüssige Säure und saugt sie wie ein Schwamm auf.

Diese Heilerde ist heute unter dem Namen Luvos® in verschiedenen Feinheitsgraden erhältlich. Für die äußerliche Anwendung eignet sich die »Heilerde 2 hautfein« am besten. Ähnliche Wirkungen haben das Schweizer Heilgestein Aion® A sowie reine Lava- und Tonerde von Naturkosmetikanbietern.

GESICHTSMASKE UND KÖRPERPACKUNG AUS HEILERDE

Am wirksamsten ist Heilerde, wenn man sie als Paste auf die Haut aufträgt. Damit wird deine Haut porentief gereinigt und verfeinert. So kannst du Hautunreinheiten wie Akne und Pickel sowie fettige Haut natürlich behandeln.

► *Heilerdepulver* mit *Wasser* anrühren, dünn auf dem Gesicht oder dem ganzen Körper verteilen und den erdigen Brei etwas antrocknen lassen. Es entsteht eine Sogwirkung von innen nach außen.
► Nach 15–20 Minuten die Heilerde einfach abwaschen oder abduschen oder sich mitsamt der Paste entspannt in ein Vollbad legen. Einige Tropfen ätherische Öle erhöhen das Entspannungserlebnis.

Zeolith und Bentonit

Zeolithe sind kristalline Alumosilikate, die in zahlreichen Modifikationen in der Natur vorkommen, aber auch synthetisch hergestellt werden können. Mehr als 150 verschiedene Zeolithtypen sind synthetisiert worden, 48 natürlich vorkommende Zeolithe sind bekannt. Es handelt sich um ein geologisch altes, vulkanisches Ablagerungsprodukt. Bei explosivem Vulkanismus wird fein verstäubte Vulkanasche freigesetzt und in sogenannten Aschebetten abgelagert. Fällt diese Asche in Wasser oder sickert Wasser durch diese heißen Aschebetten, dann wird ein Teil der Asche abgeschreckt und erstarrt zu Vulkanglas. Wegen des hohen Salzgehalts dieser Vulkanwässer und da glasige Gesteine reaktiver sind, kommt es zu chemischen Reaktionen und Umwandlungen. Abhängig von der Temperatur und dem Asche-Wasser-Verhältnis entstehen die unterschiedlichen Typen von natürlichem Zeolith. Die Kristallisierung macht Zeolith unglaublich wertvoll. Die wirksamen physikalischen Mechanismen beruhen darauf, dass Zeolithe mit ihren negativ geladenen Gitterflächen positive Ionen aus der umgebenden Lösung in die dreidimensionale Struktur aufnehmen können.

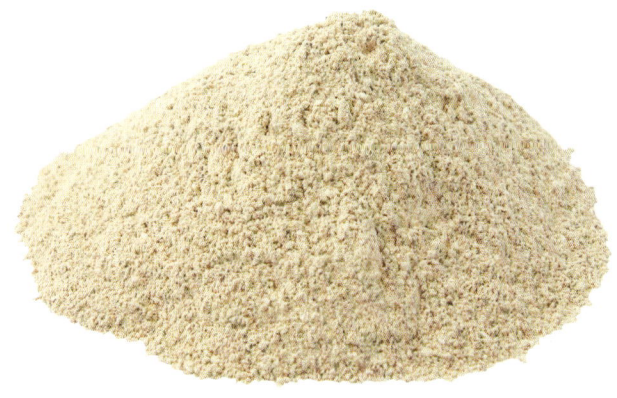

Zeolith: Äußerlich und innerlich hilfreich

Äußerlich auf der Haut angewendet, unterstützt Zeolith bei Hautverletzungen den Heilungsprozess, indem es austretende Wundsekrete aufnimmt und adsorbiert. Weiterhin dient es als Barriere, um Verunreinigungen der Wunde zu verhindern. Zeolith-Hautpuder können bei Schnittverletzungen, Hautabschürfungen, leichten Verbrennungen der Haut, Insektenstichen und Reizungen der Haut aufgestreut werden.

Innerlich eingenommen, ist das enthaltene Silizium (von lateinisch *silicia* für »Kieselerde«) ein stabilisierendes Element und sorgt für ein straffes Bindegewebe und elastische Blutgefäße.

Je saurer das Milieu, in dem sich Zeolith befindet, desto mehr nimmt das Silizium am Ionenaustausch teil. Basische Mineralstoffe werden im Darm abgegeben und gelangen so in den Blutkreislauf. Im Gegenzug werden Giftstoffe wie die Schwermetalle Blei, Quecksilber und Cadmium aufgenommen und sogar radioaktive Elemente wie Caesium gebunden. Sie verlassen über den Stuhl schnell den Körper. Positiv geladene saure Schadstoffe werden von dem Kristallgitter angezogen, während negativ geladene basische Mineralien hinauswandern.

Und Bentonit?

Der Unterschied zwischen Zeolith und Bentonit liegt in der Struktur, weniger in der Wirkung. Das Tonmineral **Bentonit** ist schichtartig aufgebaut. Zusammen mit Wasser bildet Bentonit einen schleimartigen Film, der sich bei innerlicher Anwendung schützend auf die Darmschleimhäute legt. Bentonit wirkt milder, sanfter und beruhigender als Zeolith.

ENTGIFTUNG VON INNEN UND AUSSEN

- ▶ **Innerliche Anwendung:** Täglich 3 Teelöffel *Zeolith-Pulver* einnehmen und zu jedem Teelöffel ein halbes Glas *Wasser* trinken. Nur mit ausreichend Flüssigkeit kann das Vulkangesteinspulver entgiften und positiv wirken.
- ▶ **Äußerliche Anwendung,** etwa bei Insektenstichen oder juckenden Hautausschlägen: Aus *Zeolith* oder *Bentonit* und *Wasser* einen streichfähigen Brei anrühren, diesen auf den betroffenen Hautbereich auftragen und 30 Minuten einwirken lassen.
  So dick auftragen, dass der Brei feucht bleibt und nicht auf der Haut antrocknet. Anschließend abnehmen und abwaschen. Solche Auflagen mildern den Schmerz und Juckreiz und ziehen die verursachenden Gifte aus der Haut.

Mit Haut und Haar verliebt in Silicea

Das Element Silizium ist ein Schönheitsmittel für Haut und Haare. Der Mineralstoff, auch als Silicea bekannt, kommt in der Natur nicht isoliert vor, sondern entweder als Siliziumdioxid in Verbindung mit Sauerstoff oder als Kieselsäure in Verbindung mit Wasser. Silicea ist als Baustein der Natur in jeder Zelle vorhanden.

Der Siliziumgehalt in den Zellen ist ursächlich für die Spannkraft im Bindegewebe und für ein gutes Bindungsvermögen von Wasser, was wesentlich für die Grundregulation ist. Silicea gewährleistet einen optimalen Ionenfluss und eine Mineralisierung im Zellsystem. Ohne dieses Element kann der Körper keine Mineralstoffe verwerten.

SILICEA INNERLICH UND ÄUSSERLICH

In der Schönheitspflege sorgt das Spurenelement für eine bessere Verwertung der Nährstoffe. Die Haare werden nachweislich in ihrer Struktur gestärkt und dicker. Wer unter brüchigen Nägeln leidet, sollte es mit Silicea versuchen. Schlaffe, fahle und unelastische Haut wird gut durchfeuchtet und wirkt wieder straffer und jugendlicher. Die Anwendungsdauer ist prinzipiell nicht begrenzt.

▶ **Innerliche Anwendung:** Um Fingernägel, Haare und Haut zu stärken, empfehle ich, täglich *Silizium* als sogenannte kolloidale Lösung (erhältlich im Reformhaus) einzunehmen.
▶ **Äußerliche Anwendung:** Bei Sonnenbrand und Insektenstichen kann der Beauty-Helfer auch äußerlich auf die Haut aufgetragen werden, wo er kühlend und beruhigend wirkt.
Du kannst zudem einen Klecks des kühlenden Gels unter dein Haarshampoo oder deine Haarkur mischen.

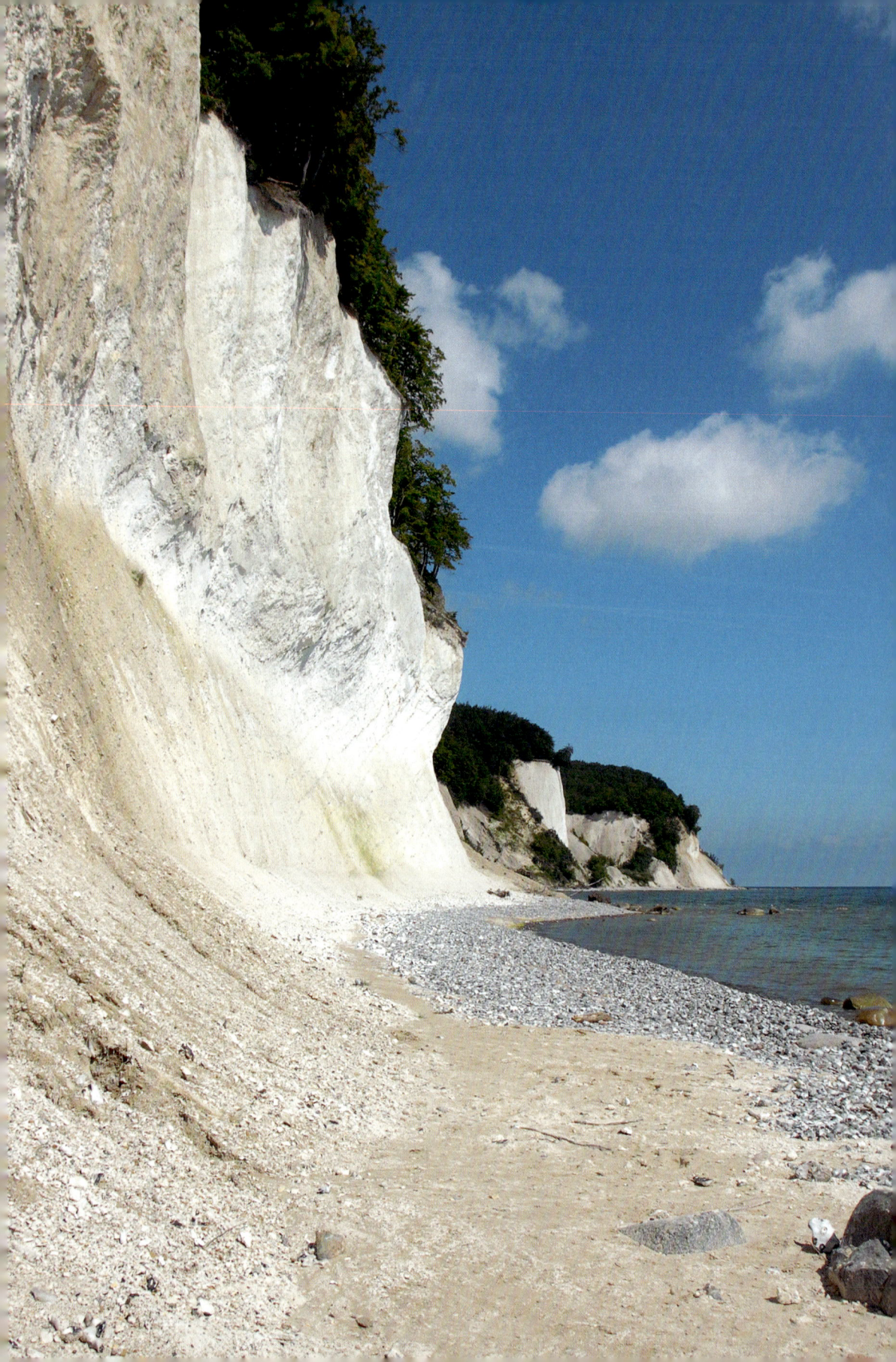

Willkommen in der Kreidezeit

Die Kreidezeit ist ein circa 80 Millionen Jahre umfassender Zeitabschnitt der Erdgeschichte. Sie begann vor etwa 150 Millionen Jahren und endete vor etwa 70 Millionen Jahren. In dieser Zeit entstanden Sedimentgesteine aus Kalziumcarbonat und aus Fossilien von Korallen, Muscheln, Schnecken, Krebstieren und Einzellern. Das Klima in der Kreidezeit war mild, der Meeresspiegel hoch, und die Pole waren eisfrei.

Rügener Heilkreide

In dieser Zeit entstanden auch die berühmten Kreidefelsen, die die meisten Besucher nach Rügen locken und heute unter Naturschutz stehen. Auf der Ostseeinsel wird Kreide seit über 100 Jahren zur Kosmetikbehandlung eingesetzt.

Rügener Heilkreide regt den Stoffwechsel an, die Haut atmet besser, und das Immunsystem wird gestärkt. Heilkreide wirkt abschwellend, entzündungshemmend und verbessert das Hautbild. Kreide ist ein wirksamer Säureblocker mit basischen pH-Werten von circa 8,0 bis 9,0. Das Bindegewebe wird entsäuert und gefestigt. Kreideanwendungen wirken regulierend und ausgleichend auf die Iontophorese (den Ionenfluss) durch die Haut und unterstützen entscheidend das osmotische Potenzial der Zellmembranen. Stoffwechselschlacken und Ablagerungen werden durch die hohe Bindungsfähigkeit der Kreidepartikel regelrecht aus Gewebe und Haut herausgelaugt und gebunden.

Die Rügener weiße Kreide *(Creta alba)* wird im Inselbinnenland im Tagebau gewonnen. Obwohl sie manchmal »Schreibkreide« *(Creta scriptoria)* genannt wird, hat sie mit der Schulkreide wenig gemein, denn Tafelkreide besteht hauptsächlich aus Gips (Kalziumsulfat), Rügener Kreide zu 98 Prozent aus Kalziumkarbonat. Die restlichen zwei Prozent teilen sich Magnesium, Silizium, Eisen-, Jod- und Phosphorverbindungen. Die feincremige Struktur, die Geruchlosigkeit und die ästhetisch reinweiße Farbe prädestinieren diese Kreide zur Verarbeitung in Kosmetikprodukten. Der hohe Standard wird nach dem Medizinprodukte-Gesetz überwacht.

Ökologisch schneidet Rügener Heilkreide sehr gut ab. Es fließen keine umweltbelastenden Bestandteile in die Kanalisation. Das Naturprodukt fügt sich wieder in den natürlichen Kreislauf ein und leistet zudem einen positiven Beitrag im Abwassergeschehen. Kreidereste oder Kreideschlamm nimmt dein Garten gern an, wenn die Erde übersäuert ist.

Als Mitglied im Rügener Heilkreide-Verein bin ich natürlich ein befangener Fan dieses Peloids, also kristallinen Gesteins, und empfehle nachfolgende Anwendungen.

KREIDE-VOLLBAD

Ein Kreide-Bad reguliert den Säure-Basen-Haushalt, sorgt für eine schöne Haut und löst muskuläre Verspannungen.

▸ 1 kg *Heilkreide* mit 1 Liter *Wasser* anrühren und im Anschluss in das 36–38 °C warme Badewasser (circa 100 l) geben. Nach dem wohltuenden halbstündigen Vollbad ist eine gleich lange Ruhezeit einzuhalten.
▸ Bei der ersten Anwendung wird eine Entsäuerung eingeleitet. Eine tägliche kurmäßige Wiederholung in den nächsten 5 Tagen leitet Schadstoffe aus.

KREIDE-FUSSBAD

Zur Unterstützung einer Entsäuerung kannst du im Anschluss an die Vollbadkur Fußbäder machen.

▸ Pro Fußbad 500 g *Heilkreide* mit 5 Litern circa 40 °C warmem *Wasser* in einer größeren Schüssel mischen. Die Füße darin 45 Minuten baden und bei Bedarf warmes Wasser nachfüllen. Abschließend die Füße mit klarem Wasser abspülen und trocken tupfen.
▸ Das Fußbad 3 Wochen lang täglich wiederholen.

KREIDE-RÜCKENPACKUNG

Die Haupteinsatzfelder der Rügener Heilkreide liegen im Bereich der Physiotherapie und Dermatologie. Wohltuende Erfahrungen wurden bei Muskelverspannungen im Nacken-, Schulter- und Rückenbereich gesammelt. Auch bei Hautunreinheiten und Akne, Neurodermitis und Psoriasis zeigt die Kreide-Rückenpackung positive Wirkungen.

▸ 4–5 Liter *Wasser* auf circa 60 °C erhitzen und 2 kg *Heilkreide* hineingeben. Beides zu einer dickbreiigen, pastösen und klumpenfreien Masse verrühren. Oder die Kreide kalt anrühren und auf die entsprechende Temperatur bringen.
▸ Die Kreidepaste auf circa 42–45 °C abkühlen lassen und dann in mehreren Schichten (Gesamtdicke 1,5–2 cm) per Hand auf den Rücken auftragen. Den Rücken mit einer Folie abdecken und den Körper in eine Decke wickeln.
▸ Nach 20 Minuten Ruhephase die Kreidepaste mit einem weichen Schaber entfernen. Reste nur mit warmem Wasser abduschen. Anschließend nochmals eine Weile eingehüllt in einer warmen Decke ruhen.

Einladung zum Maskenball

Einfachheit ist die anspruchsvollste Kunst. Mit wenig auszukommen bedeutet nicht, das Besondere, den Luxus zu verschmähen. Wer sich täglich mit Wasser und Seife wäscht, freut sich ein-, zweimal in der Woche oder zu besonderen Anlässen, etwa vor oder nach einer Party, auf den kleinen Luxus einer Gesichtsmaske.

Du hast es bereits gemerkt: Ich bin ein Fan von erdig-mineralischen Substanzen für einen reinen und strahlenden Teint. Die folgenden drei Gesichtspackungen haben basische pH-Werte und geben der Haut heilkräftige Impulse. Infolge der osmotischen Gesetzmäßigkeiten werden Säuren und Toxine ausgeschieden und von den Pasten gebunden. Eine verbesserte Durchblutung und Hautatmung bringen spürbare Erleichterung und ein Gefühl von seidig glatter Haut.

Anschließend fettet sich die Haut von selbst nach und muss im Normalfall nicht eingecremt werden.

HEILERDE-MASKE

Heilerde reinigt die Haut porentief, vitalisiert und regeneriert müde und fahle Haut, etwa nach einer durchgetanzten Nacht. Wenn du den Alltag hinter dir lassen, abschalten und dir etwas Gutes gönnen willst:

▶ *Heilerde* mit etwas *Wasser* anrühren und ein wenig *Aprikosenkernöl* hinzugeben. Die Heilerde gleichmäßig auf der Gesichtshaut verteilen und antrocknen lassen. Nach 10–20 Minuten abwaschen.

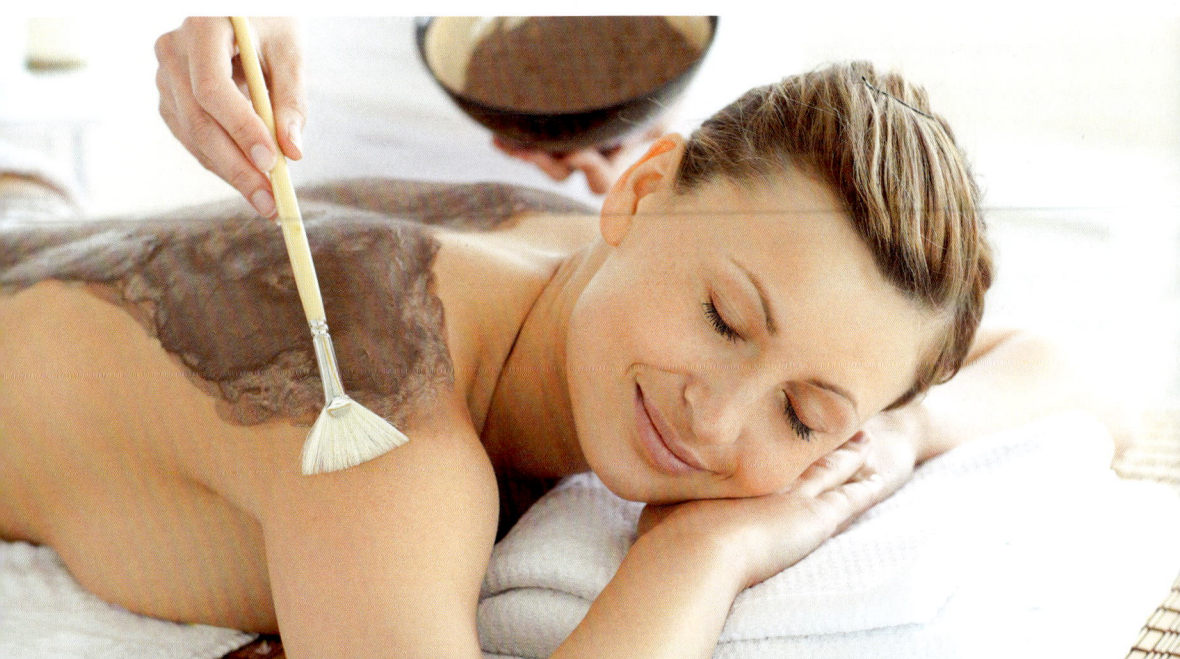

MINERAL-MASKE

Eine gesunde Alternative für deine Gesichtshaut sind Masken aus Zeolith oder Bentonit.

▶ 1 Esslöffel *Zeolith-* oder *Bentonit-Pulver* mit etwas *Wasser* mischen. Die schlammige Masse abgedeckt eine Weile ruhen und gut aufquellen lassen. Vor dem Auftragen nach Belieben leicht erwärmen. Dann die Maske auftragen und maximal 15 Minuten einwirken lassen. Anschließend abwaschen.

Da diese Art von Mineralmaske die Durchblutung und Entgiftung stark anregt, kann die Haut nach dem Abwaschen etwas gerötet sein. Eine natürliche, basische Gesichtscreme beruhigt die Haut und verleiht ihr Geschmeidigkeit (siehe Kapitel »Hauptsache basisch: Pflegeprodukte für deine Haut«).

KREIDE-MASKE

Eine zarte Gesichtshaut verleiht eine Maske mit Original Rügener Heilkreide. Sie eignet sich auch für die Behandlung von Ekzemen, Akne und unreiner Haut. Die entzündungshemmenden und wundheilungsfördernden Effekte sind in einem zellbiologischen Gutachten belegt.

▶ 1 Esslöffel *Original Rügener Heilkreide* mit etwas *Wasser* zu einer cremigen Masse verrühren und auf die Gesichtshaut auftragen. Mit einem feuchten Tuch abgedeckt 15 Minuten einwirken lassen und danach mit warmem Wasser abspülen.
▶ Statt mit Wasser kannst du das weiße Pulver mit *Sesam-, Mandel-* oder *Rizinusöl* oder mit *Kamillentee* anrühren, die zusätzlich hautpflegende Eigenschaften haben.

HAFERFLOCKEN-MASKE

Haferflocken – ein milder Schönmacher, der deine Haut mit Vitamin B_3 (Niacin) versorgt

▶ Etwas *Wasser* erhitzen, 2 Esslöffel *feine Haferflocken* unter Rühren hinzugeben und einige Minuten lang köcheln lassen. Den Brei etwas abkühlen lassen und noch warm auf der Haut verteilen. Mit einem Baumwolltuch bedecken, 20–30 Minuten einwirken lassen und dabei ruhen. Dann die Maske mit warmem Wasser abwaschen, das Gesicht trocken tupfen – und dich über den rosigen Teint freuen.
▶ Du kannst die Vitamin-B-Maske mit 1 Teelöffel *Honig* oder 1 *Eigelb* aufwerten.

HONIG-QUARK-MASKE

Dieser Klassiker unter den Masken hilft bei unreiner Haut. Honig wirkt bei Akne und Ekzemen entzündungshemmend und antibakteriell, während Quark als Hausmittel gegen große Poren gilt.

► 2 Esslöffel *Quark* mit etwas *Honig* verrühren, die Maske auftragen und nach 10 Minuten abnehmen.
► Du kannst das Rezept mit 1 Teelöffel *Kaffee*, etwas *Olivenöl* und 1 Spritzer *Zitronensaft* abwandeln. Kaffee entfaltet sein typisches anregendes Aroma, und das Koffein steigert die Durchblutung und strafft die Haut. Olivenöl macht die Gesichtshaut geschmeidig und elastisch. Mit Zitronensaft reduziert diese Maske auch einen Fettglanz der Haut.

Fertigmasken

Einen Boom erleben Fertigmasken, die du im Handel in jeder Kosmetikabteilung findest. Auch wenn diese Produkte glamouröse Wirkungen haben sollen: Achte unbedingt auf die INCI-Liste (siehe Kasten) und kaufe nur »*Glowing*« aus dem Sachet, wenn die Maske als Naturkosmetik zertifiziert ist!

Inhaltsstoffe in Kosmetika

INCI ist die Abkürzung von *International Nomenclature of Cosmetic Ingredients, zu Deutsch* »Internationale Nomenklatur für kosmetische Inhaltsstoffe«, und eine internationale Richtlinie für die korrekte Angabe der Inhaltsstoffe von Kosmetika. Dies ist besonders für Allergiker wichtig – und natürlich für alle, die ihre Haut lieber mit natürlichen Stoffen als mit Chemikalien pflegen und daher genau wissen wollen, woraus ihre Cremes & Co. angerührt wurden.

DIE KRAFT DER KRISTALLE

Edelsteine leuchten und funkeln magisch und üben eine große Anziehungskraft auf uns aus. In Liebhaberkreisen ist man sich darin einig: Kristalle senden Energie aus. Als zuverlässiger Hinweis auf den richtigen Edelstein zur rechten Zeit gilt die spontane Anziehungskraft seiner Ausstrahlung. Die wunderbaren Steine sind nicht nur blanke Materie, sondern besitzen besondere Symbol- und Heilkräfte. In allen Kulturen stellten edle Kristalle eine Verbindung zwischen der sichtbaren und unsichtbaren Welt her. Sie kommen aus der Ewigkeit und weisen in die Ewigkeit.

Mit der Entstehung des Planeten Erde wurden Edelsteine durch Prozesse im Erdinneren gebildet. Die Schollen der Erdkruste waren ständig in Bewegung. Unvorstellbare Kräfte schufen Gebirge und drückten Schichten in die Tiefe. Bei dieser Unruhe im tiefsten Untergrund veränderten Hitze und Druck den Charakter vieler Stoffe. Während der Abkühlung der noch glutheißen Erde erstarrten aus dem Magma die ersten Gesteine, darunter auch Granite. Der Ofen kochte weiter. Magma konnte in die Erdkruste eindringen und dort zu neuen Gesteinen auskristallisieren.

Bei der Gesteinsbildung blieben eine Restschmelze aus seltenen Elementen wie Fluor, Bor, Molybdän und Lithium sowie Verbindungen aus Kohlensäure und Schwefeldioxid übrig. Dieses brodelnde Gemisch drang mit hohem Druck und hoher Temperatur in Hohlräume und Spalten der Gesteine ein. Mit großer Dynamik und Energie kristallisierten neue Mineralien aus. Schließlich erstarrte das gesamte Material zum sogenannten Pegmatit (griechisch *pegma* für »das Geronnene«). In diesen Pegmatiten findet man immer wieder Hohlräume, die bei der Kristallisation offen geblieben sind. Diese Hohlräume sind die Drusen, in denen Kristalle in Edelsteingüte wachsen. Pegmatite sind somit wahre Schatzkammern, in deren Inneren Quarz, Turmalin, Aquamarin, Bergkristall und andere auskristallisieren. Aus geschmolzenem Gestein und Flüssigkeiten gehen Amethyst, Smaragd, Granat, Saphir und Rubin hervor. Die Steine Lapislazuli, Tigerauge, Andalusit und Kyanit bildeten sich durch umweltbedingte Veränderungen.

Der Diamant hat eine andere Entstehungsgeschichte. Für die Kristallisierung braucht der edle Kohlenstoff einen noch höheren Druck und Temperaturen über 1200 Grad. In einem rund eine Milliarde Jahre langen Prozess entsteht aus Kohlenstoff ein Rohdiamant, der durch langwieriges Schleifen und Polieren schließlich in seiner faszinierenden Schönheit und Reinheit erstrahlt.

All diese Raritäten und Kostbarkeiten werden in Quarzgruben und Minen aus den Tiefen der Erde in harter Arbeit geschürft.

Steine für ein schönes Hautbild

Jedes Lebewesen steht in Verbindung mit den Schwingungen der Erde. Kristalle mit unterschiedlichen Farben und Strukturen übertragen Schwingungen und gespeicherte Informationen. Sie können den Energiefluss fördern, Chakren (Energiezentren im Körper) harmonisieren und die Aura kräftigen.

Beim Arbeiten mit Edelsteinen geht es mir darum, die stofflichen Wirkungen mit feinstofflichen Kräften zu kombinieren und so auch energetische Gifte aus dem Körper und der Aura zu entfernen. Für diesen Zweck gibt es einige geeignete Kristalle, insbesondere Aquamarin, Rosenquarz und Bergkristall, die ich zum Beispiel in mikrofeiner Form in mein »Basisches Edelsteinbad« mische. Alle drei Edelsteine sind auch als »Rolling Stones«, also als Massageroller fürs Gesicht erhältlich.

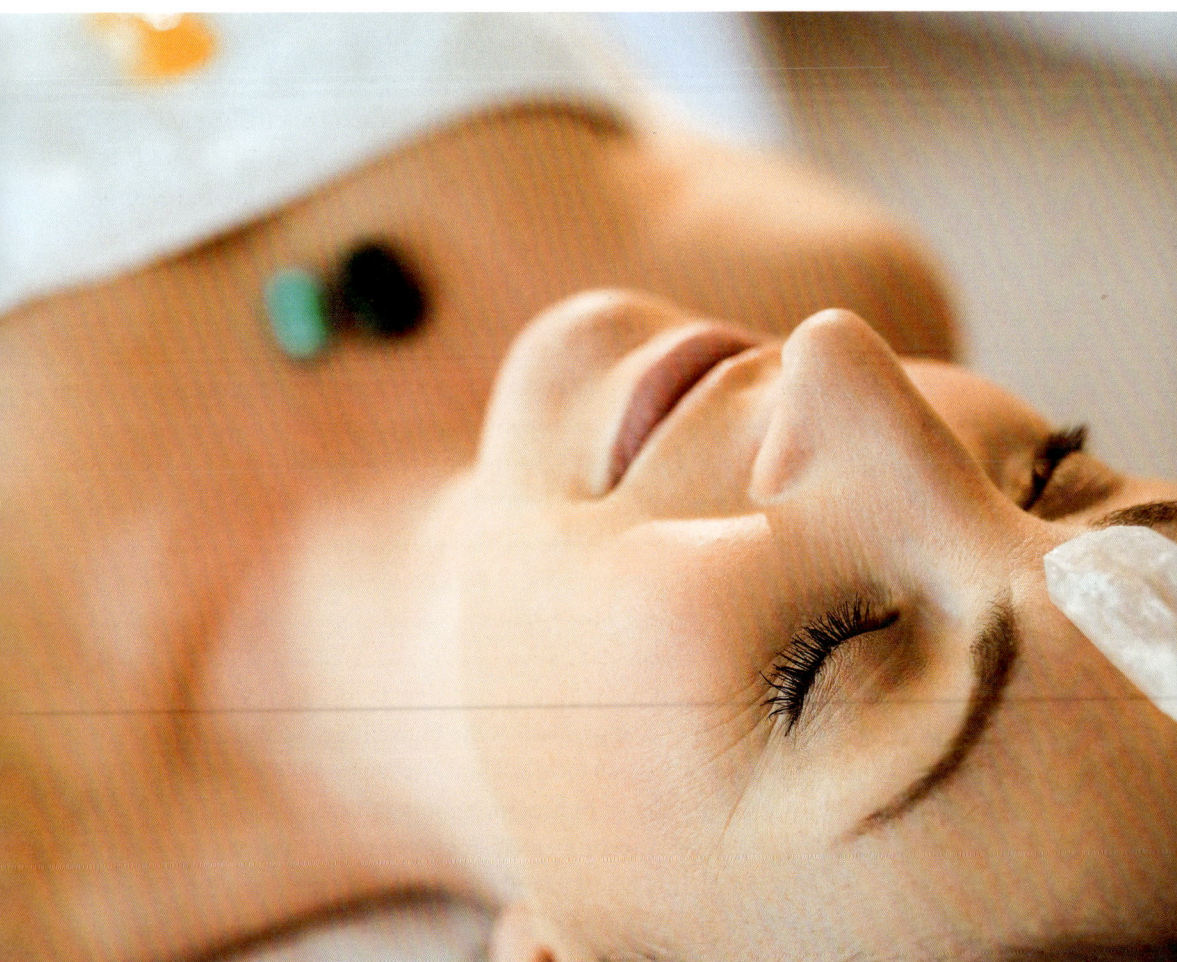

GESICHTSBEHANDLUNG MIT EDELSTEINEN

► Du kannst regelmäßig ganze Steine (Handschmeichler) aufs Gesicht legen. Oder du behandelst es mit einem Gesichtsroller und rollst immer von der Gesichtsmitte nach außen und von unten nach oben.

Durch die Massagen mit den Rollern wird die Haut an Wangen und Hals gestrafft, und Öle können anschließend leichter in die Haut eindringen. Ganz nebenbei baust du mit einem Gesichtsroller Stress ab.

EDELSTEIN-GESICHTSWASSER

Du kannst auch dein eigenes Edelsteinwasser herstellen:

► Den gewünschten Stein über Nacht in Wasser einlegen. Das Schwingungsmuster überträgt sich auf das Wasser, das den Informationsaustausch zwischen Stein und Mensch herstellt.
► Das Edelsteinwasser dann leicht erwärmen, ein Wattepad damit tränken und die Haut abtupfen.

Meine drei Favoriten für die Haut

Der Name **Aquamarin** leitet sich vom lateinischen *Aqua* für »Wasser« und *Mare* für »Meer« ab. Aquamarin soll die Aura reinigen und das Vertrauen in die Zukunft fördern, Gelassenheit verleihen und das Selbstbewusstsein stärken.

Bei allergischen Reaktionen und Pickeln hilft das Bestreichen mit lauwarmem Aquamarin-Wasser.

Rosenquarz gilt als Stein des Herzens, der Liebe und Weiblichkeit. Er strahlt eine beruhigende Energie aus, die auf alle Chakren wirkt. Ein großer Rosenquarz schluckt Erd- und Wasserstrahlen und ist ein optimaler Schutzstein vor elektromagnetischen Computerstrahlen. Rosenquarz regt den Lymphfluss und damit die Entschlackung an. Er beruhigt die Haut, kurbelt die Durchblutung an, beschert eine rosige Frische und natürlichen Glanz auf der Haut. Rosenquarz-Wasser beschleunigt die Regeneration der Haut und schenkt ihr ein jugendliches Aussehen.

Der **Bergkristall** ist einer der bekanntesten Edelsteine und besteht aus reinem Siliziumoxid und Sauerstoff. Er ist ein Lichtbringer, hilft mit seiner Energie bei fahler, müder Haut und verstärkt die Wirkung jedes anderen Steins. Ich verwende diesen *Krystallos* (griechisch für »Eis«), weil er Ablagerungen löst, Leber und Nieren reinigt und zusammen mit Aquamarin und Rosenquarz ein höheres Maß an Entschlackung, Entsäuerung und Entgiftung für den gesamten Organismus erzielt. Das Hautbild bekommt eine kristalline Klarheit und Reinheit.

VON KOPF BIS FUSS NATURSEIFE

Brauchen wir für die tägliche Reinigung unserer Haut komplexe Lotionen, Milche & Co.? Meiner Meinung nach reicht (die richtige) Seife völlig aus.

Die Kunst des Seifensiedens

Schon im dritten Jahrtausend vor unserer Zeitrechnung wurde Seife aus Öl und Pottasche hergestellt und als Heilmittel verwendet. Davon berichten Tontafeln der Sumerer, die damals auf dem Gebiet des heutigen Irak lebten. Es ist erwiesen, dass auch die Araber schon früh Seife als Körperpflegemittel kannten und nach Europa brachten. Germanen und Gallier stellten Seifen aus Ziegen-, Rinder- und Hirschtalg her.

Pottasche ist eine aus Holzfeuern gewonnene mineralische Asche. Sie besteht aus Kaliumcarbonat und hat einen hohen basischen pH-Wert. Beim Sieden von wässrigem Soda oder Pottasche mit tierischen Fetten entstehen milde Waschlaugen. Mit der Zugabe von Kochsalz werden aus der zähflüssigen Masse Seifenblöcke. Aus Natriumcarbonat (Soda) entsteht eine harte Kernseife, mit Kaliumcarbonat (Pottasche) eine weichere Schmierseife.

Naturseifen bestehen heute meistens aus pflanzlichen Rohstoffen. Hauptrohstoffe sind Palmöl und Kokosöl. Beide Zutaten stehen jedoch wegen der Rodung des Regenwaldes in der Kritik. Einige kleinere Manufakturen weichen deshalb auf Alternativen aus und nehmen verseiftes Oliven- oder Rizinusöl als Grundzutat. In Siedekesseln werden die Öle mit in Wasser gelöstem Soda gemischt und unter ständigem Rühren bei 200 °C gesiedet, bis die Öle in Glycerin und Natriumsalz aufgespalten sind. Nachdem die Masse fast ausgehärtet ist, lassen sich Seifen zu unterschiedlichen Größen und Formen pressen.

Basische Seife lässt sich aus verschiedenen Ölen herstellen und erfreut sich wieder großer Beliebtheit. Es gibt reichlich Auswahl in zahlreichen Varianten und Preislagen.

- ▶ Ein schönes Seifenstück mit natürlichen Zutaten und pflanzlichen Duftnoten reicht zusammen mit Wasser als Universal-Körperpflegeprodukt von Kopf bis Fuß völlig aus.
- ▶ Aus Sicht der Hautgesundheit sind basische (alkalische) Seifen synthetischen Waschstücken (Syndets) mit sauren pH-Werten von 5,5 vorzuziehen. Entscheidend für deine Gesundheit sind die reinen Zutaten und basische pH-Werte um 9,5 für eine regulierende Hautosmose.

BASISCHE BEHANDLUNGEN IM HOME-SPA

Das bekannte Bild des spätmittelalterlichen Malers Lukas Cranach d. Ä. zeigt einen Jungbrunnen, ein Wasserbecken mit frischem Quellwasser, in das alte Menschen von der linken Seite hineinsteigen und nach dem Baden rechts wieder als jugendliche, schöne und gesunde Menschen heraussteigen. Jenes Bild aus dem Jahr 1546 illustriert sehr schön eine uralte Sehnsucht des Menschen. Moderne Kurorte und Hotelanlagen beziehen sich darauf, wenn sie sich als »Bad« oder »Spa« bezeichnen und Wasseranwendungen zur Regeneration anbieten.

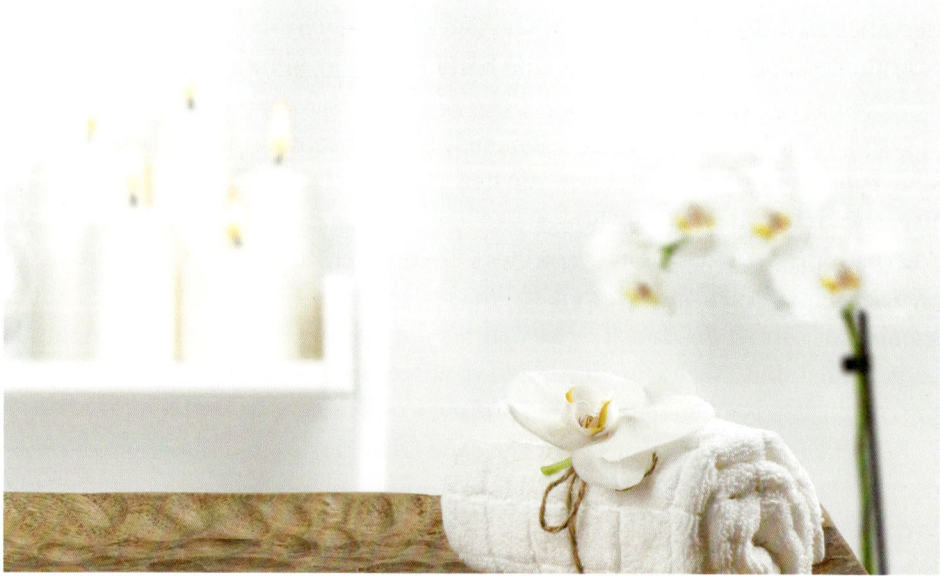

Kein anderes Kunstwerk vermag es auch so vortrefflich auszudrücken, wie man sich nach der Anwendung meines »Basischen Edelsteinbads« fühlt. Generell ist mein basisches Behandlungskonzept, das ich dir in diesem Kapitel vorstelle, eine geradezu himmlisch leichte, sehr effektive Anti-Aging-Methode.

Alltagstaugliche Anti-Aging-Kur – die Basenwoche

Als sanfte Kur bietet sich eine Basenwoche an. Sie ist eine vernünftige Alternative zu den oftmals übertriebenen und extremen Fastenkuren und Diäten mit teils unangenehmen Begleiterscheinungen und kann bequem und angenehm in den Alltag integriert werden.

Zutaten für die Basenwoche

Für eine perfekte Basenwoche benötigst du folgende Produkte (Bezugsquellen siehe Anhang):

- »Ayurvedisches Mundöl«: 1 Esslöffel jeden Morgen
- »Basische Zahncreme«: morgens und abends anwenden
- Probiotischer »Heidelbeer-Kräuter-Extrakt«: 2 Esslöffel morgens und abends
- Stilles Wasser: 1 Liter täglich
- Dein Lieblingskräutertee
- »Entsäuerungstee mit 7 Blüten«: ¼–1 Liter täglich vormittags
- »Basentee mit 49 Kräutern«: ¼–1 Liter täglich nachmittags
- Basenbrei »Basisches Frühstück«: 1 Portion à 20 g jeden Morgen
- »Basisches Vital-Granulat«: ½–1 Teelöffel nach Belieben
- »Basisches Edelsteinbad«: 2–3 Fußbäder/Woche, 1–2 Vollbäder/Woche
- »Basisches Muskel-Entspannungsöl«: nach Belieben
- »Basisches Massageöl«: nach Belieben
- Basische Naturkosmetik für eine gesunde Haut

Ein guter Start in den Basen-Tag

An erster Stelle steht die Mund- und Zahnpflege, anschließend tust du dem Darm etwas Gutes, und als krönender Abschluss deiner Morgenroutine versorgt dich ein Basenfrühstück mit reichlich Energie und Vitalkraft.

ÖLZIEHEN ZUR TIEFENREINIGUNG

Der russische Arzt Fedor Kranach machte das Ölziehen bei Onkologen in den 1990er-Jahren bekannt. Durch das intensive Spülen der Zähne und Mundhöhle mit Öl soll sich ein Heilprozess in Zellen, Gewebe und Organen vollziehen. Das Öl bindet Bakterien, Krankheitserreger und Toxine. Während des Ölziehens findet eine Emulgierung und Verseifung des Öls im Mund statt. Studienergebnisse belegen, dass durch diesen basischen, entsäuernden Effekt Kariesbakterien um bis zu 30 Prozent reduziert werden können. Denn das Öl erreicht im Gegensatz zur Zahncreme alle Lücken und Zwischenräume.
Ideal sind *Sesam-* und *Sonnenblumenöl,* aber auch andere fette Öle mit vorwiegend ungesättigten Fettsäuren eignen sich fürs Ölziehen.

▸ Morgens nüchtern mehrere Minuten lang mit 1 Esslöffel *Öl* den Mundraum spülen und es auch durch die Zähne saugen. Anschließend nicht in den Abfluss, sondern in ein Papiertuch ausspucken und in den Müll werfen.
▸ Den Mund mit warmem Wasser gründlich ausspülen und dann die Zähne putzen.

Ich empfehle fürs Ölziehen mein *Ayurvedisches Mundöl,* das Sesamöl mit Thymian- und Salbeiöl kombiniert. Die Aromaöle verbessern den Geschmack, fördern die Durchblutung des Zahnfleisches und unterstützen die Zahngesundheit.

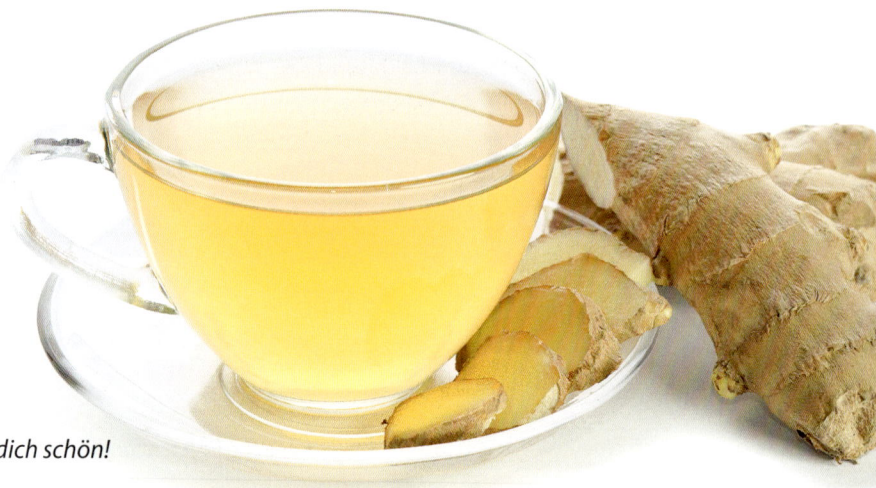

ZÄHNEPUTZEN AUF BASISCHE ART

Es ist allgemein bekannt, dass verschiedene Zuckerarten und Kohlenhydrate die Zähne schädigen. Weniger bewusst hingegen ist den meisten, dass saurer Speichel und saure Schleimhäute die Bakterienflora des Mundes verändern beziehungsweise das Säure-Basen-Gleichgewicht verschieben. Ein saures Milieu begünstigt die Entmineralisierung des Zahnfleischs (Paradontose), einen Kalkentzug aus den Zähnen und greift den natürlichen Zahnschmelz an. Neben dem Ölziehen sorgt auch die richtige Zahncreme für ein günstigeres Milieu im Mund.

▶ Benutze eine *basische Zahncreme* ohne Schaumstoffe und aggressive Zutaten, wähle eine *weiche Zahnbürste* und übe beim Putzen keinen starken Anpressdruck aus.

MORGENGABE FÜR DARM UND NIEREN

Nach der Mund- und Zahnpflege machst du den Darm flott.

▶ 2 Esslöffel eines *Probiotikums* mit rechtsdrehenden Milchsäure-Bakterienkulturen – wie den »*Heidelbeer-Kräuter-Extrakt*« – pur oder gemischt in etwas Wasser eingenommen, harmonisieren Verdauungssäfte und Darmschleimhäute.
▶ Anschließend bereitest du dir deinen *Lieblingskräutertee* zu. Alle Kräutertees sind von Haus aus basisch.
▶ Frischer und peppiger wäre ein *Ingwertee* mit etwas *Zitronensaft,* fein geschnittener *Petersilie* und einer Nuance *Nelkenwurzel (Radix Gei urbani).* Petersilie im Tee erfüllt in diesem Fall keine dekorativen Zwecke. Vollgepackt mit ätherischen Ölen, Vitamin C und Chlorophyll, fördert das Küchenkraut die Kollagenbildung und strafft das Bindegewebe. Die Botschaft dieser Teemischung: innere Reinigung und äußere Straffung. An heißen Sommertagen kannst du den Tee kalt als Erfrischungsgetränk trinken.
▶ Um die Säureausscheidung über die Nieren zu erleichtern, empfehle ich, täglich 3 bis 4 Tassen vom wohlschmeckenden basischen »*Entsäuerungstee mit 7 Blüten*« (Heidekraut, Holunder, Hagebutten, Mädesüß, Schlüsselblumen, Lavendel und Hibiskus) zu trinken. Als Drogist alter Schule habe ich diesen Blütentee, dessen Rezeptur aus den 1920er-Jahren stammt, wieder aus der Schublade gezogen. Er wird heute als Nierenfunktions- und Entsäuerungstee empfohlen.

BASISCHES FRÜHSTÜCK

▶ Als Grundlage für den Tag bereitest du dir ein *basisches Frühstück* zu (siehe »Haferbrei als Kraftfutter«) oder startest mit einer *Basensuppe* (siehe »Komm in deine Kraft: Basensuppen zum Frühstück«).

ALTERNATIV: OBSTSALAT ZUM FRÜHSTÜCK

Auch ein Obstsalat liefert morgens reichlich Basen:

▶ Äpfel, Birnen, Bananen, Orangen, Ananas, Erdbeeren oder andere *frische Früchte* zubereiten, *Nüsse & Kerne* wie Walnüsse, Mandeln, Haselnüsse, Sonnenblumenkerne oder Kürbiskerne sowie *Weinbeeren* hinzugeben und etwas *Schlagsahne* unterheben.
▶ Der Obstsalat schmeckt ebenso mit *getrockneten Aprikosen, Feigen* (ungeschwefelt), 1 Teelöffel reinem *Haselnuss-* oder *Mandelmus* und *Vital-Granulat*.

Basische Energie zwischendurch

VITAL-GRANULAT ALS SNACK

Komplizierte Puffersysteme regulieren unseren Säure-Basen-Haushalt, halten den pH-Wert im Blut konstant und sorgen so für einen reibungslosen Stoffwechsel. Mithilfe einer ausgewogenen, vollwertigen und weitestgehend vegetarischen Ernährung klappt dies einwandfrei. Doch vielfach werden diese schlauen Puffersysteme, die Säuren neutralisieren, überfordert, weil es an natürlichen basenbildenden Mineralien fehlt. Mein pflanzliches Vital-Granulat berücksichtigt den gesamten Vitalstoffbedarf und enthält Blütenpollen, Kürbiskerne, Lupinengries, Braunhirse, fermentiertes Getreide, Topinambur, Rote Bete, Fenchel und über 50 weitere Kräuter und Gewürze in Bioqualität.

▶ Wann immer du magst, nimmst du 1 Teelöffel *Vital-Granulat* pur und lässt die pflanzliche Basenmischung im Munde zergehen.

OBST-SNACK

Falls du zwischen den Mahlzeiten schwach werden solltest, hilft ein Obst-Snack:

▸ Dafür 1 *Apfel* reiben, 1 *Banane* zerdrücken, etwas *Mandel-* oder *Kokosmilch* und 1 Teelöffel *Vital-Granulat* hinzugeben.

Wohltuende basische Bäder

Basisch werden die Wasseranwendungen durch die Zugabe von speziellem Basensalz. Ich empfehle mein »**Basisches Edelsteinbad**«, dessen feine Rezeptur mit wertvollen natürlichen Mineralien die Ausleitung von Säuren optimal fördert und für samtig weiche, wohlduftende Haut sorgt.

BASISCHES VOLLBAD

▸ Zuerst heißes Wasser in die Badewanne lassen. Es erwärmt den Badewannenkörper bis zum Rand, da emaillierter Stahl als guter Wärmeleiter fungiert. Im Anschluss kaltes Wasser nachfüllen, um die für den basischen Effekt ideale Badetemperatur von 36–37,5 °C zu erreichen.
▸ Auf circa 120 Liter Wasser 3 Esslöffel *Basensalz* geben und mit der Hand verteilen. Das Badesalz löst sich vollständig auf.
▸ Du kannst dir den Jungbrunnen zu Hause schön gestalten und Kerzen rund um die Badewanne platzieren.
▸ Stelle dir dann vor, wie du im basischen Edelsteinbad um 70 Millionen Jahre in die Kreidezeit zurücksinkst. Genieße das Bad und spüre die feinstofflichen Frequenzen der Edelsteine im Resonanzmedium Basenwasser.

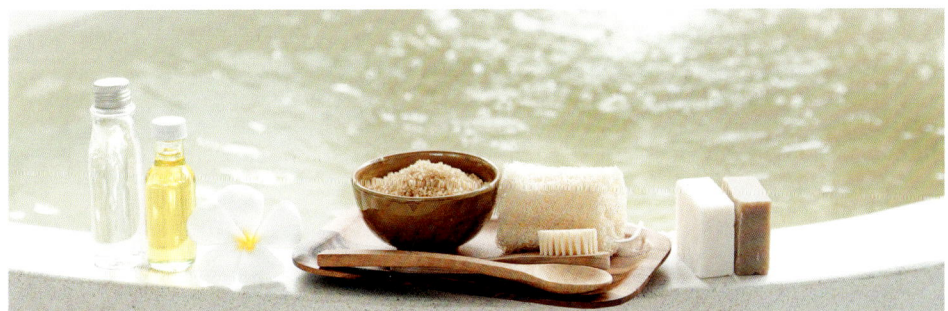

BASISCHES FUSSBAD

Fußbäder haben in der Naturheilkunde eine lange Tradition. Der Schweizer Naturheilkundler Dr. h. c. Alfred Vogels sagte dazu: »Die Füße können als nützliche Ausscheidungsorgane und Hilfsniere betrachtet werden.« Häufig kommt es in den Füßen zu Stauungen, Schwellungen und Schweregefühl. Wohltuende Fußbäder sind ideal als Entsäuerungsmaßnahme. Die Fußsohlen verfügen über circa 2000 Schweißdrüsen, die wir durch den osmotischen Druck zur Säureausleitung anregen.

▶ 1 Esslöffel *Basensalz* in eine mit warmem Wasser gefüllte Fußbadewanne geben; die Wärme fördert im Winter das Ein- und Durchschlafen.
▶ Im Sommer, im erfrischend kühlen Wasser, wirkt das Fußbad abschwellend und gegen schwere, müde Beine.

BASISCHES DAMPFBAD UND SAUNA

Im Dampfbad oder in der Sauna kannst du die ausleitende Wirkung des Schwitzens mit einer Basensalz-Einreibung unterstützen.

▶ Eine Paste aus 1 Teelöffel *Basensalz,* 1 Teelöffel flüssigem *Honig* und etwas *Wasser* streichfähig anrühren.
▶ Im *Dampfbad* erst einmal circa 10 Minuten lang schwitzen. In der Pause die Paste großflächig und intensiv auf dem Körper verteilen (dabei ggf. auf Keramikflächen, nicht auf Holz sitzen). Den zweiten Schwitzgang antreten. Die Paste 15–20 Minuten einwirken lassen. Zum Abschluss alles abduschen und 30 Minuten ruhen.
▶ In der *Sauna* nach dem gleichen Schema vorgehen: Die Mischung immer außerhalb der Sauna zwischen den Saunagängen auftragen, während des Saunagangs 10 Minuten einwirken lassen und zum Schluss mit einem Kneippguss kalt abduschen. Danach bitte die Ruhezeit von 30 Minuten einhalten.

BASISCHE WASCHUNGEN

Bei sehr empfindlicher Haut, bei Wunden und Hauterkrankungen werden basische Abwaschungen sehr gut vertragen.

▶ Auf ein Handwaschbecken oder eine Waschschüssel voll Wasser 1 Teelöffel *Basensalz* geben. Den Körper mit der Lauge kalt oder warm abwaschen.

BASISCHE SPÜLUNG UND INHALATION

Das Thema Schleimhäute kommt in der Fachliteratur kaum vor und wird im Zusammenhang mit Körperpflege nicht erwähnt. Aufgaben der Schleimhäute sind Schutz, Gleitfähigkeit, Resorption und Ausscheidung. Auch die mit der Außenwelt ständig in Verbindung stehenden Schleimhäute von Mund, Rachen und Nase bedürfen der Pflege, um das natürliche basische Milieu zu erhalten.

▶ **Für Nasen- und Mundspülungen:** 1 Prise *Basensalz* auf 1 Glas warmes *Wasser* geben. Die Spülungen können täglich angewendet werden. Für die Nasenspülungen empfehle ich einen Nasenspülbecher.
▶ Auch **zur Inhalation** ist Basensalz bestens geeignet: Auf ¼ Liter kochendes *Wasser* 1 Messerspitze *Basensalz* geben und damit nach Bedarf inhalieren.

Basische Peelings und Masken

Ein Peeling mit dem »Basischen Edelsteinbad«-Salz kann bei gesunder Haut ohne Einschränkungen täglich angewandt werden. Es fördert die Durchblutung und regt die Talgdrüsen zur Selbstfettung der Haut an. Das Basensalz bitte nur auf die nasse Haut auftragen!

BASISCHES SALZ-PEELING

▶ Vor dem Peeling den gesamten Körper abduschen. Dann etwas *Basensalz* in die feuchten Hände nehmen – in den Handinnenflächen entsteht ohne Reibung allein durch das Salz eine angenehme Wärme. Das Basensalz in kreisenden Bewegungen auf dem Körper über Brust, Bauch, Oberarme, Oberschenkel und Po verreiben, bis sich die Kristalle auflösen.

Auf empfindlicher Haut zeigen sich bei den ersten zwei, drei Anwendungen leichte Rötungen. Es kann sich auch ein Kribbeln bemerkbar machen. Das bedeutet lediglich, dass die Haut gut durchblutet wird. Nach einigen Peelinganwendungen wirst du ein völlig neues Hautgefühl erleben. Die Selbstregulation der Haut ist wieder in einem natürlichen Rhythmus und sorgt für einen gesunden Hydrolipidfilm mit ausreichend Eigenfett.

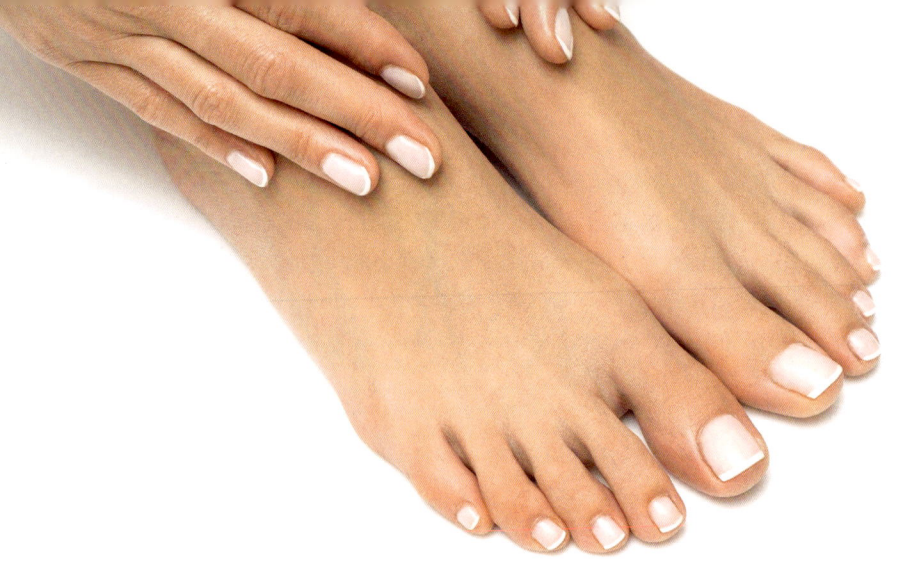

BASISCHES FUSS- UND HANDPEELING

Als sehr angenehm wird auch ein Fußpeeling mit »Basischem Edelsteinbad« empfunden.

► Die nassen Füße morgens nach dem Duschen mit 1 Prise *Basensalz* einreiben und Zehen, Fußgewölbe und Knöchel im Uhrzeigersinn mit kreisenden Bewegungen massieren. Danach die Füße kühl abduschen und die Zehenzwischenräume gut abtrocknen.
► Ebenso kannst du bei einem basischen Handpeeling verfahren.

BASISCHE VLIESMASKE

► Für eine basische Gesichts-, Hals- und Dekolletépflege benötigst du unbehandelte *Vliesmasken aus Cellulose* oder *Kompressen*.
► Vorab die Haut reinigen (siehe Kapitel »Mit allen Wassern gewaschen«). Die Maske oder Kompresse in 1 Liter heißem *Wasser* mit 1 Prise *Basensalz* einweichen und dann auf Gesicht, Hals oder Dekolleté legen. Warm und trocken abdecken und 15–20 Minuten einwirken lassen. 2-mal pro Woche anwenden.
► Die basische Gesichtsmaske lässt sich mit natürlichen Zutaten verfeinern, die für jede Anwendung frisch gemischt werden: beispielsweise etwas *Heilerde* mit *Weizenkeimöl* und 1 Prise *Basensalz* verrühren, auf die Haut auftragen und mit dem Vlies abdecken; oder flüssigen *Akazienhonig* mit etwas *Olivenöl* und *Basensalz* mischen; auch die bewährte *Quark-Honig-Maske* lässt sich wunderbar mit dem »Basischen Edelsteinsalz« kombinieren.

Basische Wickel

Wickel sind ein altbewährtes Hausmittel. Auch Vinzenz Prießnitz (1799–1851) und Sebastian Kneipp (1821–1897) haben Wickel in ihrer naturheilkundlichen Hydrotherapie erfolgreich angewendet. Richtig angelegt, können Wickel bei zahlreichen chronischen Leiden und Entzündungen eine wertvolle Hilfe sein. Sie wirken tatsächlich oft besser als Medikamente.

GRUNDREGELN DES WICKELNS

Wir unterscheiden zwischen kalten und warmen Anwendungen, Ganzkörper- und Teilwickeln. Bei allen Wickeln müssen die Füße warm sein.

▶ Wickel bestehen meist aus einem dünneren *Innentuch* und einem größeren, dickeren *Außentuch,* manchmal auch einem *Zwischentuch,* alle aus natürlichen Materialien (Baumwolle, Leinen, Wolle). Synthetische Fasern sind ungeeignet.

▶ *Grundrezept für warme basische Wickel:* 1 Teelöffel »*Basisches Edelsteinbad*« in 1–2 Litern heißem *Wasser* auflösen. Das Innentuch aus Baumwolle oder Leinen darin tränken, gut auswringen und (nicht zu heiß) auf die betroffene Körperstelle legen. Das Außentuch, am besten aus Wolle, auflegen beziehungsweise um den Körper wickeln.

ANWENDUNGSBEREICHE FÜR WICKEL

▶ Feuchtwarme basische Wickel helfen bei Schmerzen in Gelenken, Ellbogen und Knien.

▶ Auch bei Bauchbeschwerden, Blasenentzündungen und zur Entgiftung der Leber und Nieren von außen sind Wickel hilfreich: 2 große Scheiben *Gemüsezwiebeln* auf die Nieren legen und mit einem warmen basischen Wickel fixieren (siehe Grundrezept). Wer will, kann zusätzlich eine Wärmflasche auflegen und dann einige Zeit ruhen oder den Wickel über Nacht tragen.

▶ Sebastian Kneipp hat bei Beschwerden rund um Bauch und Darm einen warmen Leibumschlag eingesetzt. Dieser unterstützt die Entgiftungsfunktion der Leber, hilft bei Blähungen, Durchfall, Übelkeit und Schlafstörungen: Einen warmen basischen *Bauchwickel* anlegen, dessen Innentuch zusätzlich mit etwas *Lavendelöl* beträufelt oder mit *Olivenöl* getränkt ist.

► Als »Spanischer Mantel« ist der *Ganzkörperwickel* bekannt, der sich bei Erkältungen und rheumatischen Erkrankungen bewährt hat: Couch oder Bett mit einem großen Frotteetuch abdecken, um es vor Feuchtigkeit zu schützen, und eine Woll- oder Baumwolldecke bereitlegen (keine Folie oder Synthetikmaterial verwenden!). 2 Esslöffel *Basensalz* in 5 Litern lauwarmem *Wasser* auflösen. Ein großes Baumwoll- oder Leinenlaken darin tränken, gut auswringen und körperwarm und feucht um den Körper wickeln. Eine *Wärmflasche* an die Beine legen, sich gut zudecken und schön und gesund schwitzen. Mindestens eine Stunde oder über Nacht ruhen und ganz nebenbei entgiften.

Basische Massagen

Die basischen Massagen sind eine besonders intensive Form der Pflege und Entschlackung. Zu dem mechanischen Weg der Säurelösung über gekonnte Massagegriffe addiert sich die osmotisch-physikalische Entsäuerung über die Haut mithilfe einer Mischung von Basensalz und speziellen Ölen.

Die »Öl-Salz-Edelstein-Massage« hat sich bei Rückenleiden und Nackenverspannungen sehr bewährt. Profis verwenden basisches Badesalz gern für Energiemassagen und mischen es unter ihre Spezialöle.

EINFACHE SELBSTMASSAGE

► Zur Selbstanwendung in Eigenregie einfach etwas *Basensalz* mit *Massageöl* mischen und damit Hände, Füße, Schultern und Oberschenkel massieren.

Muskelentspannung mit dem 15-Kräuter-Destillat

In meinem Spa-Konzept erweist sich mein »Muskel-Entspannungsöl« als unverzichtbar und alternativlos. Es ist ein Destillat aus 15 Kräutern, Gewürzen und Früchten: Orangen, Eukalyptus, Pfefferminz, Rosmarin, Anis, Salbei, Thymian, Sternanis, Fenchel, Latschenkiefern, Melissen, Wacholderbeere, Kümmel, Nelken und Zimt.

Destillation ist ein thermisches Trennverfahren, um Flüssigkeiten mit Wirkstoffen zu gewinnen, zum Beispiel ätherische Öle. Wasser wird erhitzt, der Dampf gelangt in einen Kolben mit dem Pflanzenmaterial und nimmt daraus Stoffe mit sich, die in Wasser nicht löslich wären. Anschließend kondensiert das Wasser und wird vom Destillat getrennt.

Das 15-Kräuter-Destillat ist ein Medizinprodukt und bei Entzündungen (Rheuma, Arthritis), bei Verspannungen der Muskulatur und bei Kopfschmerzen ein wirksames, natürliches Heilmittel. Physiotherapeuten und Sportler schätzen das Muskel-Entspannungsöl und geben gern einige Tropfen in ihr Massageöl.

Du kannst zum Beispiel ein, zwei Tropfen dieser aromatischen Lösung unter ein Basensalz mischen.

Massageöl mit Johanniskraut und Basilikum

Zu wenig Bewegung, sitzende Tätigkeiten und schlechte Ernährungsgewohnheiten können zu Verhärtungen im Bindegewebe und zu Verspannungen der Muskulatur führen. Nicht umsonst zählen deshalb in Spa-Abteilungen Massagen zu den beliebtesten Anwendungen.

Wesentlich bei einer Massage ist es, im Körpergewebe abgelagerte toxische Substanzen zu lösen und auszuleiten. Mein nach ayurvedischer Tradition hergestelltes »Basisches Massageöl mit Johanniskraut und Basilikum« stimuliert die Hautfunktion, das Bindegewebe und die Muskulatur. Mit dem Wirkstoff Hypericin wird das Immunsystem über die Haut gestärkt. Sesamöl als Basisöl kann Pflanzenstoffe bis tief in das Gewebe führen.

Das Massageöl ist eine Mischung aus hochwertigen fetten Ölen, ätherischen Ölen und Pflanzenextrakten. Zuerst wird aus Johanniskrautblüten und Basilikum ein Sud hergestellt. Der Kräuteransatz wird in Sesamöl gegeben und alles unter ständigem Rühren 72 Stunden lang bei 110 °C gekocht. Das Wasser verdampft, und die Kräuterwirkstoffe gehen ohne Emulgator in das Öl über. Im Ayurveda spricht man von einer Medizinierung des Öls.

BASISCHE ÖL-SALZ-EDELSTEIN-MASSAGE

▶ Dieses *Basische Massageöl* kann mit meinem *Muskel-Entspannungsöl* im Verhältnis 3:1 gemischt werden. Es wirkt durchblutungsfördernd und hilft hervorragend bei Nacken- und Rückenschmerzen.

▶ Du kannst *beide Öle* nach Belieben tropfenweise zum *Basischen Edelsteinsalz* geben und damit unter der Dusche die feuchte Haut einreiben und danach abbrausen. Du wirst einen unvergleichlichen Frischekick erleben und dich an der Babyhaut erfreuen.

▶ Alle drei Zutaten lassen sich für eine basische *Schröpfmassage* einsetzen, die nachfolgend Erwähnung findet und von Profis angewendet wird.

Schröpfmassage

Die klassische Schröpfmethode mit Schröpfgläsern oder Silikonkappen arbeitet mit einem konstanten Unterdruck. Durch den Ansaugeffekt am verschlackten Gewebe – zum Beispiel von Po und Oberschenkel – wird die »Versulzung« beziehungsweise »Verklebung« der Bindegewebsflüssigkeit mechanisch aufgelöst. Tiefer gelegene Schichten im Unterhautfettgewebe werden stimuliert, die Zirkulation von Blut und Lymphe wird angeregt. Dies unterstützt maßgeblich die Lösung festsitzender Stoffwechselablagerungen.

Der Unterdruck schafft Raum im Gewebe und fördert so die Verschiebbarkeit der Faszien und den Stoffaustausch. Schröpfen entstaut, unterstützt die Entschlackung und fördert die Versorgung mit neuen Nährstoffen. Vermutlich regt es auch die Bildung von Kollagenfasern an.

Wichtig: Bei Krampfadern darf keine Schröpfmassage durchgeführt werden!

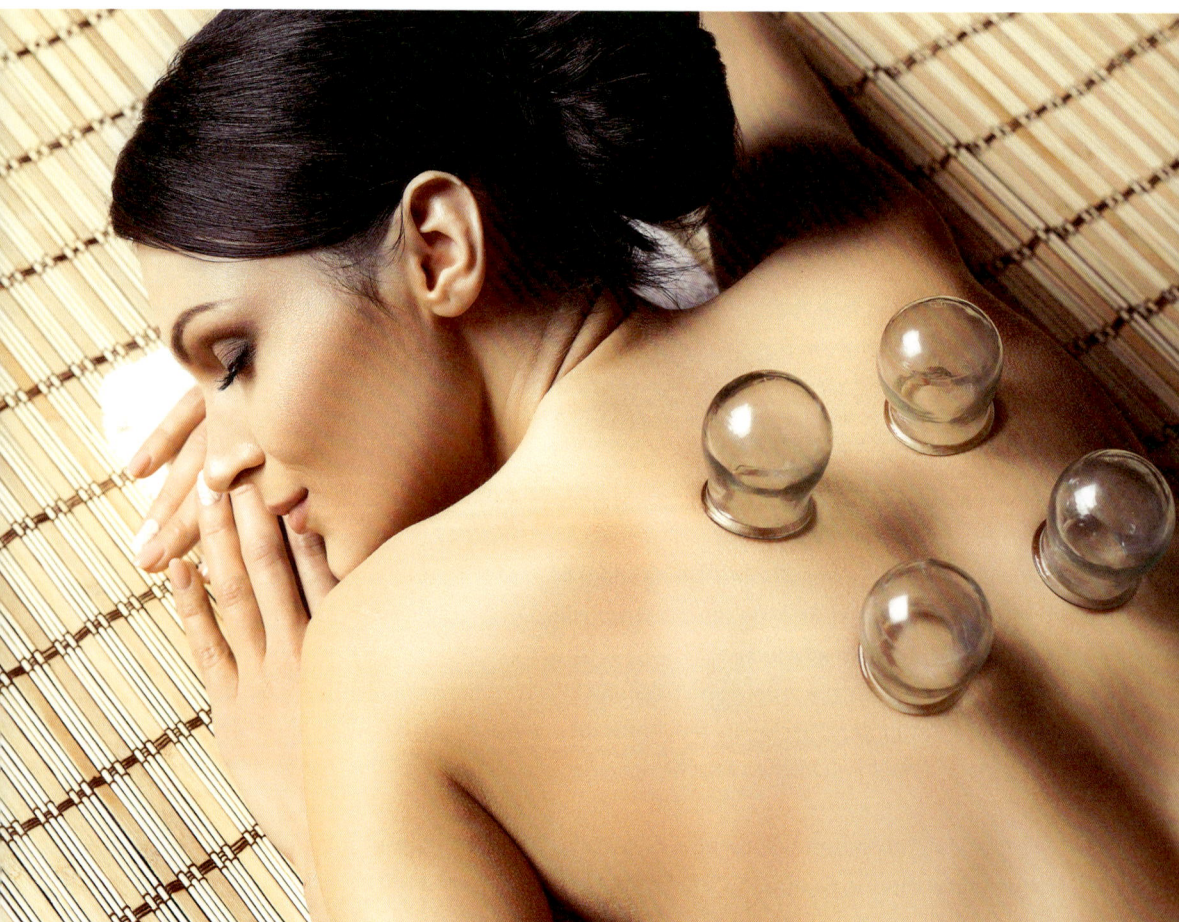

Bürstenmassage

Wecke deinen Körper mit Bürstenmassagen auf. Sie aktivieren das Herz-Kreislauf-System und unterstützen das Lymphsystem. Durch Bürsten erweitern sich die Gefäße, und die Gewebedurchblutung verbessert sich. Bürstenmassagen öffnen die Poren und fördern den Schlackenabtransport. Sie passen daher ideal zum Entsäuerungskonzept. Außergewöhnlich streichzarte Haut garantiert!

TROCKENBÜRSTEN MIT FRISCHLUFT

Starte frisch in den Tag und vertreibe die Müdigkeit in der Früh mit einer Trockenanwendung, am besten am offenen Fenster an der frischen Luft.

▶ Regelmäßig und sanft in Ausscheidungsrichtung bürsten, das heißt immer in Richtung der Finger- und Zehenspitzen und der Leisten und Achselhöhlen – siehe die nächste Massageanleitung.

NASSBÜRSTEN IN DER WANNE

Nass kannst du dich sehr gut abbürsten, wenn du im basischen Vollbad sitzt.

▶ Bürste immer strichförmig oder kreisend in Ausscheidungsrichtung.
▶ Zuerst die Außenseite des rechten Fußes zu den Zehen hin bürsten, dann die Innenseite des Fußes. Den Unterschenkel ebenfalls nach unten hin ausstreichen. Anschließend ab oberhalb des rechten Knies über den Oberschenkel in Richtung Leisten bürsten.
▶ Dann die rechte Hand massieren, den rechten Unterarm abwärts zu den Fingerspitzen hin und den Oberarm aufwärts in Richtung Achseln.
▶ Nach der rechten Körperseite folgt die linke Seite, wieder in der Reihenfolge Fuß, Bein, Hand, Arm.
▶ Brust, Rücken, Gesäß und Bauch immer im Uhrzeigersinn rechtsdrehend bürsten.

Nach einem ausgiebigen basischen Vollbad mit solch einer Nassbürstenmassage hüllst du dich am besten in einen Bademantel und ruhst dich eine Weile aus.

Hautpunktur-Massage für Gesicht und Körper

Diese Massage wirkt über die Hautsensoren aktivierend und regulierend bis tief ins Bindegewebe. Sie wird mit einem speziellen Hautpunktur-Massageroller (bodylifestyle.de) ausgeführt, dessen gezackte Goldrädchen – ähnlich wie ein Meridianstab oder Akupunkturnadeln – einen spezifischen Reiz auf die Haut ausüben. Positive Veränderungen im Erscheinungsbild der Haut, Verbesserung der Mikrozirkulation, Steigerung der Stoffwechselleistung des Hautgewebes und des Sauerstoffpartialdrucks im Bindegewebe – all das sind gute Gründe für die Anwendung im Gesicht und am Körper.

Die Hautpunktur-Massage wurde an der Ludwig-Maximilians-Universität München erprobt und zeigte messbare Ergebnisse. Die Haut war besser durchblutet und mit Sauerstoff versorgt, das Bindegewebe entspannte sich, und schon nach zehn Tagen Anwendung wirkte die Haut deutlich glatter, das heißt, feine Linien und Falten wurden um circa 35 Prozent reduziert. Die Haut erscheint also vitaler, straffer und ebenmäßiger.

HAUTPUNKTUR-MASSAGE

▸ Mit dem Hautpunktur-Massageroller leicht und ohne Druck täglich 1 Minute und länger über die zu behandelnde Hautzone rollen.

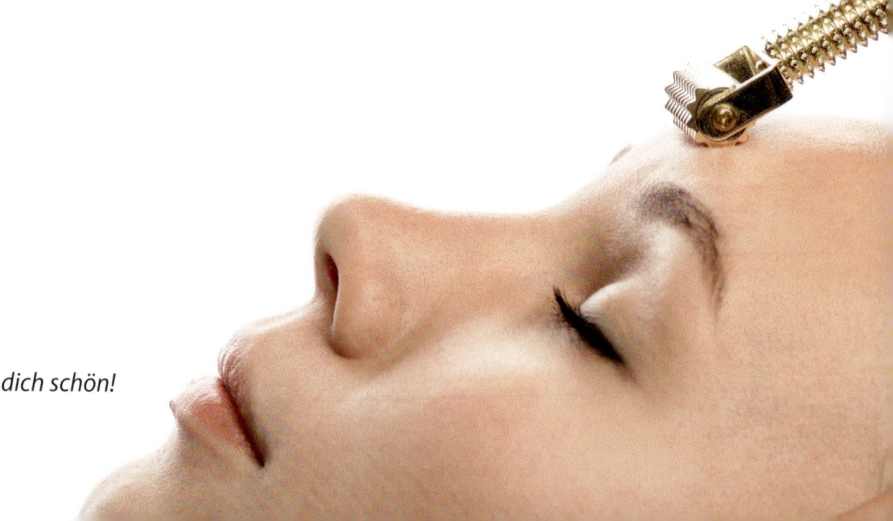

HAUTPFLEGE MIT PFLANZENÖLEN

Hippokrates (ca. 460–370 v. Chr.) notierte in seinem Buch über Frauenkrankheiten eine kosmetische Rezeptur, die dem Gesicht ein schönes Aussehen verleihen sollte: »Man verreibe die Leber einer Eidechse mit Olivenöl und streiche sie mit unverdünntem Wein auf.« Die Basisformulierung der *Cold Cream* stammt von dem griechischen Arzt Galenos von Pergamon (129–199), dem es gelang, Wasser in geschmolzenes Bienenwachs und Olivenöl einzuarbeiten. Im Laufe der Jahrhunderte wurde das Olivenöl gegen andere pflanzliche Öle ausgetauscht. Bienenwachs ist bis heute wichtiger Bestandteil von Hautcremes geblieben. Außerdem wurde das Mineral Borax hinzugefügt, das schwach desinfizierend wirkt und die Haltbarkeit erheblich verbesserte. Um das Jahr 1890 wurde die Zubereitung wie folgt beschrieben: »… eine sehr milde, weiche Salbe, die namentlich gegen raue Haut empfehlenswert ist. Man bereitet sie aus 4 g weißem Wachs, 5 Teilen Walrat, 32 Teilen Mandelöl, 16 Teilen Wasser und 1 Teil Rosenöl und fügt auch wohl noch etwas Glycerin hinzu.«

Die Anwendung von Vaseline und Paraffinölen als Hautpflegemittel hat der amerikanische Chemiker Robert Chesebrough 1862 bei Erdölarbeitern beobachtet. Darauf basiert die Verwendung dieser Erdölabkömmlinge in pharmazeutischen und kosmetischen Produkten.

Seit Jahren können wir eine Verschiebung zugunsten anderer Öle feststellen. Die Ansprüche der Verbraucher sind gestiegen, und die Aufklärung dank elektronischer Kommunikationsmittel über toxikologische Befunde in Kosmetika hat zu einem Umdenken geführt. Erdölabkömmlinge und tierische Fette werden in Produktentwicklungen zunehmend durch Pflanzenöle ersetzt.

Hochwertige, schonend gewonnene Pflanzenöle enthalten viele pflegende und heilkräftige Inhaltsstoffe. Der menschliche Körper kann sie sehr gut verstoffwechseln, und sie unterstützen die Haut in ihren Funktionen.

Basische Körperöle – selbst gemischt

Gesichts- und Körperpflegeprodukte aus pflanzlichen Fetten und Ölen sind meist verträglicher und hautpflegender als Produkte aus mineralischen Ölen. Und du kannst dir damit auch leicht deine eigene Pflege herstellen.

GESICHTSÖL FÜR REIFERE HAUT

- ▶ 10 g *Jojobaöl*, 25 g *Arganöl*, 10 g *Traubenkernöl*, 2,5 g *Granatapfelsamenöl*, 2,5 g *Wildrosenöl* in eine dunkle Glasflasche geben und gut schütteln.
- ▶ Kühl und lichtgeschützt lagern und innerhalb von 4 Wochen aufbrauchen.

GESICHTSÖL FÜR ZU UNREINHEITEN NEIGENDE HAUT

- ▶ 25 g *Jojobaöl*, 15 g *Traubenkernöl*, 10 g *Hanföl* in eine dunkle Glasflasche geben und gut schütteln.
- ▶ Kühl und lichtgeschützt lagern und innerhalb von 4 Wochen aufbrauchen.

GESICHTSCREME MIT KOKOSÖL

Mit nur drei Zutaten kannst du eine holzig-warm duftende Gesichtscreme mit feuchtigkeitsspendenden Eigenschaften anrühren.

- ▶ 8 Esslöffel *Kokosfett* und 4 Teelöffel *Bienenwachs-Pellets* in eine Schüssel geben und im Wasserbad erhitzen. Sobald Fett und Wachs zu schmelzen beginnen, die Schüssel aus dem heißen Wasser nehmen und die beiden Zutaten verrühren.
- ▶ Etwas abkühlen lassen, 8 Tropfen *Sandelholzöl* einträufeln und alles gut durchmischen.
- ▶ Die Creme in ein sauberes Glas mit Schraubverschluss füllen und kühl aufbewahren.

GESICHTSCREME MIT MANDELÖL

- ▶ 2 Esslöffen *Kokosfett,* 1 Esslöffel *Sheabutter* und 2 Esslöffel *Bienenwachs-Pellets* in eine Schüssel geben und im Wasserbad erhitzen. Sobald alle Zutaten geschmolzen sind, die Schüssel aus dem Wasser nehmen und alles gut verrühren. 30 ml *Mandelöl* dazugießen und unterrühren.
- ▶ Die flüssige Masse etwas abkühlen lassen, dann 1 Teelöffel *Sonnenblumenöl* und 4 Tropfen *Lavendelöl* untermischen.
- ▶ Die noch flüssige Creme in ein Glas füllen und im Kühlschrank lagern.

Was können fette Öle?

Pflanzliche Öle und Fette werden meist aus ölhaltigen Früchten und Samen gewonnen, indem man diese presst oder mithilfe von Dampf oder Lösungsmitteln extrahiert. Sie sind oftmals der kosmetische Kern eines Produktes und enthalten hautfreundliche Lipide und wirksame Begleitstoffe. Das Verteilen auf der Haut und das Hautgefühl werden vom Charakter der verschiedenen Ölsäuren bestimmt. Gesättigte Fette wie Sheabutter und Kokosfett sind bei Zimmertemperatur fest und hinterlassen einen Schutzfilm auf der Haut. Ungesättigte Öle können die Struktur der Zellmembran erreichen und den Ablauf des Zellstoffwechsels beeinflussen.

Im Folgenden stelle ich die gängigsten Öle mit ihren Inhaltsstoffen und Wirkungen vor – und zwar erst die fetten Basisöle in alphabetischer Reihenfolge und dann einige ätherische Öle und Pflanzenauszüge. In Klammern stehen die Bezeichnungen, die auf Inhaltsstofflisten von Kosmetika üblich sind.

Arganöl

Arganöl *(Argania spinosa Kernel Oil)* wird aus den Samen der gelben Beerenfrucht des Arganbaumes gepresst. Es handelt sich um ein nussartiges, teures Öl, das nur in Marokko gewonnen wird.

Reines, kalt gepresstes Arganöl verbessert die Frische und Spannkraft der Haut und fördert die Zellregeneration. Es heilt und pflegt die strapazierte Haut, die bei Erkrankungen wie Psoriasis, Neurodermitis oder Ekzemen extrem austrocknet, sich schuppt oder sehr empfindlich reagiert. Arganöl wird sofort von der Haut aufgenommen und hinterlässt keine Fettschicht.

Besonders gut eignet sich Arganöl für die Kopfhaut- und Haarpflege. Die natürlichen Phytosterine sowie Squalen, Polyphenol und Vitamin E helfen bei strapaziertem, brüchigem Haar und geben ihm Glanz und Elastizität zurück.

Pures Arganöl ermöglicht eine schnelle Abheilung entzündlicher Hautbereiche und Narben.

KOPFHAUTPFLEGE MIT ARGANÖL

- ▶ Wer unter Schuppen leidet, massiert das Arganöl in die Kopfhaut, lässt es eine Stunde lang unter einem Handtuch einwirken und wäscht es anschließend aus.
- ▶ Speziell bei Haarausfall hat sich eine Mischung aus *Arganöl* und einigen Tropfen *Thymianöl* zur Kopfhautmassage als wirksam erwiesen.

Avocadoöl

Zu den Klassikern gehört zweifelsohne das Avocadoöl *(Persea gratissima Oil)*, das wie Oliven- und Sanddornöl zu den Fruchtfleischölen zählt. Es wird aus reifen Früchten des Avocadobaumes gepresst, dann zentrifugiert und gefiltert. Das Öl enthält haut- und stoffwechselaktives Alpha-Tocopherol (Vitamin E), fördert die Zellregeneration und wird für die Pflege trockener und rissiger Haut sowie in der Haarpflege eingesetzt. Es lässt sich gut verteilen (Spreitverhalten) und verfügt über einen natürlichen Lichtschutzfaktor von 3 bis 4. Avocadoöl ist ein fettes Öl mit 75 Prozent Ölsäure und 10 Prozent Linolsäure sowie mit den Vitaminen A, E und D.

Borretschöl

Borretsch *(Borago officinalis)* wurde früher Augenzier genannt, da Kompressen aus einem Aufguss der Blätter gegen müde Augen helfen. Borretschsamenöl ist reich an Gamma-Linolensäure und verbessert den Fett- und Feuchtigkeitsgehalt bei sensibler und trockener Haut. Es stärkt die Barriereschicht und bewährt sich bei Neurodermitis.

Jojobaöl

Jojobaöl *(Simmondsia chinensis Seed Oil)* ist chemisch betrachtet kein Öl, sondern ein flüssiges Wachs. Seine Fettsäuren sind nämlich nicht mit Glycerin, sondern mit Fettalkohol verbunden (Wachsester). Diese Ester sind den Estern ähnlich, aus denen unser Hauttalg besteht. Deshalb mischt sich Jojobaöl gut mit dem menschlichen Hauttalg und bildet einen feinen Lipidfilm, ohne die Haut abzudichten. Es kann von Mikroorganismen nicht verstoffwechselt werden und entzieht ihnen die Lebensgrundlage. Gleiches gilt für anaerobe Keime, die bei verstopften Haarfollikelausgängen zu entzündlichen Mitessern und Akne führen können. Bei unreiner Haut ist Jojobaöl hervorragend geeignet. Das Öl ist ziemlich resistent gegen oxidative Prozesse, trägt deshalb zur Stabilität anderer Öle bei und senkt den Konservierungsbedarf in der Gesamtformulierung.

Kokosöl

Einen wahren Boom erlebt Kokosöl *(Cocos nucifera Oil)*. Das exotische Öl bringt die Haut schnell wieder ins Gleichgewicht und hilft gut gegen trockene Haut. Dabei duftet es angenehm süßlich nach Kokosnuss.

Kaufe nur unbehandeltes, natives Kokosöl mit seiner milchigen Struktur und dem natürlich leichten Duft.

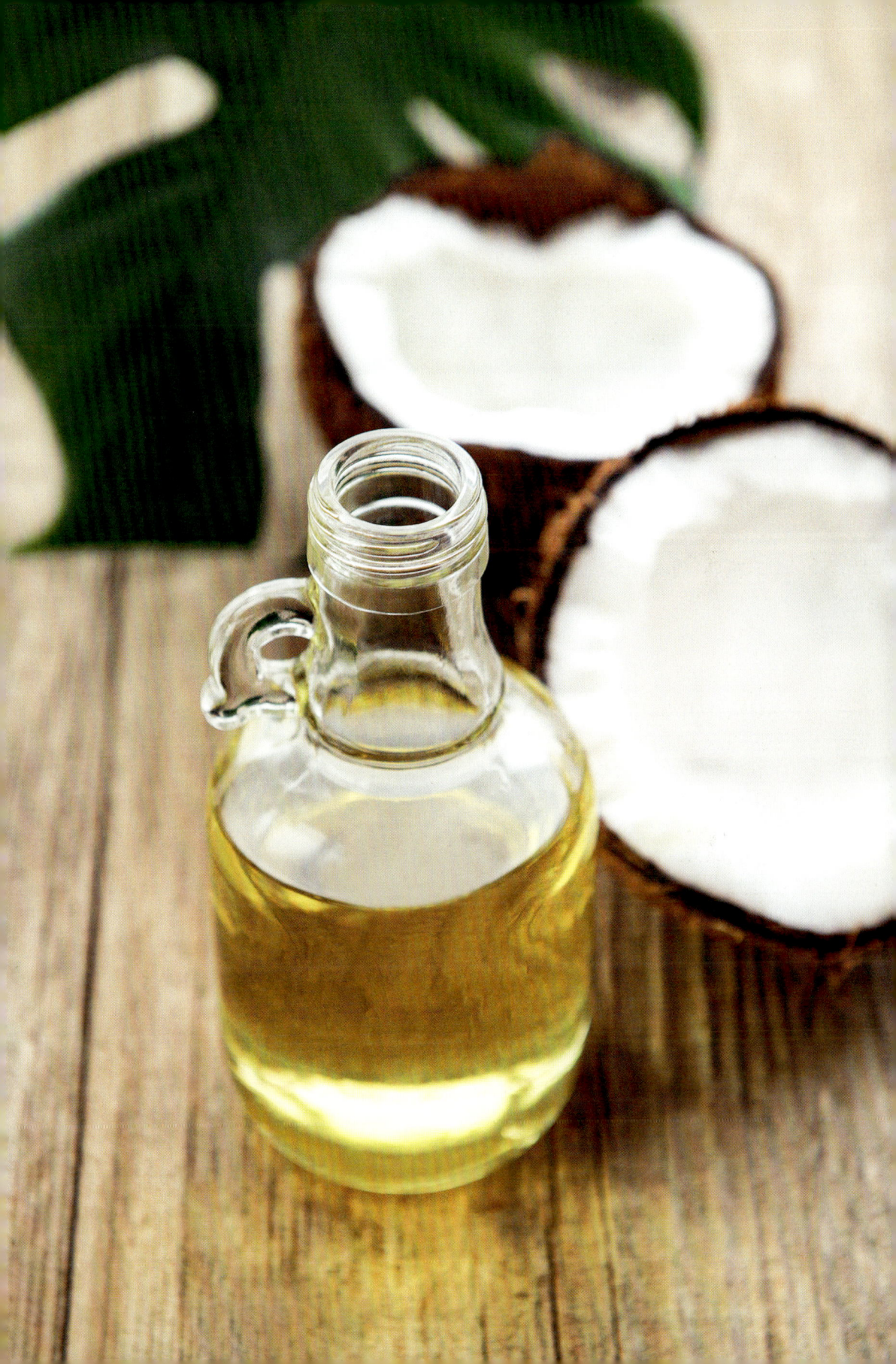

Heißer Tipp: Kalter Kaffee im Körperöl

Ein Mythos sagt: »Kalter Kaffee macht schön!« Über kaum ein Getränk wird so viel spekuliert und kursieren so widersprüchliche Aussagen, Vorurteile, Studien und Gegenstudien. Kein Wunder, werden doch im Jahr pro Kopf allein in Deutschland circa 150 Liter von dem Wachmacher getrunken.

- Den Befürwortern der Gerson-Therapie (nach Dr. Max Gerson, 1881–1959, der einen Zusammenhang zwischen Ernährung und Krebs sah) ist der Kaffee-Einlauf zum Entgiften des Darms und vor allem der Leber bekannt.
- In Beauty-Produkten ist aktuell ein Koffeinkick angesagt. Haarshampoo und Haarwasser mit Koffein sollen die Haarwurzeln puschen und gegen Haarausfall helfen.
- Massageöle mit Koffein entwässern das Gewebe und aktivieren ein Enzym, das Fett abspaltet und bei dessen Abbau hilft. Die Haut wird straffer, praller und glatter.
- Auch in Augenkompressen ist Kaffee wegen seiner abschwellenden Eigenschaft erwünscht.

Koffein in Sachen Schönheit ist also kein »kalter Kaffee«, sondern tatsächlich ein heißer Tipp.

KOKOSÖL ZUR ZECKENABWEHR UND HAUTPFLEGE

▶ *Zecken* finden den Kokosduft abstoßend. Wenn du durch den Wald, durch Sträucher und Gebüsch wandern willst, reibst du am besten vorher die Kniekehlen, die Leisten und die Gürtelregion mit Kokosöl ein.

▶ Gegen *Juckreiz* kann das Öl ebenfalls punkten. Egal, ob auf der Kopfhaut, an Beinen und Armen oder anderen trockenen Stellen, das Kokosöl übt einen angenehm kühlenden Effekt aus.

▶ Auch Schwangere schwören auf die Juwelen der Tropen: Durch regelmäßiges Einreiben des Bauches lassen sich *Dehnungsstreifen* in der Haut verhindern.

▶ Das Öl beruhigt *gereizte Kopfhaut* und kann sogar einen *Pilzbefall* eindämmen. Nach dem Haarewaschen umschließt das Öl die Haare mit einem Schutzfilm und macht sie widerstandsfähiger. Die feuchtigkeitsspendende Wirkung wird der im Öl enthaltenen Laurinsäure zugeschrieben.

▶ Wer täglich seinen Lockenstab und Heißluftfön bemüht, sollte seinem *strapazierten Haar* mit Kokosöl einen Pflegekick gönnen und kann widerspenstiges Haar damit zähmen.

Mandelöl

In zahlreichen Naturkosmetikprodukten findet Mandelöl *(Prunus amygdalus dulcis/ Sweet Almond Oil)* als Basisöl Verwendung, kann aber genauso gut unverdünnt auf die Haut aufgetragen werden. Es handelt sich um ein weitverbreitetes Standardöl mit einer sehr hohen Verträglichkeit. Weil es die Haut nicht reizt, wird es bei entzündlichen Hautfalten oder kleinen Hautrissen empfohlen. Das Öl der Süßmandeln bietet der Haut die Vitamine A, E, B und D sowie die Mineralien Kalium, Magnesium und Kalzium. Ungesättigte Fettsäuren dringen bis tief in die Haut ein und erzeugen ein weiches Hautgefühl. Linolsäure schützt die Haut vor UV-Strahlen, spendet Feuchtigkeit und beruhigt die Haut. Die gesättigte Fettsäure Palmitin unterstützt die Hautbarriereschicht. Mandelöl ist sehr säurearm und damit pflegend für trockene Haut und Babyhaut. In kosmetischen Fertigprodukten erzeugt Mandelöl weiche, geschmeidige Konsistenzen.

HAARKUR MIT MANDELÖL

▶ Wer sich einmal in der Woche eine *Haarkur* gönnen oder gegen Spliss vorgehen will, verteilt das Öl in die trockenen Haare und lässt es über Nacht einwirken. Am nächsten Morgen das Öl mit einer silikonfreien Spülung wieder auswaschen.

Mangobutter

Mangobutter *(Mangifera indica Seed Oil)* ist ein cremefarbenes Fett aus den Fruchtkernen des tropischen Mangobaums. Dieser wird seit circa 4000 Jahren in Indien kultiviert. Weil die Kerne sehr hart sind, ist die Gewinnung aufwendig. Mit einer Hammermühle werden die Kerne aufgebrochen und zwischen Walzen zerkleinert. Die Extraktion der öligen Flocken erfolgt mit einem Lösungsmittel. Das Ergebnis ist eine leichte Pflanzenbutter mit rückfettenden, feuchtigkeitsspendenden und hautglättenden Eigenschaften. Wegen ihrer cremig-festen Struktur reguliert man in der Naturkosmetik mit Mangobutter die Konsistenz einer Creme.

Nachtkerzenöl

Nachtkerzenöl *(Oenothera biennis Oil)* ist wegen seines hohen Linolsäure- und Gamma-Linolensäuregehaltes ein wertvolles Öl für die Haut, das jede kosmetische Rahmenrezeptur optimiert und die Barrierefunktion der Haut stärkt.

Statt des normalerweise verwendeten Hexans als Lösungsmittel bevorzuge ich die Extrahierung mit CO_2 für lösungsmittelfreie, hohe Qualität.

Seit den 1980er-Jahren wird Nachtkerzenöl systematisch in der Dermatologie erforscht und bei Neurodermitis und Schuppenflechte erfolgreich innerlich und äußerlich verordnet.

Olivenöl

Ein erstklassiges, kalt gepresstes Olivenöl *(Olea europaea Fruit Oil)* ist Kennzeichen einer guten mediterranen Küche. In der Hautpflege überzeugt das Olivenöl durch einen hohen Nährstoffgehalt und sein spezielles Fettsäurespektrum, das fast der Zusammensetzung unseres Unterhautfettgewebes entspricht und so beste Voraussetzungen für die Hautpflege mitbringt. Südländer nutzen das Öl auch als natürlichen Sonnenschutz. In Italien reibt man reines Olivenöl zudem bei Muskelkater, Krämpfen, Pusteln oder einfach zur Entspannung auf die Haut. Es löst Verhärtungen und durchwärmt den Körper.

HAUT- UND MUSKELPFLEGE MIT OLIVENÖL

► Das Öl direkt nach dem Duschen auf die feuchte Haut auftragen und einmassieren.

► Oder die Haut vor dem Baden mit Olivenöl einreiben und dann ein Wannenbad ohne weitere Zusätze nehmen. Nach dem Baden sich nicht abtrocknen, sondern in einen Bademantel hüllen und die mediterrane Hautpflege genießen.

► Zur Stärkung der Muskulatur und der Bandscheiben die Wirbelsäule täglich mit Olivenöl einreiben.

Eine kosmetische wie medizinische Spezialität ist **ozonisiertes Olivenöl.** Wird Olivenöl mit Ozon versetzt, dringt der aktivierte Sauerstoff in die Hautschichten ein und trägt über eine Verbesserung der zellulären Atmungskette zu einer Stoffwechselbelebung bei. Eine schlechte Sauerstoffversorgung der Hautzellen ist als Wegbereiter zahlreicher Hautprobleme in Betracht zu ziehen. In der Volksheilkunde wird reines Olivenöl bei Insektenstichen, Quetschungen und kleineren Hautverletzungen wegen der kühlenden und schmerzlindernden Eigenschaften eingesetzt. Mit einem ozonisierten Olivenöl kommen antimikrobielle, desinfizierende und speziell fungizide Wirkungen hinzu. Die lindernden Eigenschaften eines flüssigen Öls werden also mit den desinfizierenden und regenerierenden Eigenschaften des Sauerstoffs kombiniert.

► Ozonisiertes Olivenöl darf auf schmerzhafte und offene Hautareale aufgetragen werden und beschleunigt den Heilprozess bei schlecht heilenden Wunden.

Rizinusöl

Rizinusöl *(Ricinus communis (castor) Seed Oil)* wurde früher als wirksames Abführmittel empfohlen und wird heute bevorzugt in der dekorativen Kosmetik verwendet. Das farblose bis leicht gelbliche Öl ist ein gut haftendes, wasserabweisendes Schutzöl, das zudem Schuppen aufweicht und löst. Es dringt mit seinen Fließeigenschaften tief in die Hornschicht ein und wirkt gegen Altersflecken, Akne und Narben. Als Haarpflegeöl empfiehlt es sich bei brüchigem und sprödem Haar.

Sesamöl

Der Trend hin zu naturbelassenen Ölen hat auch das Sesamöl erfasst. Zur Herstellung des Öls werden die weißen und schwarzen Sesamsamen *(Sesamum indicum)* gesammelt. Etwa 250 000 bis 400 000 Samenkörner ergeben ein Kilogramm. Für einen Liter Sesamöl werden drei Kilogramm Samen benötigt. Das Öl wurde vor allem durch die Ayurveda-Heilkunde populär. Echt vedisch hergestellt, wird es über Stunden unter ständigem Rühren bei 110 °C gekocht und veredelt. Dadurch wird es dünnflüssiger und ist leichter von der Haut aufzunehmen.

Sesamöl verbessert das Hautbild bei fahler, trockener, schlecht durchbluteter und belasteter Haut. Neben den Vitaminen A und E enthält es vor allem Lecithin und Phytoöstrogene. Diese beiden Stoffe sind der Hauptgrund, es hier zu erwähnen. Lecithin ist ein essenzieller Bestandteil unserer Zellwände und transportiert Wirkstoffe in tiefe Hautschichten. Die Phytoöstrogene Sesamin und Sesamolin gehören zu den pflanzlichen Hormonen und sind unseren Östrogenen ähnlich. Diese weiblichen Hormone beeinflussen auch unsere Haut. Sie unterstützen das Einbinden von Kollagen und Wasser und damit ein straffes Gewebe. Das Öl empfiehlt sich deshalb als Mittel gegen erschlaffende Haut bei Frauen in den Wechseljahren.

Nach der ayurvedischen Lehre wird der Körper vor dem Duschen mit Sesamöl eingerieben, da es ein hervorragendes »Entgiftungsöl« ist, das hilft, Giftstoffe aus dem Unterhautfettgewebe abzutransportieren.

Deshalb gebe ich Sesamöl als Porenöffner und Massageöl den Vorzug vor allen anderen Ölen, die der Schönheit und Gesundheit der Haut dienen. Wer das Öl regelmäßig in die Haut einmassiert oder einmassieren lässt, spürt seinen märchenhaften Ruf als »Sesam, öffne dich!« für Haut und Seele.

Sheabutter

Sheabutter *(Butyrospermum parkii Butter)* gilt als kostbarer Schatz Afrikas. Sie wird aus den Fruchtkernen des Sheanuss- oder Karitébaums gewonnen, der in den Savannen beheimatet ist. Der Baum ist den Menschen heilig. Er darf weder gefällt noch von Männern berührt werden. Das Sammeln und Verarbeiten seiner Blätter und Früchte ist traditionell den Frauen vorbehalten.

Die Blätter werden gekocht, und der Sud wird bei Fieber getrunken oder zur Hautpflege verwendet. Die walnussgroßen Früchte ähneln im Geschmack reifen Feigen, und im Fruchtfleisch eingebettet ist eine Nuss mit Kern, aus dem die Sheabutter hergestellt wird.

Die Menschen in der westafrikanischen Savanne nutzen diese Butter seit Jahrtausenden als wertvolle Naturarznei zur Hautpflege, bei Rheuma, Muskel- und Gelenkschmerzen und zur Tierpflege. Die Fette liegen in einem ausgewogenen, idealen Verhältnis von ungesättigten und gesättigten Fettsäuren vor. Sheabutter bietet alles in einem. Sie gibt der Haut Lipide zurück, die sich in der Hautbarriere wie »Mörtel« perfekt einfügen, und stärkt so die Widerstandskraft der Epidermis. Trockene und empfindliche Haut profitiert vorbeugend oder therapiebegleitend von dieser Nussbutter. Das enthaltene Allantoin wirkt entzündungshemmend und zellregenerierend.

Freunde von Vierbeinern schätzen vor allem im Winter, wenn die Gehwege und Straßen mit Salz gestreut sind, Sheabutter zum Einreiben der Pfoten. Da keine chemischen Zusätze in der Butter enthalten sind, dürfen sich Hunde problemlos die Pfoten ablecken.

Sonnenblumenöl

Sonnenblumenöl *(Helianthus annuus Seed Oil)* hat mit circa 66 Prozent einen hohen Anteil ungesättigter Fettsäuren und einen hohen Alpha-Tocopherol-Gehalt. Dieses Vitamin E hat eine zellschützende, antioxidative Funktion. In der Kosmetik findet Sonnenblumenöl Anwendung, weil es wegen des geringen Anteils gesättigter Fettsäuren ein ausgesprochen leichtes, mildes und pflegendes Öl ist. Diese Leichtigkeit prädestiniert das preiswerte Öl für Reinigungsprodukte und Make-up-Entferner auf Ölbasis.

Weizenkeimöl

Weizenkeimöl *(Triticum vulgare Oil)* entsteht als Nebenprodukt bei der Weizenmehlherstellung. Die Keimlinge werden vom Korn getrennt und gepresst. Das Öl hat den höchsten Gehalt an Vitamin E, das als Antioxidans die Haut vor freien Radikalen schützt. Die durchblutungssteigernde und elastizitätsfördernde Wirkung des Öls haucht fahler Haut wieder Leben ein und hilft als Haaröl bei schuppiger Kopfhaut. Für Schwangere ist Weizenkeimöl ein unentbehrliches Pflegeöl, weil es die Elastizität der Haut verbessert.

▶ Wenn du deine Gesichts- oder Körpercreme gehaltvoller und fetthaltiger machen willst, empfehle ich, ein, zwei Tropfen reines Weizenkeimöl aus kontrolliert biologischem Anbau hinzuzugeben.

Wildrosenöl

Wildrosen zählen zur Familie der Rosengewächse *(Rosaceae),* von der es viele verschiedene Kultur- und Wildarten gibt. In unseren Breiten kommt die wilde Heckenrose oder Hundsrose am häufigsten vor. Aus ihren Früchten, den Hagebutten, stammt das Wildrosen- oder Hagebuttenkernöl *(Rosa canina Fruit Oil).* Einige Naturkosmetikanbieter pflegen aber Wildrosenplantagen in Chile, um ihren großen Bedarf zu decken. Ich gebe den Früchten der europäischen Wildrose als Tee ebenso wie als Öl den Vorzug.

Zur Ölgewinnung eignet sich eine CO_2-Extraktion am besten (siehe Kasten).

Während die Hagebutte für ihren hohen Vitamin-C-Gehalt bekannt ist, trifft das auf das gewonnene Öl nicht zu. Echtes Wildrosenöl hat auch nicht diesen lieblichen Duft, den du jetzt vielleicht in der Nase hast. Dieser resultiert daraus, dass Kosmetikanbieter Wildrosenöl mit ätherischem Rosenöl beduften.

Wildrosenöl fördert die Kollagenproduktion innerhalb des Bindegewebes und hilft bei Pigmentstörungen und Narben. Es ist ein sehr verträgliches Gesichtsöl, das oft in Emulsionen mit Nachtkerzenöl und Arganöl angeboten wird.

Ölgewinnung durch CO2-Extraktion

Einige Öle wie Nachtkerzen- oder Wildrosenöl werden nicht durch Pressung, sondern durch Extraktion mithilfe eines Lösungsmittels, meist Hexan, gewonnen. Diese Methode garantiert jedoch keine rückstandsfreie Qualität. Deshalb bevorzuge ich die Gewinnung mithilfe von CO_2 (Kohlenstoffdioxid).

Unter hohem Druck verflüssigt sich dieses Gas, was zum Aufplatzen der Samen oder Kerne führt. Das Öl wird frei. Ist der Druck weg, geht das CO_2 wieder in einen gasförmigen Aggregatzustand über.

Mit dem als schonend einzustufenden Verfahren werden hochwertige reine Öle gewonnen, die zudem über eine gute Haltbarkeit verfügen und oft auch deshalb anderen natürlichen Ölen zugesetzt werden.

Feuchtigkeitspflege: Aloe-vera-Gel

Aloe vera *(Aloe barbadensis Leaf)* ist die Königin der Wüste, da sie ohne Wasser mehrere Monate überstehen kann. Obwohl sie mit ihren stachligen und fleischigen Blättern stark an einen Kaktus erinnert, zählt die Pflanze zu den Liliengewächsen. Es gibt über 300 verschiedene Arten, von denen in der Kosmetik die *Aloe barbardensis Miller* am meisten genutzt wird.

Das Gel wird aus den Blättern gewonnen. Neben unzähligen Enzymen und Aminosäuren ist der wichtigste Bestandteil die Aloverose. Für die Haut erwähnenswert sind die Vitamine A, C, E und B_{12} sowie einige wichtige Fettsäuren.

Aloe-vera-Gel kühlt bei Prellungen und Sonnenbrand. Es hilft gegen Akne und Herpes wie auch bei Insektenstichen und Augenringen. Eingebettet in eine basische Creme, kann Aloe vera zudem bei Strahlenschäden durch Radiotherapie die Zellregeneration fördern.

Das eigentliche Wunder, das die Aloe vera auf der Haut wirkt, ist logisch zu erklären: Eine Pflanze, die über Monate Wasser speichern kann und sich selbst vor dem Austrocknen bewahrt, spendet Feuchtigkeit. Die gelieferte Feuchtigkeit verdunstet nicht einfach auf der Haut, sondern wird in der Hornschicht gespeichert. Das macht die Wüstenpflanze zu einem Durstlöscher für deine Haut.

Über ätherische Öle, Mazerate & Co.

Die Wirkung von fetten Hautölen (Basisölen), Cremes und Lotionen lässt sich mit ätherischen Ölen und anderen wirksamen Pflanzeninhaltsstoffen unterstützen und erweitern. Eine praktische Methode, Wirkstoffe gezielt zu gewinnen und zu nutzen, sind Pflanzenauszüge (Mazerate). Dafür legt man das Pflanzenmaterial eine Weile zum Beispiel in ein fettes Basisöl ein, in das die wertvollen Stoffe dann übergehen.

Johanniskrautöl

Johanniskrautöl *(Hyperici oleum)*, wegen seiner roten Farbe auch **Rotöl** genannt, ist ein Auszug von frischen Blüten, manchmal auch Knospen und Blättern des *Hypericum perforatum* in einem Basisöl. Es bietet einen Komplex an Inhaltsstoffen mit breitem Wirkspektrum. Am heilkräftigsten ist Johanniskrautöl, wenn nur die Blüten verwendet werden.

Für den bekannten antidepressiven Effekt des Johanniskrauts ist Hypericin verantwortlich, das darüber hinaus auf der Haut eine abtötende Wirkung auf Bakterien und Viren hat und die Wundheilung fördert. Der hohe Flavonoidgehalt wirkt Entzündungen entgegen.

Wichtig: Johanniskrautöl hat fotosensibilisierende Eigenschaften, steigert also die Lichtempfindlichkeit. Beachte deshalb bitte, dass du nach dem Auftragen von Johanniskrautöl nicht in die Sonne gehst. Besonders bei hellhäutigen Menschen kann das Öl zu Fleckenbildung auf der Haut führen. Das ist der Grund, warum es nicht in Cremes eingearbeitet wird.

ROTÖL BEI SCHMERZEN UND WUNDEN

▶ Bei Muskelschmerzen, Verletzungen und leichten Verbrennungen ist ein *Ölverband* mit Rotöl nützlich: 1 Esslöffel Rotöl auf eine Kompresse geben und diese an der betroffenen Stelle fixieren. Den Ölverband 8–10 Stunden am Körper lassen.

▶ Als *Kur* bei Schmerzen und Verspannungen sowie zur Hautpflege 2- bis 3-mal in der Woche eine Ganzkörpereinreibung mit dem Öl machen und anschließend ein Sahnebad (2 Sahnebecher auf eine Wanne) nehmen.

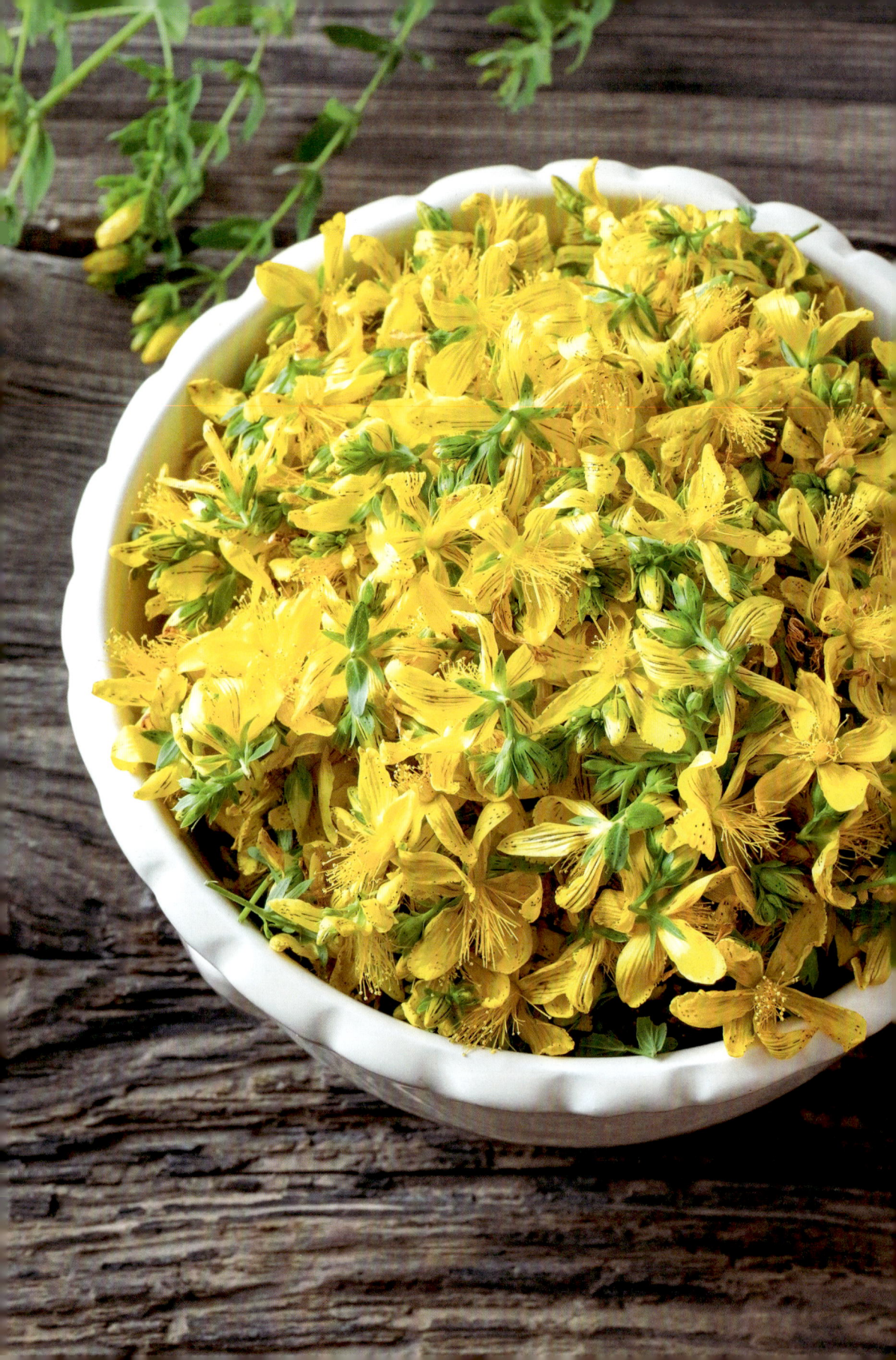

ROTÖL SELBST GEMACHT

▶ Zwischen Ende Juni und August mittags in der Sonne 300 g *Johanniskrautblüten* pflücken (wenn du sie sicher bestimmen kannst). Diese in ein klares Glasgefäß mit 1 Liter kalt gepresstem *Sonnenblumenöl* geben und das Gefäß 6–8 Wochen lang an einem sonnigen Platz stehen lassen. Es sollte sich die typisch rote Farbe bilden.

▶ Das Öl anschließend durch einen Filter abseihen, in dunkle Glasflaschen abfüllen und warm aufbewahren.

Ätherische Öle

Ätherische Öle sind flüchtige Substanzen, mit denen Pflanzen Insekten anlocken oder Schädlinge abweisen. Die Duftstoffe können in allen Pflanzenteilen vorkommen und sollen auch bei der Kommunikation der Pflanzen untereinander eine Rolle spielen. Die Zusammensetzung und Intensität eines ätherischen Öles ist vom Klima und von der Bodenbeschaffenheit des Pflanzenstandorts abhängig. Die flüchtigen Öle sind fettlöslich, enthalten aber keine Fette. Sie werden zumeist durch Destillation gewonnen, bei der das ätherische Öl mithilfe von Wasserdampf aus den Pflanzenteilen gelöst wird. Weitere Verfahren sind Kaltpressung und Extraktion mit Lösungsmitteln. So ist es möglich, den Duft der Pflanze einzufangen und in flüssiger Form in der Aromatherapie, als Raumbeduftung und in Kosmetikrezepturen einzusetzen. Dabei ist Sachkunde notwendig, um Hautirritationen zu vermeiden.

Lavendel

Echter Lavendel (*Lavandula angustifolia*) ist eine wertvolle Heilpflanze mit einem harmonisierend wirkenden ätherischen Duftöl, das Menschen mögen oder verschmähen. Gesammelt werden die Triebe mit den Blüten, die man nach dem Trocknen abstreifen kann und als Destillat (ätherisches Öl), Mazerat (Pflanzenauszug) oder Tinktur (Auszug in Alkohol) weiterverarbeitet. Lavendel wirkt unter anderem leicht beruhigend, hautpflegend sowie bakterien-, viren- und pilzfeindlich.

Melisse

Melisse (*Melissa officinalis*) mit ihrem frischen zitronigen Duft wird hauptsächlich in Hautreinigungs- und Badeprodukten verwendet. Die Pflanze enthält ein ätherisches Öl, das verschiedene wohltuende Wirkungen auf Körper und Psyche hat. Unter anderem entspannt und beruhigt es gereizte Kopfhaut und empfindliche Haut. Hildegard von Bingen empfahl das Kraut als Mittel, »welches das Herz freudig macht«, und Mönche brauten aus Melisse, Alkohol und anderen Kräutern einen Trunk gegen Verdauungsbeschwerden.

Minze
Minze *(Mentha piperita)* ist ein erfrischendes und belebendes Kraut. Das liegt am Menthol, das kühlt und Krämpfe löst. Reinigungs- und Pflegeprodukte nutzen den klärenden, kühlenden Effekt für unreine und fettige Haut. In Zahncreme, Duschgel und Rasierschaum verleiht Minze ein frisches Gefühl.

Ringelblume (Calendula)
Hell- bis tieforange Blütenblätter sind das Kennzeichen der Ringelblume *(Calendula officinalis)*, die wegen der strahlenden Blüten auch Morgenröte oder Goldblume genannt wird. Die Blüten enthalten Saponine (Seifenstoffe), Zuckerverbindungen und ätherisches Öl. Ringelblumensalbe ist ein Mazerat (Pflanzenauszug) und gehört in jede Hausapotheke. Sie wirkt entzündungshemmend, fördert die Wundheilung und eignet sich als tägliche Universalcreme für jede Haut.

Rosmarin
Das ätherische Öl des Rosmarins *(Rosmarinus officinalis)* wirkt unter anderem keimhemmend. Darum übernimmt Rosmarinextrakt stabilisierende und konservierende Eigenschaften in der Naturkosmetik. Das charakteristische Öl regt die Durchblutung und den Stoffwechsel der Haut an, belebt müde Füße und beugt Fußpilz vor.

Salbei
Salvia officinalis galt in der Antike als Sinnbild des ewigen Lebens. Der Name *Salvia/Salbei* leitet sich vom lateinischen *salvus* für »heil, gesund« ab. Die Heilpflanze hat eine antibakterielle, schweißhemmende, zusammenziehende und pilzfeindliche Wirkung und steckt deshalb in Deos und Pflegeserien für unreine Haut.

Thymian
Das ätherische Öl des Thymians *(Thymus vulgaris)* verdünnt und löst Schleim in den Bronchien und fördert die Durchblutung. In Shampoos beruhigt es gereizte Haut und lindert Juckreiz. Die Podologie nutzt seine desinfizierende Wirkung.

HAUPTSACHE BASISCH:
PFLEGEPRODUKTE FÜR DEINE HAUT

Weil ich eine basische Naturkosmetik für eine gesunde Hautpflege befürworte und weil es auf dem Markt keine vergleichbaren Produkte gibt, stelle ich dir im Folgenden meine Pflegeserie vor.

Während ich bei einem basischen Badesalz einen hohen pH-Wert bis 10,0 zum effektiven Entsäuern für notwendig erachte, liegt der pH-Wert bei einer Gesichtscreme oder Körperlotion aus dermatologischen Gründen um 7,4 im optimalen Spektrum. Außerdem scheint mir eine basische Mineralkosmetik, die Mineralien mit pflanzlichen Stoffen kombiniert, einer reinen Pflanzenkosmetik überlegen zu sein und ist als gesunde Körperpflege für jeden zu empfehlen.

Basische Mineralkosmetik fürs Gesicht

Nur drei Produkte umfasst eine basische Gesichtspflege in meinem Säure-Basen-Behandlungskonzept. Damit habe ich bereits vor Jahren den Trend zum Minimalismus, zur Reduktion, zur Inventur im Badezimmerschrank gesetzt (Bezugsquellen siehe Anhang).

BASISCHE GESICHTS-WASCHCREME

Am Anfang steht die Reinigung der Gesichtshaut. Diese ist ein Projektionsfeld des körperlichen und seelischen Zustandes. Mit Rötungen, Entzündungen und anderen Symptomen signalisiert die Haut, dass etwas im Innenleben nicht in Balance ist. Die sichtbare Reaktion fordert uns auf, eine Lösung für das Unsichtbare zu finden.
Die »Basische Gesichts-Waschcreme« wirkt sanft tiefenreinigend, reguliert Störungen der Hautphysiologie und ist auch für sehr empfindliche Haut geeignet. Sie zeichnet sich durch ihr hohes Sorptionsvermögen und pH-Balancing aus. Ihre Hauptbestandteile sind Weizenkleie, Sesamöl, Rügener Heilkreide, ein Heilgesteinsmehl aus der Schweiz sowie meine Edelsteinmischung. Nach dem Gesetz der Hautosmose leitet die Creme saure Toxine aus, die von den mikrofeinen Gesteinspartikeln gebunden werden. Da die Emulsion basisch ist, können die Talgdrüsen wieder körpereigenes Hautfett produzieren.

▶ Eine bohnengroße Menge der feinen Waschcreme in den feuchten Händen aufemulgieren, mit kreisenden Bewegungen aufs Gesicht auftragen und dann abwaschen.

BASISCHE GESICHTSMASKE

Nach der Reinigung ist eine aufbauende Verwöhnmaske genau das Richtige. Hauptbestandteile meiner »Basischen Gesichtsmaske« sind Wildrosenöl und Rügener Heilkreide. Die Maske fördert die Hautausscheidungsfunktion, wirkt entzündungshemmend, hautregenerierend und tonisierend. Sie ist ausgesprochen verträglich für trockene, reife, aber auch entzündliche Haut. Nach dem Prinzip »Alles muss raus« zeigt sich nach jeder Gesichtsmaske mit Wildrosenöl ein strahlend klares Hautbild mit einer reinen Aura.

▶ Die Maske vor der Anwendung mit feuchten Händen aufemulgieren oder direkt auf die feuchte Gesichtshaut verteilen. 10–20 Minuten einwirken lassen.
▶ Gönne dir die Gesichtsmaske mindestens 1-mal pro Woche.

Die Gesichtsmaske wird nicht bröckelig und trocken, sie kann sogar vollständig einziehen. Ein leichtes Prickeln und Wärmegefühl während der Anwendung deutet auf eine verbesserte Durchblutung hin. Nach zwei bis drei Anwendungen kann dies nachlassen, da sich die Haut nun von bisher sauren Körperpflegeprodukten auf eine basische Anwendung umgestellt hat.

BASISCHE GESICHTSCREME

Auch meine »Basische Gesichtscreme« leitet Säuren aus der Haut, neutralisiert diese sanft und sorgt so für eine natürlich schöne und gepflegte Haut. Da die Creme die Selbstregulation der Haut fördert, ist sie für alle Hauttypen geeignet, auch als Nacht- oder Regenerationscreme.
Wichtiger Bestandteil ist das Gel der Wüstenpflanze *Aloe vera barbadensis Miller,* das die Haut mit Feuchtigkeit versorgt, außerdem regenerierend und entzündungshemmend wirkt.
Obwohl ich kein Anhänger von Nachtcremes bin, kann die abendliche Anwendung für eine ausleitende Gesichtspflege sinnvoll sein. Sie bewirkt eine Entgiftung »im Schlaf« und beschleunigt die Klärung der Haut bei Unreinheiten.

▶ Die Creme morgens – und bei Bedarf auch abends – auf Gesicht, Hals und Dekolleté auftragen und sanft einmassieren.

Körperpflege ohne Chemie und Schaum

Auch für die Körperpflege möchte ich dir drei Pflegeprodukte auf Mineralienbasis empfehlen, die für jeden Hauttyp geeignet sind.

Basische Duschcreme

Beim Duschen oder Baden sind wir es gewohnt, unseren Körper und unsere Haare einzuschäumen. Wir glauben, ohne Schaum sei keine gründliche Reinigung möglich. Dem ist allerdings nicht so. Herkömmliche Dusch- und Badeprodukte mögen mit reichlich synthetischen Schaum- und Duftstoffen deine Sinne betören, doch sie trocknen die Haut aus. Ein zart-weiches, geschmeidiges und gepflegtes Hautgefühl schenkt meine »Basische Duschcreme« mit einem Hauch Teebaumöl. Sie erhält den natürlichen Fettfilm, statt ihn mit Tensiden zu entfernen. Kaum zu glauben, aber wahr: Hautgesunde Körperreinigung kommt ohne Säure und Schaumschläger aus.

Basisches Körperpeeling

Unsere Hautzellen erneuern sich permanent in einem 28-Tage-Rhythmus. Mit einem Körperpeeling wird die oberste Hautschicht von abgestorbenen Hautzellen (Hautschüppchen) befreit und die Hautregeneration angeregt.

Peelingsubstanzen können aus natürlichen oder synthetischen Kügelchen bestehen. Ich vertraue auf Mutter Natur und bevorzuge Lavaerde in Kombination mit Walnussschalen- und Traubenkernpulver in meinem »Basischen Körperpeeling«. Diese außergewöhnliche Mischung ergibt ein feines Granulat, das auch als Gesichtspeeling geeignet ist. Im Zusammenspiel mit der basischen Grundrezeptur aus Rügener Heilkreide, Schweizer Heilgesteinsmehl und Edelsteinpulver potenziert sich der glättende Effekt für eine gesunde Haut.

Im Zeitalter der Hightechkosmetik wurden synthetische Peelingsubstanzen eingeführt. Die Scrub-Kügelchen bestehen aus Mikroplastik wie Polyethylen. Als Argument führen Wissenschaftler an, dass diese Plastikkügelchen keine scharfen Kanten und Ecken aufweisen und über die Haut in kreisenden Bewegungen gerollt werden. Dadurch würde die Haut nicht aufgeritzt, wie es zum Beispiel bei Salz- oder Zuckerkristallen der Fall sei. Heute wissen wir jedoch um die Belastungen der Gewässer durch Mikroplastik.

Mit meinem Fertigprodukt fällt die wöchentliche Rubbelkur für die Haut äußerst mild aus. Das liegt unter anderem daran, dass Lavaerde, Walnussschalen- und Traubenkernpulver mikrofein gemahlen und in einer basischen Mineralpaste eingebunden sind.

Basische Körperlotion

Fühlen und Wohlfühlen sind ganz eng mit unserer Haut verbunden. Jede Temperaturschwankung, jeder Windhauch, jede Berührung nehmen wir über dieses Organ wahr. Und eine schöne Haut ist das Ergebnis einer gesunden Organfunktion, die wiederum nach einem festen Zeitrhythmus arbeitet. Zwischen neun und zehn Uhr morgens erreicht die Haut ihren Leistungszenit, baut die stärksten Abwehrkräfte auf und zeigt sich sehr aufnahmebereit.

Mithilfe verschiedener Abwehrstrategien gegen Viren, Bakterien und Umweltgifte bestimmt die Haut unseren Immunstatus. Deshalb enthält die basisch-mineralische Emulsion einen Extrakt aus Echinacin zur Stärkung des Immunsystems. Kraut und Wurzel des Sonnenhutes *(Echinacea purpurea, angustifolia* oder *pallida)* fördern nachweislich die Bildung von Antikörpern.

Diese Körperlotion ist im Übrigen eine Komposition aus Rügener Heilkreide, Kieselerde, Magnesium, Edelsteinpulver und verschiedenen Ölen. Sie nährt und stärkt jeden Hauttyp, fördert die Säureausleitung und unterstützt die Selbstregulation. Ein Zusatz von Nachtkerzenöl mit seinem hohen Gehalt an Linolensäure stärkt die Lipidbarriereschicht. So sorgt die Lotion für eine natürlich schöne, gepflegte und gesunde Haut.

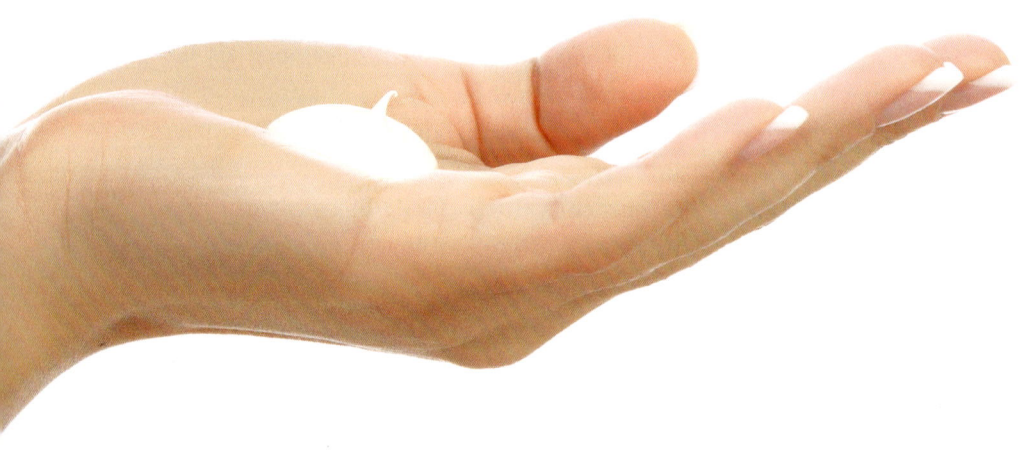

SCHMINK'S DIR AB!

»*You never get a second chance to make a good first impression.*« Es ist nicht klar, wer der Urheber dieses englischen Sprichwortes ist, übersetzen lässt es sich jedenfalls so: »Es gibt keine zweite Chance für einen guten ersten Eindruck« oder kurz »Es gibt nur einen ersten Eindruck« – und das trifft auf beide Geschlechter zu. Körperhaltung, Auftreten und Kleidung sind stilbildend für die äußere Erscheinung.

Dass Schönheit als Eintrittskarte für Erfolg gilt und Maßstab für eigene wie fremde Ansprüche ist, kann einen hohen psychologischen Druck erzeugen, dem keine Schminke gewachsen ist. So ist beim Make-up-Kauf die nächste Unzufriedenheit kalkuliertes Programm.

Zurück zum Naturteint

Überpflege und Überfettung der Haut mit Cremes auf Säurebasis und zusätzliche Farbkosmetik stören die natürliche Selbstregulation der fett- und wasserhaltigen Anteile in der Hornhaut. Unter der abdichtenden Gesichtspflege- und Make-up-Schicht können sich Bakterien im sauren pH-Wert-Milieu ungehindert entwickeln. Häufig brodelt es regelrecht unter der »Spachtelmasse«. Die Haut bekommt zu wenig Licht und Luft und wird in ihrer Organfunktion erheblich beeinträchtigt. Ist dieser Hautzustand erreicht, trauen sich viele Frauen erst recht nicht mehr ohne Make-up aus dem Haus. Die ursprünglich gute Absicht der dekorativen Kosmetik – das Hervorheben des Schönen und das Kaschieren von kleinen Macken – verkehrt sich ins Gegenteil.

Oftmals sind Konturen, Proportionen und Gesichtsformen perfekt, doch Unzufriedene malen sich quasi ein zweites Gesicht, das aufgesetzt, überschminkt und unnatürlich wirken kann. Bei vielen Models, Flugbegleiterinnen und Fachverkäuferinnen in Parfümerien ist der Hautzustand derart desolat, dass sie nicht mehr »ohne« auskommen.

Aus diesem Dilemma hilft nur eine *Maquillage*-Nulldiät, eine Auszeit für die Haut und eine Grundregulation, wie ich sie zuvor beschrieben habe: mit basischer Gesichtspflege auf mineralischer Basis.

Maquillage, der französische Begriff für dekorative Kosmetik, bedeutet übrigens auch »Vertuschung« – das bringt die beschriebene Hautproblematik auf den Punkt. Der Verzicht auf Vertuschung fühlt sich anfangs ungewohnt und »nackt« an, aber nach einigen Tagen erholt sich die Haut. Beim Wechsel von saurer Industriekosmetik auf basische Naturkosmetik stellt sich das Organ innerhalb kurzer Zeit wieder auf seine natürlichen Regulationsprozesse um. Ich kenne zahlreiche betroffene Frauen, die diesen Rat annahmen und sich heute jeden Tag über ihren klaren Naturteint freuen.

Unwiderstehliche Aspekte

Archäologische Funde belegen, dass sich der Mensch schon in der Steinzeit aus mystischen und rituellen Gründen mit Farbbemalung schmückte. Dafür wurden tierische Fette mit Farbpigmenten aus Eisen- und Manganoxiden vermischt. Pflanzenstängel, die in Henna oder Purpurschneckensaft getränkt wurden, waren die Vorläufer des Lippenstiftes. Ob nun Schneckensaft bekömmlicher ist als die aromatischen Kohlenwasserstoffe, sogenannte MOAH (*Mineral Oil Aromatic Hydrocarbons*) der industriellen Massenware, scheint mehr als eine Geschmacksfrage zu sein. Laut Statistik isst jede Frau in ihrem Leben rund zwei Kilogramm Lippenstift. Mineralöle, synthetische Wachse und Farb- und Duftstoffe gelangen direkt in den Körper und lagern sich ab.

Und dennoch: Puder und Rouge, Lippenstift und Lipgloss, Eyeliner und Eyeshadow verleihen das gewisse Etwas und können betonen, betören und begeistern. Wie in der Mode gibt es auch in der Farbkosmetik kein starres Diktat. Jeder kann seinen persönlichen Look kreieren und seinen »ersten Eindruck« lustvoll bestimmen oder spielerisch verändern.

Du hast die Qual der Wahl, die richtigen Produkte für dich auszusuchen. Zu meiner aktiven Zeit als Bereichsleiter von mehreren Parfümerien wurde noch von vielen Herstellern ein überschaubares Standardsortiment ganzjährig angeboten, ergänzt mit jahreszeitgemäßen Farben, doch heute haben sich der Rhythmus beschleunigt und das Spektrum erweitert. Du findest ständig neue Promotionartikel, Fashion-Trends und flippige Farbvarianten, die den Markt beleben sollen.

Bemerkenswert finde ich, dass in einer Kultur mit relativem Wohlstand die Frauen nachweislich mehr Farbe auflegen, sobald der Lebensstandard sinkt. Es soll mit der »Vertuschung« zusammenhängen. Niemand will zeigen, dass es wirtschaftlich abwärtsgeht und finanziell eng wird.

Über ein anderes Kuriosum klärte mich eine Tangotänzerin auf. Knallrote Lippen haben eine Schutzfunktion für die Frau. Sie sind ein Code und signalisieren, nicht geküsst werden zu wollen. Wer Tango tanzt, spielt mit Erotik, liebt das Knistern in der Luft und erschafft eine sinnliche Atmosphäre. Trotzdem: Küssen verboten!

EMPFEHLENSWERTE NATURKOSMETIK

▶ Wenn es um einen feschen Look und dekorativen Blickfang geht, dann greife bitte zur Naturkosmetik mit Zertifikation. Sie steht heute konventionellen Produkten in der Anwendung, im Effekt und der Haltbarkeit in nichts nach, überzeugt aber mit besseren Zutaten für Haut und Gesundheit.

▶ Glanz und Glimmer ins Gesicht bringen beispielsweise auch pudrige Mineral-Make-ups und Puderrouge, die ich für eine vernünftige Alternative zu herkömmlichen Foundations und Make-ups halte. Die Puderpigmente, die mit einem Pinsel auf die Gesichtshaut aufgetragen werden, wirken sehr natürlich und halten lange.

Alternativer Nagellack

Ohne den Anspruch, umfassende Schminktipps geben zu wollen, brennt mir doch etwas auf den Nägeln. Als künstliche Fingernägel und Nagelverlängerungen »in« waren, litt bei vielen Frauen das natürliche Nagelbett. Bei manchen waren die Nägel von den Klebstoffen komplett geschädigt. Nagellacke mit ihren bedenklichen, teils krebserzeugenden Zutaten (auch den inhalierten Duftstoffen beim Auftragen) passen nicht in das Konzept einer gesunden dekorativen Kosmetik.

Alternativ bieten sich **Nagellackfarben auf Schellackbasis** an. Schellack wird aus Absonderungen von asiatischen Pflanzenläusen gewonnen. (Die Lackschildläuse krabbeln übrigens anschließend unbeeindruckt und munter weiter, dennoch werden Veganer vermutlich Bedenken haben.) Die harzartige Masse wird gereinigt, geschmolzen und filtriert. Ich kenne Schellack aus meiner Lehrzeit als Drogist. In unserer Farb- und Lackabteilung kauften Maler, Möbelrestauratoren und Geigenbauer Schellack zur Politur von Holzoberflächen. Polierte Oberflächen mit Schellack wirken edel, elegant und sind sehr widerstandsfähig. Diese Eigenschaften haben auch Nagellacke auf Schellackbasis, die ihre Farbe von Mineralpuderpigmenten erhalten.

Make-up-Auszeit für die Haut!

»Schmink's dir ab« ist ein Muss vor der Nachtruhe. Egal, welche Art von Schminke du aufgetragen hast, sie muss vor dem Zubettgehen runter, damit die Haut wenigstens während der Nacht frei atmen und sich regenerieren kann.

Kleide dich
schön!

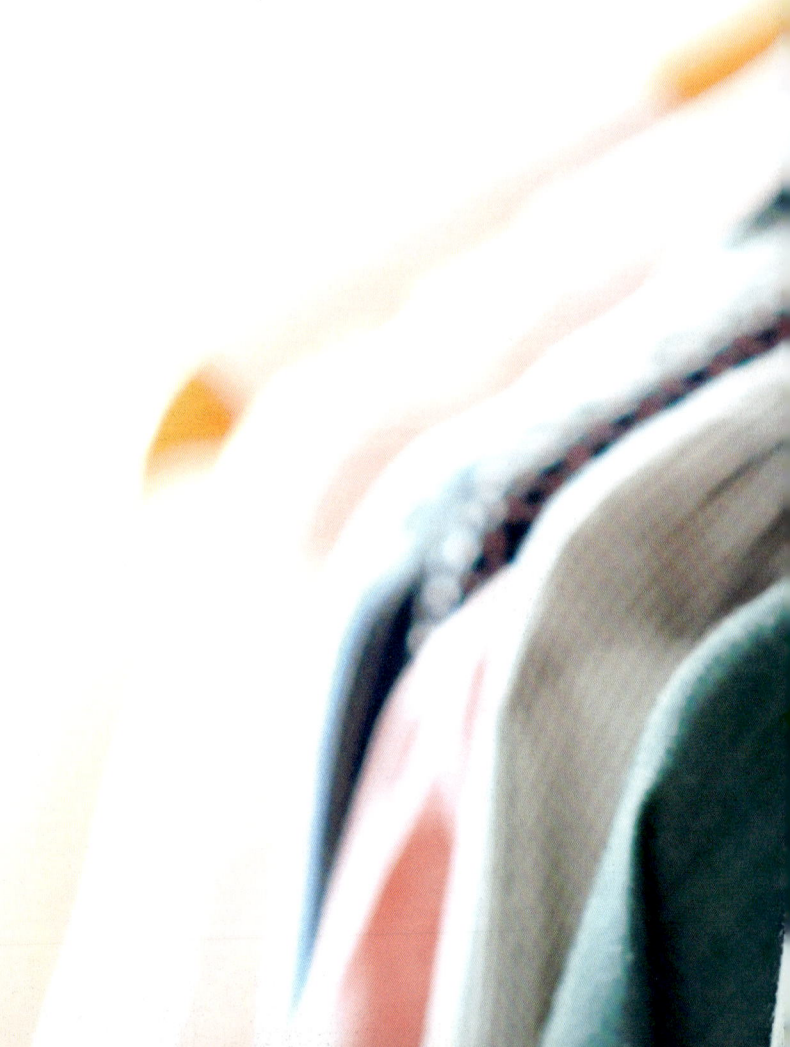

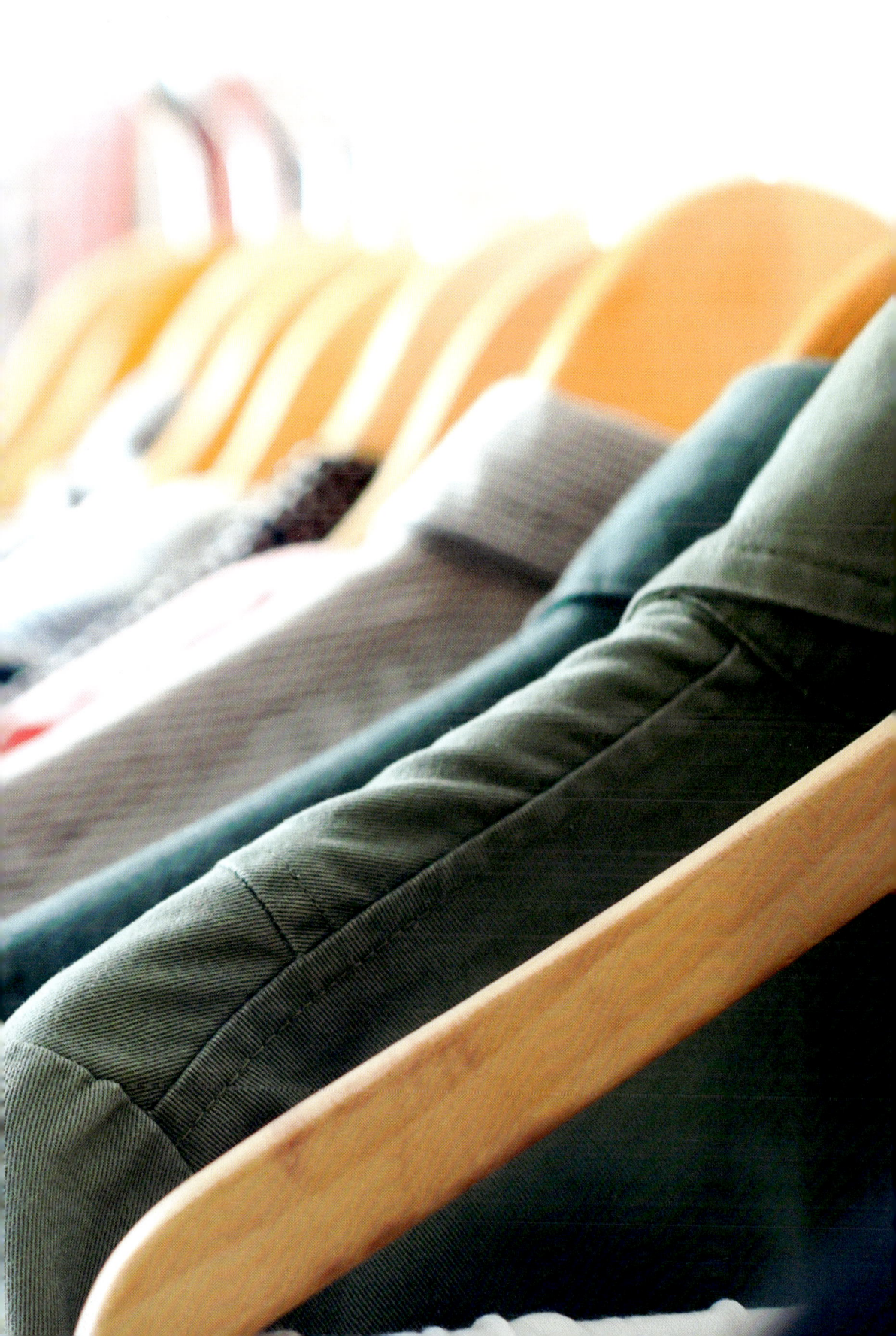

Kleidung ist unsere zweite Haut. Es kann uns nicht egal sein, woher sie kommt, woraus sie besteht und was wir da auf unserer eigentlichen Haut tragen.

Also: Wie kaufst du deine Kleidung? Wovon lässt du dich inspirieren? Kaufst du aus Notwendigkeit oder aus Freude an der Mode? Was lockt dich an: der Schnitt, die Farbe, das Material? Fühlst du den Stoff zwischen den Fingern, bevor du dich näher für ein Kleidungsstück interessierst? Und schaust du aufs Etikett, um etwas über das Material und die Herkunft zu erfahren?

VON TEUREN SCHNÄPPCHEN

Vielleicht kennst du das: Du bist mit deiner Freundin in der Stadt unterwegs und entdeckst diesen wunderschönen Pullover, ein super Schnäppchen. Du kaufst ihn und ziehst ihn gleich an. Nach wenigen Minuten beginnt es überall zu zwicken, und du willst das schöne Teil am liebsten so schnell wie möglich wieder ausziehen.

Es gibt viele Gründe für diese Reaktion. Unsere Kleidung wird größtenteils importiert, oftmals stammt sie aus Billiglohnländern. Dort werden Textilien unter umweltbelastenden und problematischen sozialen Bedingungen hergestellt. Bis sie als Jeans oder T-Shirts in den Geschäften liegen, werden die Stoffe mehrfach chemisch behandelt. Dies beginnt bei Naturfasern wie Baumwolle, Leinen, Seide oder Wolle bereits mit der Behandlung der Pflanzen oder Tiere. Die künstlichen Stoffe wie Nylon, Polyacryl oder Polyester werden in komplexen chemischen Verfahren hergestellt.

Sowohl Naturstoffe als auch Kunststoffe können für die Haut belastend sein. Allergische Reaktionen werden häufig nicht durch die Fasern selbst verursacht, sondern durch Farben und Textilveredelungsstoffe, die den Fasern zugesetzt werden. Die zahlreichen Chemikalien, die während der Produktion zum Einsatz kommen, verunreinigen nicht nur das Grundwasser, sondern bleiben auch in der Kleidung zurück. Eine Gefahr besteht hier für die Haut, die mit Rötungen oder Ekzemen reagieren kann, und auch für unsere inneren Organe, da die Haut Giftstoffe aufnimmt und in den Körper weiterleitet.

Reizende Stoffe

Insbesondere Farbstoffe, die deinem Pullover die brillante Farbe geben, können die Haut reizen. **Azofarbstoffe** sorgen dafür, dass die Farbsättigung gleichmäßig gut ist. Die synthetischen Farben gelten als krebserregend, besonders dann, wenn sie mit

Schweiß in Kontakt kommen. Bakterien wandeln einige Substanzen des Farbmittels in aromatische Amine um, die dann durch unsere Haut in den Körper geschleust werden. In Deutschland sind Azofarben verboten. Sie können aber trotzdem in unserer Kleidung vorkommen, da die globalen Produktionsketten zu komplex sind, um jeden Schritt zu kontrollieren.

Trichlorbenzol ist ein Farbbeschleuniger – und auch ein Nervengift, das die Niere und Leber angreift.

Die Anwendung von sogenannten **Dispersionsfarbstoffen** könnte der Grund sein, warum dich dein Pullover juckt und nervt.

Enthält eine Jacke **Perfluoroktansäure,** können wir uns sicher sein, dass sie kein Wasser durchlässt. Der verlässliche Nässeschutz erhöht allerdings die Gefahr, an Hoden-, Nieren- oder Leberkrebs zu erkranken.

Textilien mit einem antibakteriellen Effekt werden mit **Nanosilber** oder anderen **Bioziden** behandelt. Als Nebenwirkung töten diese auch nützliche Hautbakterien ab.

Damit deine Bluse immer schön knitterfrei bleibt, wird sie mit **Formaldehyden** behandelt. Formalinverbindungen werden von der EU nicht nur als nachweislich krebserregend, sondern sogar als krebserzeugend beziehungsweise keimzellmutagen eingestuft. Der Konservierungsstoff weist mit reizenden, ätzenden und hautsensibilisierenden Eigenschaften eine ausgeprägte Toxizität auf. Als Ersatzstoff für Formaldehyde dient häufig **Glyoxal,** das die Haut und Augen reizt und schlimmstenfalls sogar das Erbgut verändert.

Du kennst sicher diesen typischen Geruch, wenn Kleidungsstücke gerade frisch ausgepackt sind. Was von deiner Nase als angenehm empfunden und von deinen Hirnzellen als »neues Kleidungsstück« abgespeichert wird, ist nichts weniger als **Pentachlorphenol (PCP).** Bevor du deinen Pullover in den Händen hältst, ist dieser schon Tausende Kilometer um die Welt gereist. Um ihn auf den langen Reisen vor Schimmelbefall zu schützen, wird er entsprechend behandelt. Pentachlorphenol wird über die Atemwege und über die Haut gut aufgenommen und greift in den Energiestoffwechsel ein. Das Antipilzmittel führt zu Kopfschmerzen und in regelmäßig hoher Konzentration zu Krebs und Nervenschäden.

Wie gesagt sind manche dieser Chemikalien seit vielen Jahren in Deutschland und in Europa verboten, in manchen anderen Ländern aber nicht. Wegen der unübersichtlichen Produktions- und Lieferwege und der Massen an Waren sind Prüfungen und Kontrollen eine große Herausforderung für die Behörden. So fordern Verbraucherschutzorganisationen seit Jahren auch eine Kennzeichnungspflicht für Ausrüstungsstoffe.

Bei uns gekaufte Kleidung kann also Chemikalien enthalten, die in Europa verboten sind. Die werblich als Vorteil herausgestellten Eigenschaften »knitterfrei, bügelfrei und formbeständig« lassen bestimmte Veredelungen mit Chemikalien vermuten, über die sich die Haut nicht unbedingt freut. Oftmals riecht Kleidung schon nach Chemie.

KLEIDUNG OHNE GIFTSTOFFE

▶ Eng am Körper anliegende Bekleidung musst du unbedingt immer vor dem Tragen gründlich waschen!

▶ Und wie erkennst du Kleidung, die ohne oder mit weniger Chemie behandelt wurde? Schau nach Umweltsiegeln wie Öko-Tex oder der Blaue Engel.

Umweltsiegel

- **Öko-Tex** prüft die Artikel auf Schadstoffe und Einhaltung der gesetzlichen Verordnungen. Es wird nicht nur nach ausgewiesen schädlichen Stoffen wie Azofarben und Formaldehyden gesucht, sondern auch nach anderen schädlichen Stoffen, die eventuell nicht offiziell als verboten gelten.

- In Deutschland gibt es zudem das Umweltzeichen **Blauer Engel** der Bundesregierung. Dieses Siegel bewertet die Auswirkungen des Produktes sowohl auf die Umwelt als auch auf den Menschen. Es geht neben der Vermeidung gesundheitsschädlicher Substanzen um Themen wie ressourcensparende Herstellung, nachhaltig produzierte Rohstoffe, Recycling, Emissionen und Langlebigkeit.

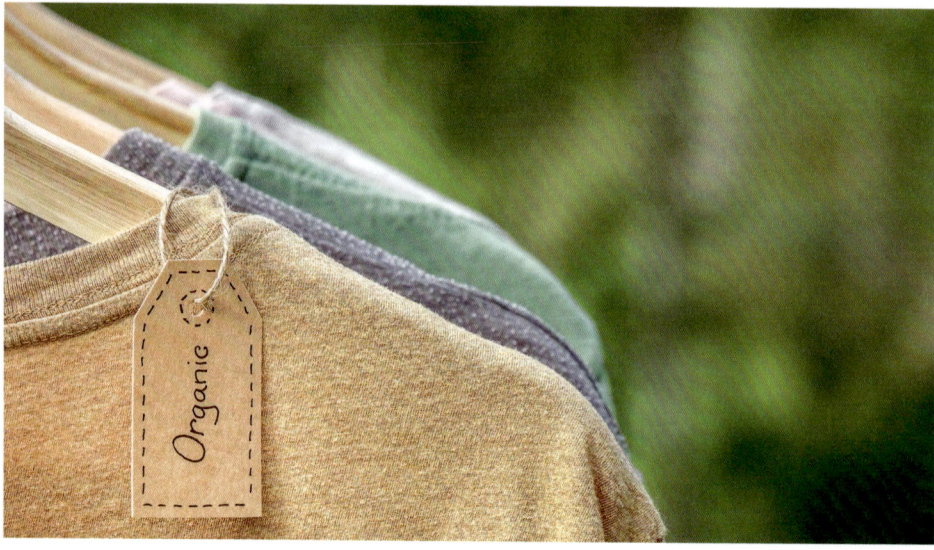

ANGESAGT: NATUR STATT CHEMIE

Nicht nur deine Haut ist von dem exzessiven Chemikaliengebrauch in der Textil-industrie betroffen. Kunststoffe *(man-made fibers)* landen auch auf unserem Teller – in Form von Mikroplastik. Das Thema wird nicht umsonst in den letzten Jahren immer präsenter in den Medien diskutiert.

Der ewige Kreislauf und das Mikroplastik

Was ist Mikroplastik, und wieso ist es in meinem Essen?

Mittlerweile bestehen 60 Prozent der Textilien aus Kunststoff beziehungsweise aus synthetischen Polymeren. Die bekanntesten sind Polyester, Polyamide und Po-lyacryl. Mit einem Blick auf die Etiketten deiner Kleider wirst du in fast jedem Klei-dungsstück mindestens einen Poly antreffen. Ein Problem an der auf Kunststoffen basierenden Kleidung ist, dass die Polys von der Natur nicht leicht zu verdauen sind.

Wäschst du deinen wunderschönen neuen Pullover, um die Giftstoffe, die deine Haut reizten, loszuwerden, reibt sich das Material in der Waschtrommel. Kleinste Faserteile lösen sich und gelangen ins Abwasser. Sie sind so klein, dass sie durch alle Filter schlüpfen und in unsere Flüsse und Meere gelangen, wo sie – wenn sie aus Kunststoff sind – nicht abgebaut werden können.

So gelangt ein Teil deines Schnäppchens über das Wasser in den Nahrungskreis-lauf. Beispielsweise nimmt Plankton die Mikrofaserstücke auf und wird dann vom Fisch gegessen. Der Fisch gerät in die Fangnetze und wird auf dem Markt verkauft. Eines Abends führst du deinen schicken, nun juckfreien Pulli ins Restaurant aus und nimmst wiederum einen Teil von ihm über den delikaten Fisch auf. Der Kreis-lauf des Lebens. *Hakuna Matata* und guten Appetit!

Laut der Weltgesundheitsorganisation gibt es noch nicht genügend Beweise dafür, dass Mikroplastikpartikel schädlich für den menschlichen Organismus sind. Forschungen belegen aber, dass Mikroplastik das Wachstum sowie die Fortpflan-zungsrate bei Tieren beeinträchtigt.

Von Tüten bis T-Shirts: Polys meiden

Wie kannst du nun dazu beitragen, dass nicht noch mehr Mikroplastik in die Meere und letztendlich in deinen Organismus gelangt?

Mikroplastik wird von synthetischen Textilien und generell von Plastikprodukten abgesondert und landet so in den Gewässern. Deshalb:

STATT KUNSTSTOFF NATÜRLICHE STOFFE WÄHLEN

▶ Du solltest darauf achten, Kunststoffprodukte und -verpackungen zu meiden. Es gibt zum Beispiel mehr und mehr spannende Zero-Waste-Läden, die für »Unverpackt« stehen und dir eine gute Alternative bieten.
▶ Was Textilien angeht, kannst du ausschließlich Kleidung aus natürlichen Fasern kaufen.

Textiles aus Naturfasern

Garne, die aus biologischen Rohstoffen hergestellt sind, werden von der Natur abgebaut und von Bakterien zersetzt. Die bekanntesten natürlichen Stoffe auf Zellulosebasis sind Baumwolle, Leinen und Hanf. Natürliche Fasern tierischer Herkunft sind Seide und Wolle. Es gibt hier eine große Varietät der Stoffarten und Verarbeitungsweisen. Bis zum 20. Jahrhundert haben wir uns ausschließlich in natürliche Fasern gehüllt.

Eine interessante Kategorie, die zunehmende Aufmerksamkeit erfährt, sind Fasern, die aus natürlichen, nachwachsenden Rohstoffen künstlich hergestellt werden. Hierzu zählen beispielsweise Viskose, Modal oder Lyocell (unter dem Markennamen Tencel® bekannt), die auf Zellulose basieren. Diese Stoffe werden aus einem Brei verschiedenster Hölzer mithilfe von chemischen Lösungsmitteln gewonnen. Die Herstellung ist also nicht ganz unproblematisch. Im Vergleich zu Kunststofffasern sind diese Stoffe dennoch deutlich umweltfreundlicher.

Interessant ist, dass Forscher inzwischen auch Methoden kombinieren, um Garne aus textilen Abfällen herzustellen. Ich bin optimistisch, dass wir in wenigen Jahren fantastische neue Fasern zur Verfügung haben, die auf natürlichen Rohstoffen basieren und umweltverträglich sind.

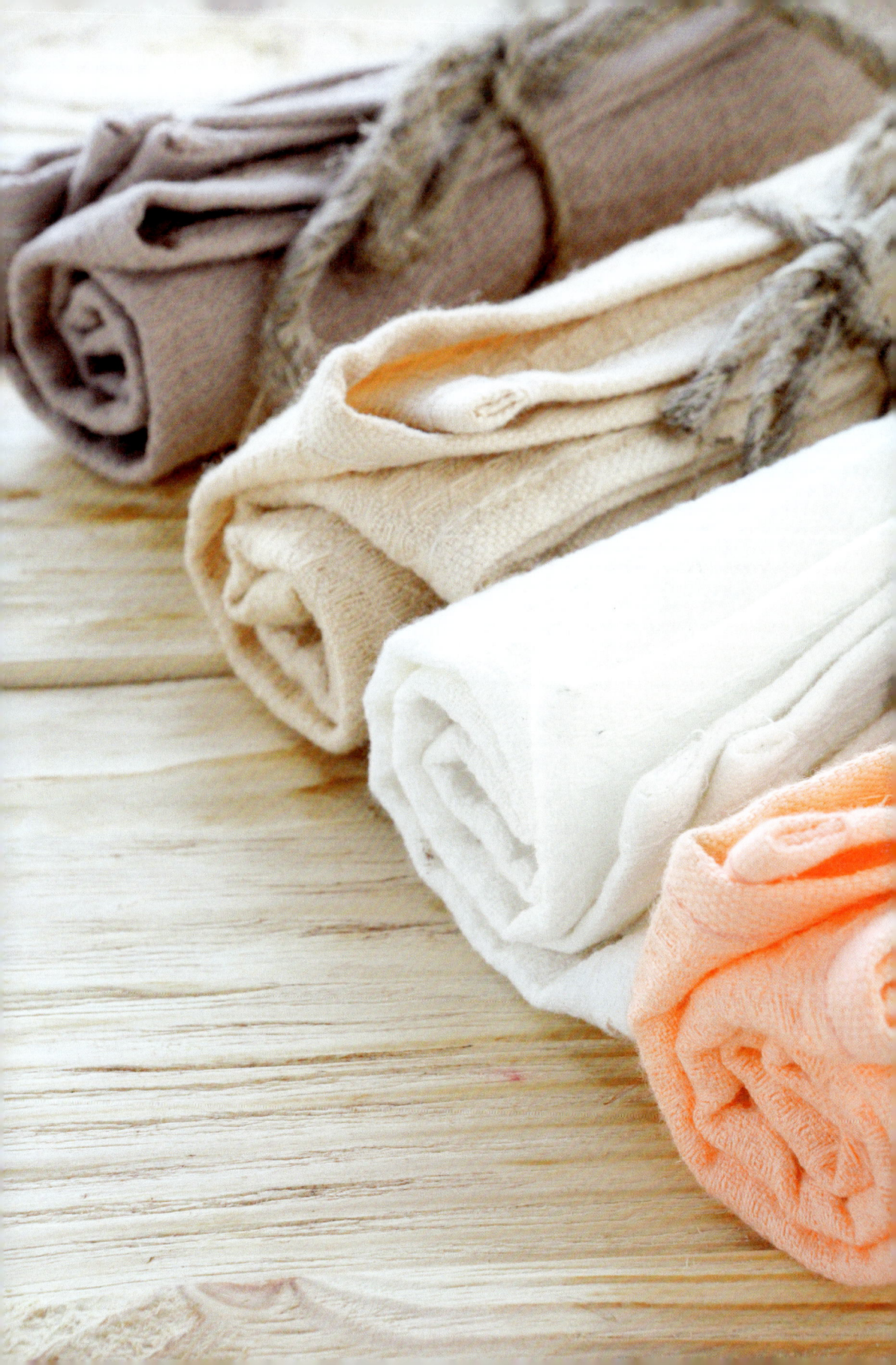

Natur pur – das mag die Haut

Folgende Materialien sind empfehlenswerte 100-prozentige Naturprodukte – sofern sie schadstoffrei behandelt sind, ein Ökosiegel und am besten auch ein Fairtrade-Siegel tragen.

Baumwolle trocknet langsam und lädt sich kaum elektrostatisch auf, weil sie die Ladungen ableitet. Wegen ihrer Feinheit und Weichheit ist sie sehr hautfreundlich. Durch Aufrauen ist auch die Herstellung warm haltender Textilien möglich.

Leinenstoffe isolieren wenig und fühlen sich auf der Haut frisch und kühl an, was bei Sommerkleidung als angenehm empfunden wird. Das Gewebe nimmt Feuchtigkeit schnell auf und gibt sie auch wieder rasch an die Umgebung ab. Dies unterstützt die Temperaturregelung des Körpers bei heißem Klima. Die glatte Oberfläche der Faser und die gute Feuchtigkeitsaufnahme machen Leinen sehr hautfreundlich. Eine elektrostatische Aufladung ist praktisch nicht möglich.

Der Anbau der **Hanf**pflanze erfährt eine zunehmende Bedeutung in Mitteleuropa, da er äußerst umweltfreundlich erfolgt. Die Gewinnung der Faser und die Eigenschaften sind mit Leinen vergleichbar. Die Hanffaser wird zum Beispiel für sommerliche Hemden und Kleider verwendet.

Wolle weist Wassertropfen zunächst ab und nimmt Feuchtigkeit nur langsam auf (das nennt man hydrophob). Nasse Wolle braucht lange zum Trocknen. Die Weichheit der Fasern ist von der Feinheit abhängig. Lammwolle und Merinowolle fühlen sich weich an. Gröbere Wolle kann direkt auf der Haut zu Reizungen führen. Biowolle stammt aus kontrolliert biologischer Tierhaltung. Achte darauf, dass die Wolle nach dem Scheren frei von wasser- und schmutzabweisenden Silikonen und frei von chemischen Behandlungsmitteln gegen Mottenfraß bleibt. Schurwolltextilien müssen nicht oft gewaschen werden. Frische Luft kann ausreichen oder eine Handwäsche; danach liegend trocknen lassen.

Seide wird als kühl und wärmehaltend bezeichnet. Das feine und dichte Gewebe liegt glatt auf der Haut, daher kann die Körperwärme nicht so leicht entweichen. Auch Seide kann viel Wasser speichern, ohne sich feucht anzufühlen. Die Nässe saugt sie schnell in die Hohlräume im Faserinneren auf. Wegen ihrer Feinheit und Weichheit ist sie sehr hautfreundlich und angenehm auf der Haut. Seide hat eine ausgezeichnete Elastizität, knittert kaum, neigt aber zu elektrostatischer Aufladung.

Vorsicht: Wer **Leder** trägt, holt sich vor allem Schwermetalle vom Gerben wie Chrom, Blei und Arsen ins Haus. Die Gifte diffundieren aus der Oberfläche auf unsere Haut. Ich erlaube mir hier, an das erste Kapitel zu erinnern: Membrane, Diffusion, Osmose … Die Lebenserwartung der Arbeiter in der Lederindustrie liegt in Asien rund 20 Jahre unter dem Landesdurchschnitt.

Clever waschen

Du kannst auch deinen Beitrag leisten, indem du deine Kleidung seltener, kürzer und kälter wäschst. Das klingt für einige Leser vielleicht unhygienisch. Aber tatsächlich muss nicht jedes Kleidungsstück nach einmaligem Tragen beim Sonntagsbrunch in die Waschmaschine.

Weniger und kürzer zu waschen bedeutet: weniger Plastik in Form von Mikrofasern in den Weltmeeren. Höhere Temperaturen schwächen zudem die Fasern und machen den Lösungsprozess leichter.

WÄSCHE UMWELTSCHONEND WASCHEN

▶ 30 °C gilt als ausreichende Waschtemperatur.
▶ Mikrofasern kannst du schon in deiner Waschmaschine einfangen. Es gibt Wäschesäcke, die einerseits die Kleidung schützen und andererseits verhindern, dass die Mikrofasern weggespült werden. Zudem gibt es extra Filter, die du in deine Waschmaschine einsetzen kannst. Google doch mal nach Guppy Friend, Cora Ball oder Filtrol 160.
▶ Auch der Wäschetrockner bietet eine zusätzliche Gelegenheit, Mikrofasern freizusetzen und zu verteilen. Hänge deine Kleidung besser einfach zum Trocknen auf und spare dabei noch Energie.

LIEBER ÖKO: WASCH- UND PUTZMITTEL

Wer beim Wäschewaschen die Umwelt schonen und chemische Gifte in der Kleidung und auf der Haut vermeiden will, kommt an Öko-Waschmitteln nicht vorbei.

▶ Grundsätzlich ist *Pflanzenseife* die für Mensch und Umwelt verträglichste waschaktive Substanz.

Sie baut sich schnell und vollständig biologisch ab, indem sie sich nach dem Waschvorgang stets mit dem im Abwasser vorhandenen Kalk zu Kalkseife verbindet. Die Kalkseife wiederum wird anschließend von Mikroorganismen vollständig zu Kohlendioxid und Wasser abgebaut. In biologischen Waschmitteln wird die Seife meist mit Zuckertensiden aus Mais oder Kartoffelstärke in ihrer Reinigungskraft unterstützt. Die Natur kennt die Zutaten und kann sie auch wieder abbauen.

Mikroplastik in Hightechwaschmitteln besteht dagegen aus nicht vernetzten Molekülen, baut sich nicht ab und belastet unnötig die Umwelt.

▶ Bei *Reinigungsmitteln* ist im Prinzip der basische Weg zur Sauberkeit – mit Pflanzenteilen (Verseifung von Kokosöl, Flachs, Raps) oder Marmormehl – dem sauren Weg der Belastung vorzuziehen. Dennoch darf, wo es nötig erscheint, auch mal ein Spritzer *Essig*- oder *Zitronensäure* zum Einsatz kommen, denn es sind biologisch abbaubare organische Säuren.

▶ Gegen *Flecken* von Obst, Blut, Tinte, Kugelschreiber, Gras, Fett und so weiter solltest du immer ein Stück *Gallseife* (stammt von der Rindergalle) in der Waschküche parat haben.

Drei Mittel reichen!

Für einen sauberen Haushalt braucht es nur drei Mittel: ein **Waschmittel** aus Seife (plus Gallseife) für Textilien wie beschrieben, einen umweltfreundlichen **Reiniger** aus Essig oder Zitronensäure und ein **Allround-Putzmittel:** einen feinkörnigen Steinmehlreiniger (aus Marmor), alternativ Soda oder Natron.

Auch hier gibt es clevere Start-ups, die dir einen »Baukasten« an die Hand geben, sodass du dir mit natürlichen Zutaten deine Wasch- und Putzmittel umwelt- und hautverträglich selbst herstellen kannst (siehe zum Beispiel www.sonett.eu).

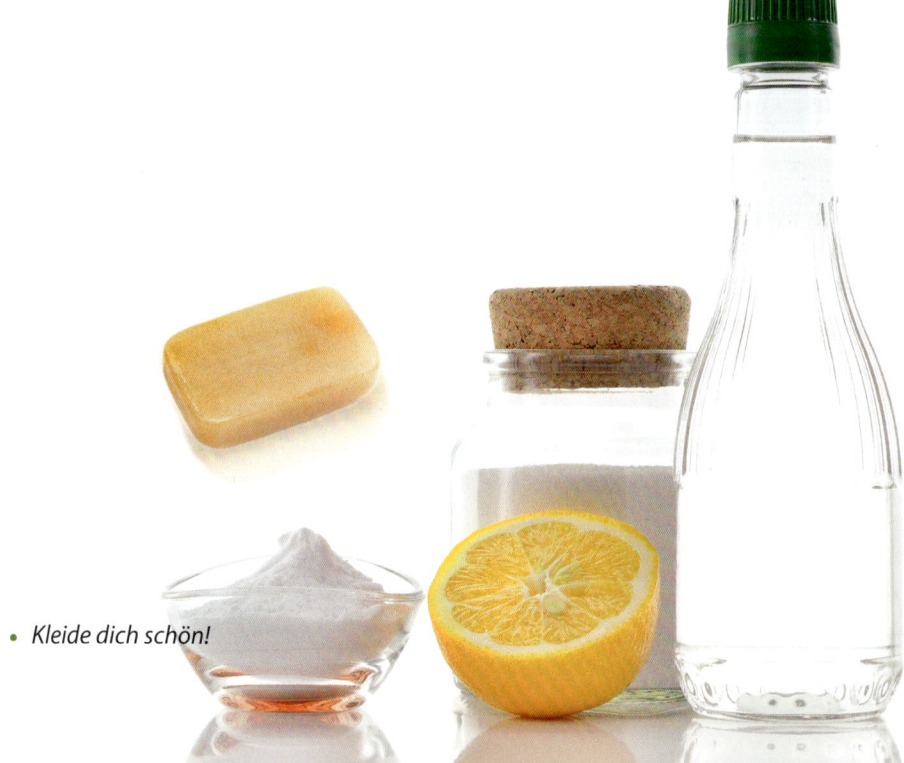

EX-UND-HOPP-KLEIDUNG – EIN SYSTEMFEHLER

Die Kunststoffaffinität der Modeindustrie kam mit der Demokratisierung der Mode auf. Mehr Konsum, schnellere Modezyklen und immer günstigere Angebote, lautete die Devise. Da die Natur nur gemächlich und in Rhythmen funktioniert, griff der Mensch ein und schaffte sich selbst synthetische Fasern, die man jederzeit schnell, günstig und in Massen nach Belieben produzieren kann. Kunstfasern basieren jedoch auf Erdöl und sind weder bei der Herstellung noch beim Tragen auf der Haut gesundheitsförderlich für Mensch und Umwelt.

Die Masse macht's

Könnten wir nicht einfach weniger produzieren? Das Problem im System liegt darin, dass wir den vermeintlichen Erfolg eines Produktes aus wirtschaftlicher Sicht daran messen, wie schnell es sich verkauft und wie viel Profit es bei diesem Verkauf einbringt. Idealerweise regt es noch zu einem Zusatzkauf an. Dann finden wir uns schnell vor einem Kleiderschrank mit Hunderten Kleidungsstücken wieder und haben dennoch das Gefühl, wir hätten gerade nichts zum Anziehen. Komisch, oder?

Als ich (Pia-Maria) 16 Jahre alt war, konnte ich mit meinen ersten selbst verdienten Euros ganze Outfits für unter 50 Euro kaufen. Fantastisch! Mit den Freundinnen ging es beinahe jeden Samstag auf Schnäppchenjagd. Wie mein T-Shirt günstiger sein konnte als das Käsebrötchen zwischendurch? Keine Frage, die aufkam.

Die Modewelt hat sich innerhalb einer Generation stark gewandelt. Die lokale Textil- und Produktionsindustrie ist beinahe verschwunden. Was zählt, sind Größenvorteile, die »Economies of Scale«: Wer viel produziert, zahlt weniger pro Einheit. Dies verschafft den großen Playern einen unglaublichen Vorteil. In der Folge hat sich das Stadtbild verändert. Von den kleinen Boutiquen oder gar Studios halten sich nur wenige etablierte Geschäfte. Hocheffiziente »vertikal integrierte« Modeunternehmen, die ihre Massenmode selbst billig herstellen lassen und in eigenen Geschäften verkaufen, dominieren heute den Markt und die Fußgängerzonen.

Als *Fast Fashion* bezeichnet man das Konzept, laufend neue Kollektionen zu produzieren: Primark, H&M, Zara und Co. schaffen es innerhalb kürzester Zeit, den »aktuellen Trend« zu einem erschwinglichen Preis auf den Markt zu bringen – und das in immer schnellerer Folge. Der Konsument kauft günstig, trägt das Kleidungsstück nur mit einer Wahrscheinlichkeit von 60 Prozent mehr als einmal und wirft es nach maximal siebenmal Tragen weg. Schließlich gibt es ja schon wieder einen neuen Trend, der zu neuen Käufen verführt. Ist das sinnvoll und vernünftig?

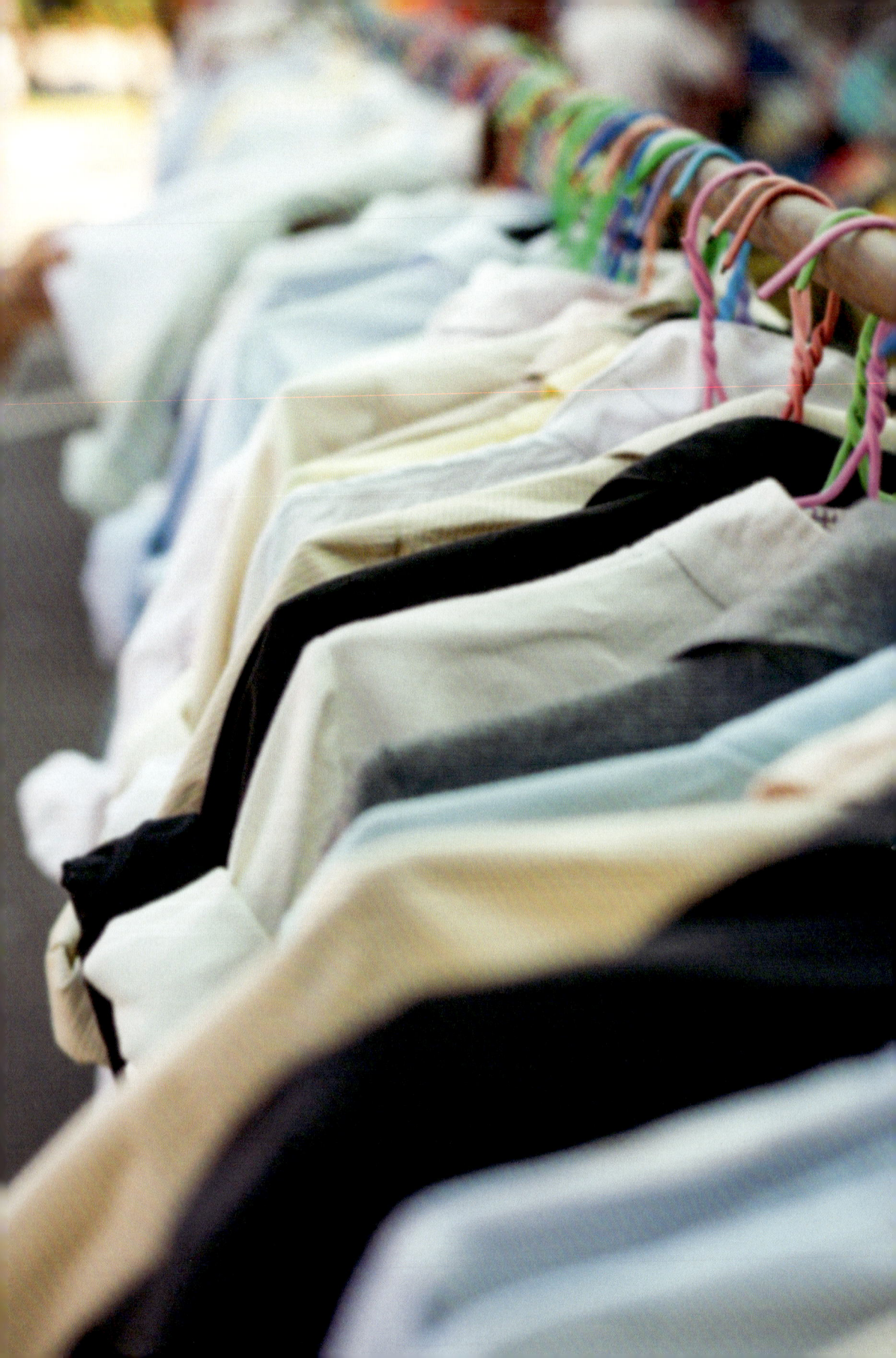

REVOLUTION & INNOVATION

»Jute statt Plastik« ist seit 40 Jahren *der* Slogan gegen die Wegwerf-Mentalität, deren Symbol die Plastiktüte ist. Ende der 1970er-Jahre wuchs das Bewusstsein für ökologische Zusammenhänge, und es entstand so etwas wie eine Aufbruchsstimmung, ein neues Lebensgefühl. Die Jutetasche am Arm war das sichtbare Zeichen der Zugehörigkeit zu dieser Umweltbewegung und ein politisches Statement. Heute zeigen sich die 70er-Jahre nicht nur in Modetrends, sondern finden auch einen Widerhall auf der Straße. Wir beobachten, wie wieder Umweltbewusstsein in der Jugend aufkommt. Mit Aufrufen wie »No Planet B« oder »Fridays for Future« tritt eine Generation auf den Plan, die erkannt hat, dass es Zeit für einen Wandel ist.

KLEIDUNG NACHHALTIGER KAUFEN

Für dich selbst gibt es verschiedene Möglichkeiten, dich nachhaltiger, letztendlich auch gesünder und doch modisch zu kleiden.

► Zum Beispiel kannst du Kleidung von nachhaltigen Modelabels kaufen, die auf eine faire und umweltgerechte Produktion achten.
► Zudem gibt es viele Möglichkeiten, Secondhandkleidung zu kaufen.

Das neue Fashion-Bewusstsein

Secondhandkleider sind zu altmodisch und sowieso verstaubt? Diese Ausreden können wir nicht mehr gelten lassen. Secondhandläden sind zu hippen Boutiquen avanciert, die kaum von einer Firsthandboutique zu unterscheiden sind. Ebenso boomt der Online-Weiterverkauf von Kleidungsstücken. Global wird sich der Secondhandmarkt mit Textilien in den nächsten fünf Jahren verdoppeln. Diese Entwicklung wird besonders durch zwei Generationen forciert: Gen Y (Millennials) und Gen Z. Die etwa zwischen 1980 und 2010 Geborenen treiben einander im Drang nach immer wechselnden, coolen Outfits an, doch jeder will zugleich ein nachhaltiger und bewusster Konsument sein. Mit der »Fashion Revolution« formierte sich nach dem Rana-Plaza-Desaster – dem Einsturz einer Textilfabrik in Bangladesch mit Tausenden Opfern im Jahr 2013 – eine weltweite Bewegung. Von ihr angefeuert, fordern Modebegeisterte auf der ganzen Welt die Revolutionierung eines problematischen, verschwenderischen Systems. Unterstützen wir sie dabei!

Schöne Aussichten!

Neben den zuvor erwähnten industriellen Lösungen, die nachhaltigere und hautverträglichere Fasern bieten, dürfen wir interessante Neuschöpfungen erwarten.

Innovativ: Kleidung aus Pilzen & Co.

Pilze, Apfelschalen oder Bananenstauden dienen als nachwachsende Lieferanten für hautgesunde Textilien und veganes Leder. Die derzeitigen Experimente mit Pilzen sind besonders vielversprechend, weil – abhängig von der Nahrung der Pilze – verschiedene Materialien gebildet werden können. Zudem lassen sich die Pilzstoffe auf natürliche Art und Weise färben und sind besonders hautverträglich.

▶ Achte also beim nächsten Einkauf auf das Material oder suche gezielt nach alternativen, naturbasierten Grundstoffen.

Alternative Farbstoffe

Der Trend zu mehr Nachhaltigkeit, mit dem nun auch die Modeindustrie infiziert ist, hat mittlerweile spannende Start-ups inspiriert, die alternative Färbemethoden mit natürlichen Mitteln anbieten.

Beispielsweise handelt das deutsch-israelische Unternehmen *Algalife* mit Textilfarben, die aus Algen gewonnen werden. Man orientiert sich am Prinzip der Kreislaufwirtschaft. Demnach gibt es keinen Abfall – wie in der Natur. Denn alles, was die Natur produziert, ist Teil eines natürlichen Kreislaufs und dient als Rohstoff für neues Leben.

Färben mit Bakterien ist eine weitere Möglichkeit, die einiges an Wasser und vor allem Chemie einspart. Die Firma *Colorifix* setzt ein biologisches Verfahren ein, bei dem Textilien mithilfe von Mikroorganismen eingefärbt werden.

Neben Start-ups und Forschungsinstituten haben auch große Hersteller erkannt, dass es sich lohnen kann, Alternativen für die synthetischen Farbstoffe zu entwickeln. Einige Modefirmen, die solche neuen Farben verwenden, haben mittlerweile sogar QR-Codes, die du scannen kannst, um den Herstellungsprozess sowie die Herkunft der Farbstoffe nachzuverfolgen. Dies ist die Transparenz, die es braucht, um dich davor zu schützen, deiner Haut und der Umwelt zu schaden.

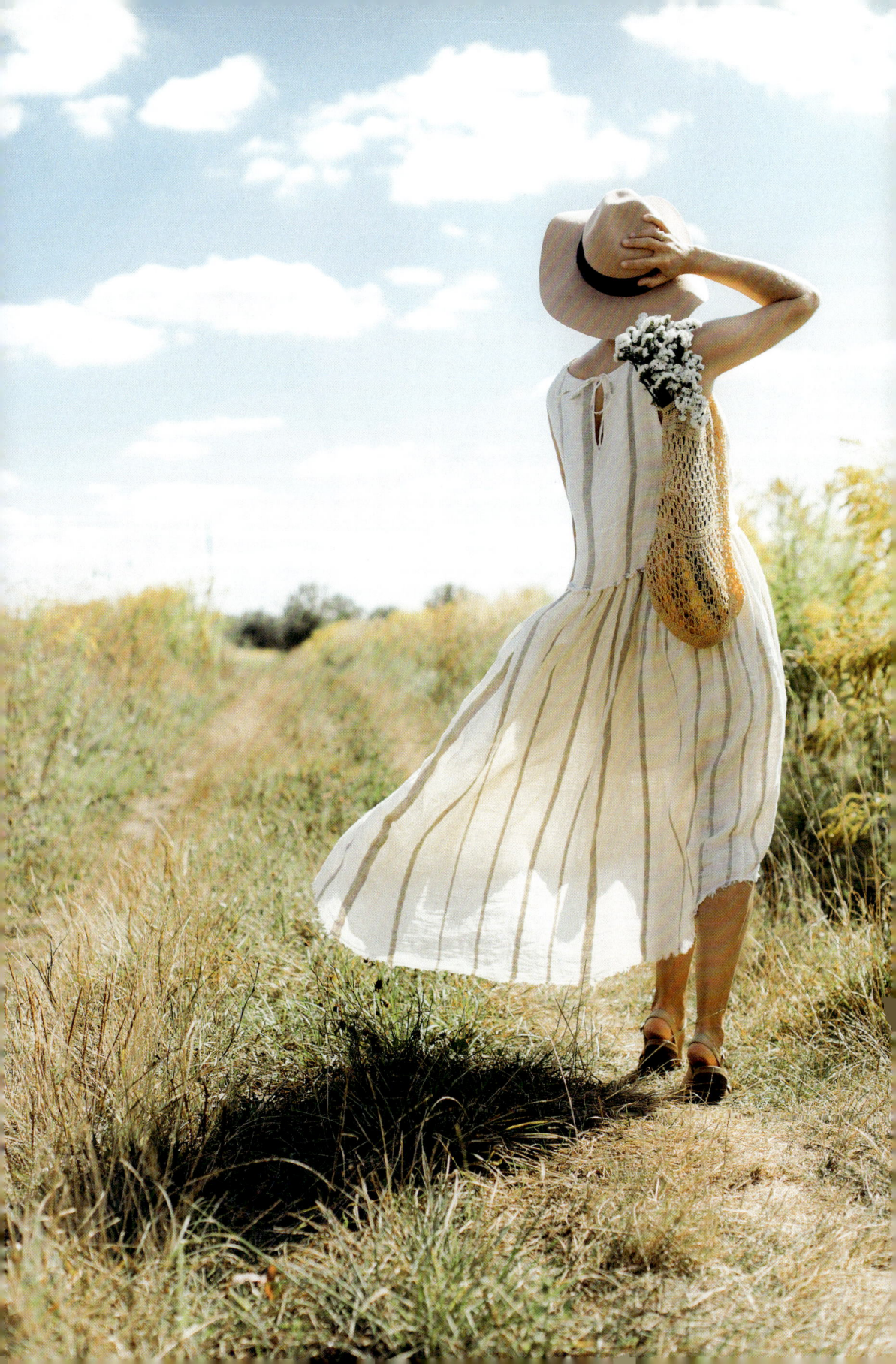

Schütze dich

gut!

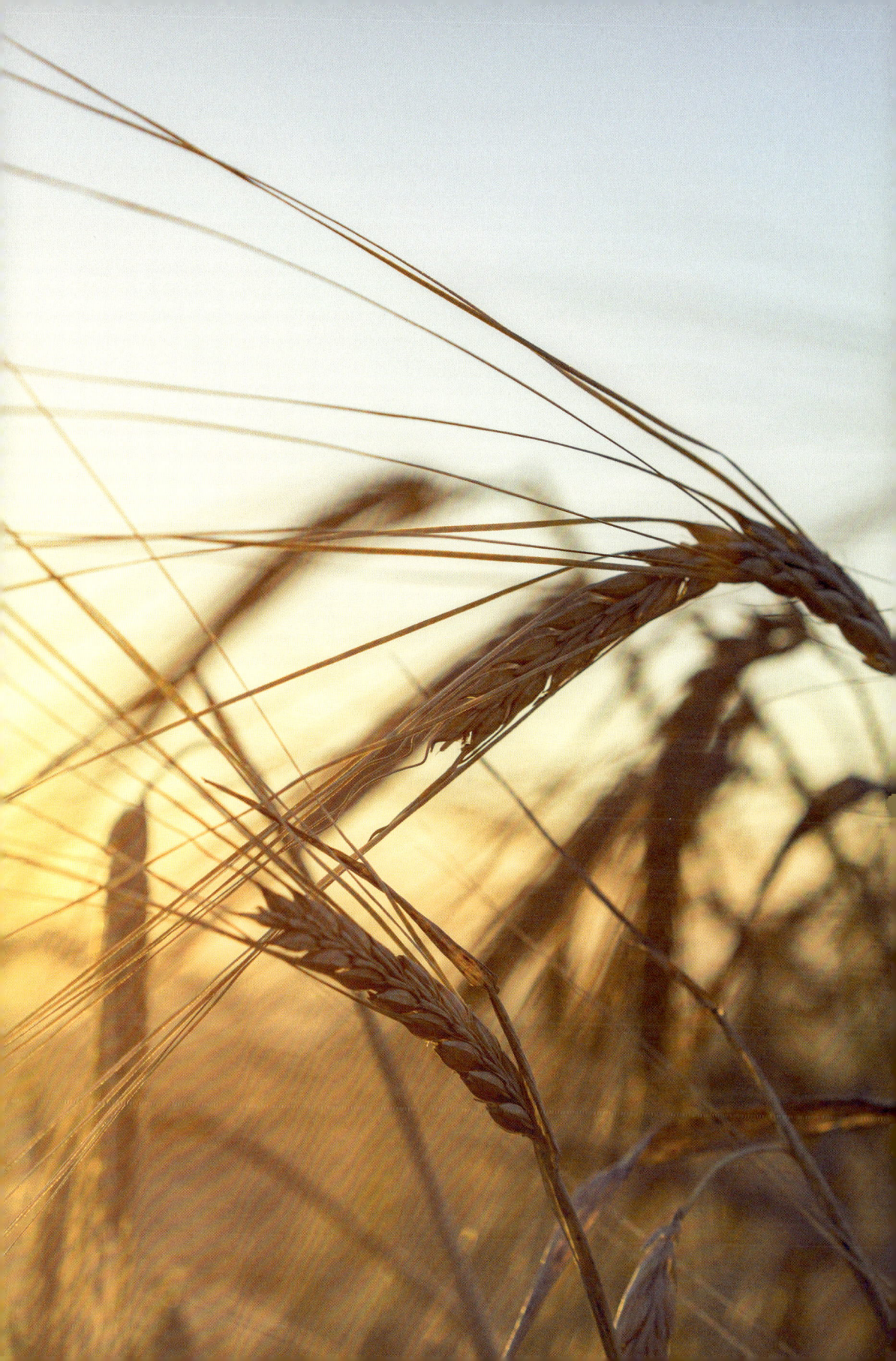

Wir sind immer mehr hochfrequenten Strahlungsquellen ausgesetzt, die angeblich für unsere Gesundheit völlig unbedenklich sind. Aber warum muss man dann in Intensivstationen von Kliniken und in Flugzeugen während Start und Landung Mobiltelefone ausschalten? Unser biologisches Informationsnetz aber, das weitaus sensibler ist als jede moderne Elektronik, soll gegenüber digitaler (gepulster) Strahlung unempfindlich sein?

Vielleicht als ausgleichender Gegentrend zur Digitalstrahlung erleben Farblichtstrahler als wirksame fotodynamische Therapie in den vergangenen Jahren einen bemerkenswerten Aufschwung. Über Sinnesempfindungen werden unsere Gefühle miteinbezogen. Licht und Farbe gelangen über die Hautschichten in tiefere Schichten des Bewusstseins.

ERKENNE DEINE DIGITALE WELT

Dass die digitale Welt Auswirkungen auf den Säure-Basen-Haushalt und die Hautgesundheit hat, wurde bisher nur von wenigen Fachleuten thematisiert. Die digitale Welt wird nicht nur die Wirtschaft und die Gesellschaft verändern. Sie schafft andere Menschen.

Wie verändert diese Technologie unser Verhalten? Ständig lassen wir uns ablenken und manipulieren. Die Software von Apps wird so programmiert, dass Suchtgefahr besteht. Wir wollen nichts verpassen, keine wichtige Mail, kein Posting auf Facebook und Instagram. Über zwei Drittel der 18- bis 24-Jährigen greifen aus Langeweile zum Mobiltelefon, sobald nichts passiert. Die Technologie ist so benutzerfreundlich ausgeklügelt, dass am Ende einer Webseite neue Texte und Fotos geladen werden oder bei YouTube automatisch ein neues Video startet. Ein Ex-Facebook-Mitarbeiter drückte es deutlich aus: »Wir saugen dir so viel Zeit wie möglich ab und verkaufen sie an unsere Werbekunden.«

Werden wir zu dressierten Affen ökonomischer Interessen, oder hat die Digitalisierung auch Vorteile? Ich glaube, es braucht Regeln und freie Bereiche. Mich nervt es jedes Mal, wenn meine Ohren gezwungen werden, Gespräche mitzuhören, die mich nicht interessieren. Ganz zu schweigen von einer zum Greifen negativen Frequenz und Energie.

Laut Forsa-Umfrage hängen Jüngere täglich stundenlang am Mobiltelefon. Fast die Hälfte der Befragten gab an, lieber ihre Zeit online zu verbringen, als sich analog dem direkten Kontakt mit Freunden oder Verwandten zu widmen. Auch bisherige Hobbys werden vernachlässigt.

Mit digitalen Medien umzugehen sollte Unterrichtsfach in den Schulen werden. Die Manipulationsmöglichkeiten, die gesellschaftlichen Auswirkungen, Sozialverhalten, Suchtgefahren und Verwahrlosung sind nicht mit dem bis vor Kurzem ebenso beliebten Fernsehen zu vergleichen.

Mit der Erde in Resonanz

Die Erde erzeugt durch ihr Magnetfeld seit Jahrmillionen Frequenzen, die der Körper für die Steuerung seiner Organe benötigt. Die weltweite Gewittertätigkeit führt ständig zu elektromagnetischen Wellen, die sich ausbreiten. Dieses natürliche elektromagnetische Umfeld hängt direkt mit unserem Wohlbefinden zusammen. Man denke zum Beispiel an Wetterfühligkeit oder an die sogenannten Schumann-Wellen.

Unser natürliches elektromagnetisches Umfeld

Diese Resonanzen sind nach dem Physiker und Elektroingenieur Winfried Otto Schumann (1888–1974) benannt, der diese Wellen 1952 entdeckte und acht Jahre später experimentell untersuchte. Schumann-Resonanzen bezeichnen das Phänomen, das elektromagnetische Wellen bestimmter Frequenzen entlang des Erdumfangs bilden (Erdresonanzfrequenz). Durch Blitze wird in der Atmosphäre und in der Ionosphäre (Bereich der oberen Atmosphäre ab 100 Kilometer Höhe mit freien Elektronen und Ionen) ein breites Spektrum an elektromagnetischen Wellen ausgesendet. Wellen, die sich nach einer Erdumrundung wieder in der gleichen Phase befinden, verstärken sich. Die Existenz derartiger Resonanzen hatte bereits der Erfinder Nikola Tesla (1856–1943) beschrieben.

Die Hauptfrequenz des magnetischen Feldes der Erde liegt zwischen 7 und 12 Hertz (Hz) und beträgt im ungestörten Zustand 8,1 Hz. Diese Frequenzen werden auch von unserem Gehirn selbst erzeugt, was bedeutet, dass wir mit den Frequenzen der Erde in Resonanz gehen. Vermutlich passten sich unsere Hirnfrequenzen den Schwingungen der Erde an.

Alles, was das Gehirn wahrnimmt, verarbeitet es durch elektrische Signale. Elektromagnetische Wechselfelder verfügen generell über die Eigenschaft, mit bioelektrischen Feldern in unserem Organismus in Resonanz zu treten. Resonanz meint das synchrone Mitschwingen eines Körpers, das in der gleichen Frequenz von einem anderen Körper ausgeht. In der Magnetfeldtherapie werden mit einem Regler genau diese Frequenzen für den Patienten eingestellt.

Zugvögel, Tauben, Bienen, Wale und andere magnetorientierte Tiere verfügen über Sinnesorgane, mit denen sie die Strahlung direkt wahrnehmen können und zur Orientierung nutzen. Jeder Brieftaubenzüchter kennt die Probleme der Orientierungsstörungen bei seinen Tauben, die durch Störungen im Erdmagnetfeld verursacht werden. Sie können klimatisch bedingt, durch den Einfluss von verstärkter Erdstrahlung oder wegen magnetischer Winde durch Sonneneruptionen auftreten. Der Mensch nutzt mit dem Kompass die magnetischen Kräfte als Navigationshilfe in der Schifffahrt und im Flugverkehr.

Wir sind natürlichen Wellen aus dem Kosmos und aus dem Kern der Erde ausgesetzt. Es gibt Einflüsse durch feinstoffliche Energiefelder der Erde (geomantische Linien), durch Erdstrahlen, Verwerfungen und Wasseradern, die zur Übersäuerung des Körpers beitragen können. Und dann gibt es jene Bereiche elektromagnetischer Felder, mit deren Spannung unser Körper inzwischen täglich fertigwerden muss. Seit der Erfindung der Funktechnik belasten künstliche elektrische und elektromagnetische Felder zunehmend die Atmosphäre und das Erdmagnetfeld.

Wir reduzieren den Klimawandel und die Erderwärmung auf fossile Brennstoffe und vergessen dabei die Erwärmung der Erde durch zunehmende künstliche elektromagnetische Wellen.

Der Ton macht die Musik

Wenn du Wasser in eine Klangschale füllst und mit dem Klöppel über den Schalenrand kreist, übernehmen die Wassermoleküle die Schwingungen der Klangschale. Sie beginnen nach der Frequenz zu tanzen und klingen wie Musik in deinen Ohren.

Ein anderes Beispiel: Ich stand mit dem Auto vor einer roten Ampel neben einem jungen Burschen, der eine für meinen Geschmack schreckliche Musik hörte. Die tiefen Bässe übertrugen sich und gingen mit meiner Herzfrequenz in Resonanz. Die negativen Schwingungen fühlten sich nicht gut an und fügten meinem Herzen Schmerzen zu.

Rudolf Steiner (1861–1925) warnte vor solchen negativen Frequenzen und meinte, dass sie unsoziales Verhalten, Disharmonie und Uneinigkeit fördern würden. Zusätzlich würden sie unser Gehirn als Steuerorgan des Körpers in schlechte Stimmung versetzen. Ich fühle mich häufig bei der allgegenwärtigen Musikauswahl im Radio bestätigt und empfinde sie als eine Beleidigung für meine Ohren.

Ist der Mensch richtig gestimmt, fühlt sich sein Leben stimmiger an. Körperzellen schwingen mit dem richtigen Grundton von 432 Hz, der unseren Körper in der Heilung unterstützen kann. Glücklicherweise gibt es erhebende Frequenzen und angenehme Töne, die mit unseren Empfindungen im Einklang sind und Gänsehaut-Feeling auslösen können.

STRESS DURCH ELEKTROSMOG

Smog ist ein Kunstwort aus den englischen Wörtern *Smoke* und *Fog*, »Rauch« und »Nebel«, und bezeichnet einen aus Schadstoffen, Abgasen und Giften entstandenen Nebel. Wenn wir von Elektrosmog in Wohnbereichen und anderen Gebieten sprechen, meinen wir, dass diese komplett mit belastender elektromagnetischer Strahlung durchzogen sind. Dieser »Nebel« entsteht immer, wenn Elektrizität produziert, transportiert und verbraucht wird. Jedes Elektrogerät, jede Steckdose, alle Sendeantennen und Funktürme verursachen unerwünschte Nebenwirkungen. Sobald elektrische Spannung anliegt, elektrische Energie fließt, Sender senden und Funker funken, wird unsichtbarer Elektrosmog an die Umgebung abgegeben.

Über Wechselstrom, Frequenzen und Strahlung

Wechselstrom ist die am häufigsten benutzte Energieversorgung. Zu Beginn der Elektrifizierung entbrannte ein erbitterter Streit über das bessere Stromsystem: Thomas Alva Edison, der Erfinder der Glühbirne, gegen den Industriellen George Westinghouse – Gleichstrom gegen Wechselstrom. Edison konstruierte 1879 aus einem verkohlten Baumwollfaden und einem luftleeren Glaskolben die erste Glühbirne. Er favorisierte Gleichstrom, bei dem die Elektronen immer in dieselbe Richtung mit derselben Stärke fließen. Gleichstrom hat keine Frequenz und lässt sich nur über kurze Strecken verlustfrei leiten.

Sein Konkurrent Westinghouse kaufte Patente von dem kroatischen Physiker Nikola Tesla, der als Erfinder des Wechselstroms gilt. Wechselstrom ändert periodisch seine Fließrichtung. Plus- und Minuspol wechseln in schneller Folge. Die

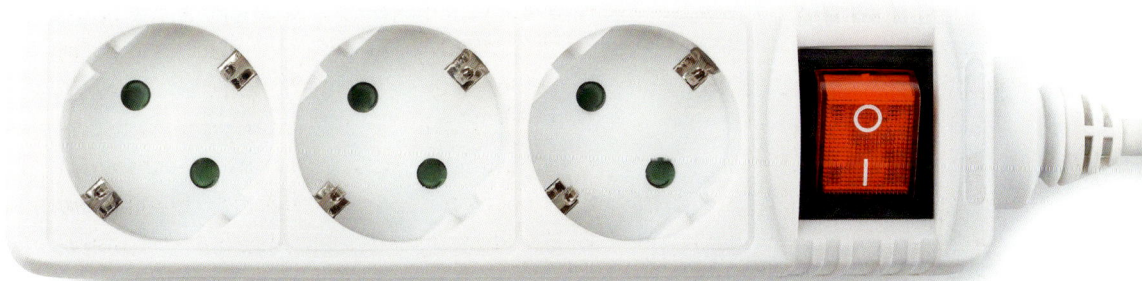

Frequenz, also die Häufigkeit des Richtungswechsels, wird in der Einheit Hertz (Hz) angegeben. Hertz ist die Frequenz einer elektromagnetischen Welle pro Sekunde. Die Energie in unseren Leitungen ist ein Wechselstrom mit 50 Hertz. Das bedeutet, dass der Strom 50 vollständige Schwingungen in einer Sekunde durchführt und in einer Sinuskurve Wechselfelder erzeugt. Diese Felder sind immer vorhanden, wenn Spannung (Strom) in Leitungen, Schaltern, Lampen und so weiter anliegt.

Hochgespannter Wechselstrom kann Hunderte von Kilometern durch Kabel mit geringen Verlusten geschickt werden und lässt sich mit Transformatoren in unterschiedliche Spannungen umwandeln. Je stärker der elektrische Strom, desto mehr Elektronen fließen und desto stärker ist die elektromagnetische Abstrahlung.

So wirken elektromagnetische Wechselfelder

Warum nehme ich dich mit auf diesen Ausflug in die Elektrizität? Magnetische Wechselfelder durchdringen unseren Körper und führen zu Verschiebungen der Ladungen im Blut, in Lymph- und Nervenbahnen. Der Organismus wird durch die starke und dauerhafte Wechselwirkung in einen Stresszustand versetzt.

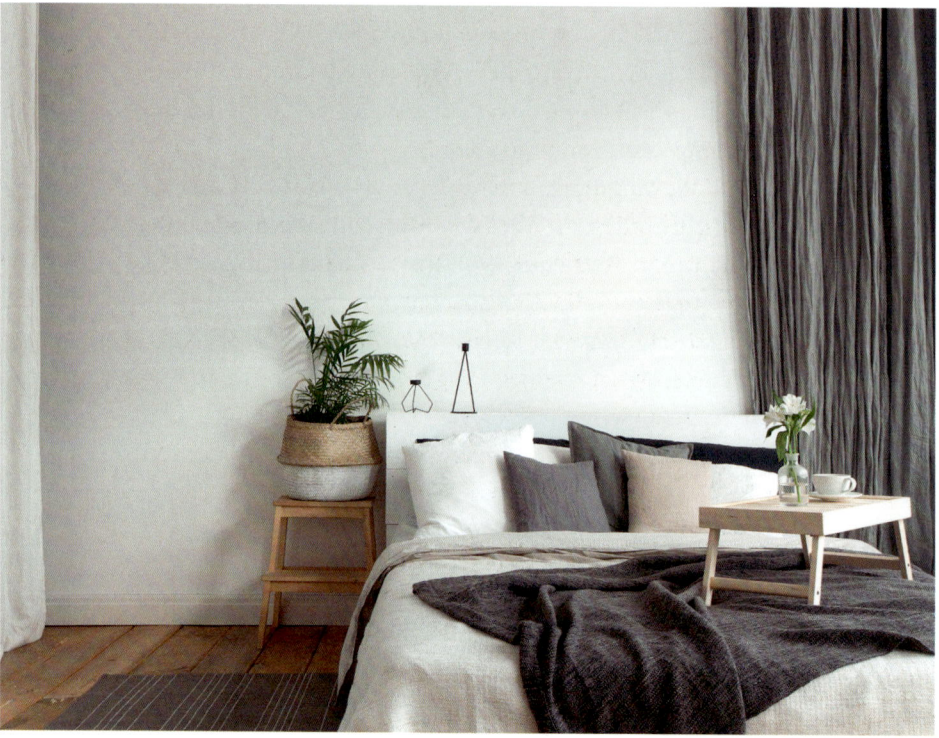

STRESSFREIER SCHLAFPLATZ

Die biologischen Belastungen sind besonders nachts im Ruhezustand hoch, wenn der Schlafplatz nicht frei von Elektrosmog ist. Darum:

▶ Verbanne bitte aus deinem Schlafzimmer Fernseher, Telefon, Radiowecker, Heizdecken, PC, Metallroste und Federkernmatratzen.

▶ Wer ganz sicher sein will und gesundheitsbewusst lebt, schaltet die betreffenden Sicherungen nachts aus oder installiert einen Netzfreischalter. Wer keinen Strom benötigt, braucht auch keine Spannung.

Einfluss auf Osmose, Stoffwechsel und Hormone

Unsere Atmosphäre ist dicht mit unsichtbaren Abstrahlleistungen angefüllt. In unserem Organismus führt Elektrosmog zu Veränderungen des Konzentrationsgefälles (Osmose) und zu Veränderungen im Stoffwechsel mit Folgen für das gesamte Zellmilieu. Eine gesunde Zelle hat eine elektromagnetische Spannung von 70 bis 90 Millivolt (mv) und reagiert auf ihre unmittelbare Umgebung. In den Jahrmillionen ohne künstlichen Strom waren dies nur die Frequenzen aus dem natürlichen Erdmagnetfeld. Mit der Erfindung der Glühbirne sinkt die Regenerationszeit des Menschen kontinuierlich, und künstlich erzeugte Elektrik wirkt auf unser Körperwasser ein.

Wasser ist ein guter Leiter und gelangt in jede Zelle. Gesundes Wasser ist magnetisch nordpolarisiert, negativ geladen, sauerstoffreich und basisch. Versauertes Wasser zeigt eine magnetische Südpolarisierung, bietet einen Nährboden für Bakterien und beeinflusst das Milieu, in dem die Zelle lebt. Darum spielt geordnetes und strukturiertes Wasser bei allen Prozessen eine wichtige Rolle und ist entscheidend für die Durchlässigkeit der Membranen. Externe Elektrosmog-Einflüsse, die diese Ordnung zerstören, greifen in die Regelmechanismen der Zelle ein.

Die elektromagnetische Spannung ist ein wichtiges Kommunikationsmittel zwischen dem Zellinneren und seiner Umgebung. Fällt die Spannung ab, können Zellen bestimmte Signale nicht empfangen.

Auch die Ausschüttung der körpereigenen Hormone Melatonin und Serotonin kann sich unter Elektrosmog verändern. Die Hauptsteuerung der Produktion in der Zirbeldrüse erfolgt über den Lichtreiz auf der Netzhaut. Die Zirbeldrüse sitzt im Zentrum des Gehirns und ist ein Lichtorgan. Über Jahre maß man ihr keinerlei Bedeutung bei, doch heute ist die Funktion bekannt. Sie steuert die innere Uhr, reguliert den Schlaf und erhöht unsere Intuition. Direkte Folgen einer gehemmten Zirbeldrüse sind Schlafstörungen, Depressionen und degenerative Krankheiten wie Alzheimer und Parkinson.

Was digitale Signale sonst noch anrichten können

Unnatürliche, technisch hergestellte Potenziale schaffen physikalisch-chemische Realitäten. Sie können eine Ursache für gesundheitliche Beeinträchtigungen sein, unabhängig davon, ob jemand als »elektrosensibel« gilt oder nicht. Beschwerden durch Elektrosmog wie Kopfschmerzen, Tinnitus, Herzrhythmusstörungen und Lern- und Konzentrationsstörungen bei Kindern haben seit der Einführung des digitalen Mobilfunks im Jahre 1992 drastisch zugenommen.

Was ist der wesentliche Unterschied zwischen einem analogen und digitalen Signal? Analog bedeutet eine kontinuierliche, stufenlose, gleichmäßige, exakte Entsprechung. Das ist bei der normalen Hausinstallation der Fall. An die Niedrigfrequenzen von 50 Hertz hat sich unser Körper einigermaßen gewöhnt. Digitale Signale erfolgen jedoch schlagartig und hochfrequent. Darauf hat sich unser Körper in drei Jahrzehnten noch nicht einstellen können. Experten gehen davon aus, dass es einige Generationen braucht, ehe der Mensch mit Hochfrequenzen fertigwird.

Die Auswirkungen sind noch nicht abzusehen – und das betrifft neben uns Menschen genauso die Flora und Fauna. Das Bienen- und Insektensterben könnte sehr wahrscheinlich nicht nur mit den Pestiziden, die der Gesetzgeber unverständlicherweise erlaubt, im Zusammenhang stehen, sondern auch mit Hochfrequenzen. Orientierungsstörungen der Zugvögel gehen vermutlich ebenfalls auf das Konto des Digitalen.

Wenn du länger mit einem Schnurlos- oder Mobiltelefon am Ohr telefonierst, bemerkst du eine unangenehme Erwärmung. Bereits minimale Strahlungsmengen, die noch keine Erwärmung erzeugen, haben eine Wirkung auf das für die Zelle so wichtige Wasser. Zellarchitektur und Zellwasser sind miteinander verbunden. Hier finden die enzymatischen Reaktionen statt, die Auf- und Abbauprozesse ermöglichen und beschleunigen. Die voneinander abhängigen Kettenreaktionen können durch Strahlungen gestört werden.

Die Mobilfunkstrahlung ist mit einem Mikrowellenherd zu vergleichen. Die Wassermoleküle folgen unter dem Einfluss von Mikrowellen dem elektrischen Feld dieser Strahlung. Bei der Depolarisierung durch den ständigen Richtungswechsel reiben sich die Wassermoleküle und andere Moleküle. Mit der Reibungswärme erwärmen sich zuerst die Wasserteilchen und anschließend die umgebende Materie. Jegliche molekularen Strukturen werden durch Mikrowellen zerstört. Mobilfunkstrahlen haben die gleiche Wirkung auf das Wasser in Zellen von lebenden Organismen. Das vorher strukturierte Zellwasser gibt im chaotischen Zustand die hochfrequenten Schwingungen wiederum an Biomoleküle weiter, die dann in ihren Funktionen beeinflusst werden können.

5G soll die Welt umspannen …

Der erste Standard für digitale Mobilfunknetze ist weltweit am meisten verbreitet und wird seit 1992 für Telefone, SMS und Datenübertragungen eingesetzt. GSM steht für *Global System for Mobile Communication* und wird auch als 2G bezeichnet. Die anfangs geringe Übertragungsrate wurde unter anderem im Interesse der Paketdienste verbessert.

Die dritte Generation (3G) startete zur Jahrtausendwende und ermöglicht multimediale Dienste wie Audio, Video, Fotos, Navigation, E-Commerce mit Übertragungsraten von bis zu 42 MB/s (Megabits pro Sekunde). Bei 4G handelt es sich um den bisher aktuellen Mobilfunkstandard für Smartphones. Die Unterschiede in den Generationen 2G, 3G und 4G liegen hauptsächlich in der Geschwindigkeit der Datenübertragung im Internet.

Belastung durch WLAN und Bluetooth

WLAN oder Wi-Fi dient zur Vernetzung aller internetfähigen Geräte und ist ein drahtloses lokales Funknetz für Privathaushalte, Hotels oder andere Lokalitäten, in das sich der Benutzer mit einem Passwort einloggen muss. Die Frequenz beträgt 2,45 Megahertz (MHz), identisch mit den Mikrowellen. In Mietwohnungen kann es nur so wimmeln von WLAN-Strahlung. WLAN wird zu einer Dauerbelastung für unser Zellsystem. Die Strahlenwerte liegen bei mobilen Endgeräten über den medizinischen Vorsorgewerten der Radiologie.

Auch Schulen sollen/wollen sich für diese Strahlensender entscheiden. Das ist unverständlich, denn digitale Medien können genauso gut mit verkabelten Computern betrieben werden. Die österreichische Ärztekammer warnt: »Entscheidungsträger im Bildungs- und Gesundheitswesen müssen sich der Risiken bewusst sein und sichere technische Alternativen kennen. Sie müssen eine altersgerechte, vernünftige Nutzung digitaler Technik fördern und dürfen kabellose Netzwerke an Schulen und insbesondere an Vorschulen, Kindergärten und Grundschulen nicht erlauben.« Ganz davon abgesehen, fällt es Schülern heute schon schwer, sich fünf Minuten lang auf einen Text zu konzentrieren. Nach Erkenntnissen der Lese- und Gehirnforschung bleibt das, was auf Papier gelesen wird, besser im Gedächtnis haften. Ob die Schule mit der Durchdigitalisierung zum Ort lustvoller und tiefgründiger Lektüre wird, darf daher bezweifelt werden.

Weitverbreitet ist auch der Standard »Blauer Zahn« (Bluetooth), der fast in jedem Neuwagen als drahtlose Schnittstelle vorhanden ist. Bluetooth verbindet Kleingeräte, die so miteinander kommunizieren können. Die Freisprechanlage im Auto erkennt das Smartphone und stellt eine Funkvernetzung her.

Die Erde als 5G-Mikrowellenofen

Und nun folgt ab 2020 5G, das alles zehnmal schneller macht als 4G. Vor allem Wirtschaft und Industrie sollen davon profitieren. Für Fahrerassistenzsysteme, Stichwort Autonomes Fahren, stehen »Ultrabreitband-Frequenzen« zur Verfügung. »Breitband für Millionen statt digitale Spaltung«, propagiert die Deutsche Telekom in ganzseitigen Anzeigen. Bis 2025 wollen sie 99 Prozent der Bevölkerung und 90 Prozent der Fläche mit 5G erreichen und »versorgen«. Jedes Jahr sollen 2000 neue Mobilfunksender-Standorte gebaut werden. Wir dürfen uns über diesen Fortschritt freuen, denn in jedem Produkt wird demnächst ein Chip sein, der mit 5G steuert, regelt, überwacht und spioniert. Die gesamte Erde wird zum Mikrowellenofen, der die Erderwärmung beschleunigen wird.

Ich sehe eine gewisse Parallele: einerseits Säure-Basen-Regulation, Übersäuerung der Zellflüssigkeit mit einhergehenden Ladungsverschiebungen, Ablagerungen und Verdichtungen im Bindegewebe – und andererseits Verdichtung der Atmosphäre mit unsichtbarer, digitaler Strahlung. Beide Effekte verstärken sich sogar gegenseitig. Ist der Säure-Basen-Haushalt aus dem Lot, geben die digitalen Einflüsse auf die mit Wasser gefüllten Kammern dem Körper den Rest. Zu dem sauren Milieu in der Zwischenzellschicht kommen als Multiplikator die »Breitband-Frequenzen für Millionen«. Das Immunsystem geht in den Keller. Der Körper ist nicht mehr in der Lage, die Selbstregulation aus eigener Kraft aufrechtzuerhalten, und verliert ständig Energie. Das erklärt viele Befindlichkeitsstörungen, allergische Reaktionen und eine insgesamt relativ kranke Gesellschaft.

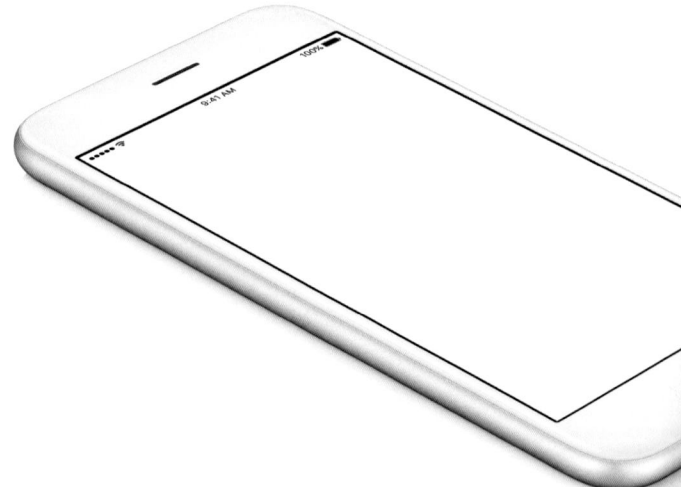

Krank durch Hochfrequenzen

Zu jedem Organismus gehört sein elektromagnetisches und feinstoffliches Feld. Jeder Körper, jedes Organ schwingt in einer bestimmten Frequenz. Messtechnisch gibt es ein Spektrum, in dem gesunde Organe senden. Dessen Überprüfung mithilfe von Elektroakupunktur, Radiästhesie, Kinesiologie oder Bioresonanz erlaubt Rückschlüsse auf die Gesamtkonstitution eines Menschen und gibt manchmal vor dem Laborbefund Auskunft.

Ein gesunder Mensch bewegt sich in einer vorgegebenen Ordnung zwischen Körper, Geist und Umwelt. Krankheit ist in diesem Sinne die Änderung der geordneten Frequenz eines jeden Organs und eine »musikalische« Disharmonie im Körper.

Geldrollen-Effekt im Blut

Zwei auf Studien basierende Beispiele will ich anführen. Bei Personen, die verstärkt durch Mobilfunk belastet sind, kann es zu einer Veränderung der roten Blutkörperchen (Erythrozyten) kommen. Bei 72 Prozent der Probanden war eine Verringerung festzustellen. Laut Medizinern, die sich mit den Auswirkungen von Elektrosmog beschäftigen, verändern sich auch die weißen Blutkörperchen (Leukozyten), die spezielle Aufgaben bei der Abwehr von Krankheitserregern erfüllen.

Einen weiteren Effekt auf das Blutbild stellten Umweltmediziner und Heilpraktiker fest. Mithilfe der Dunkelfeldmikroskopie kann man beobachten, wie rote Blutkörperchen, die sich normalerweise frei bewegen und voneinander abstoßen, bereits nach 90 Sekunden Handytelefonat magnetisch angezogen werden und aneinanderkleben. Diese Clusterbildung ist als »Geldrollen-Effekt« bekannt, weil sich die Blutkörperchen trichterförmig ineinanderschieben. Wenn dieses verklebte Paket durch kleine Gefäße hindurchfließen muss, steigt die Gefahr einer Thrombose, eines Infarkts oder Schlaganfalls.

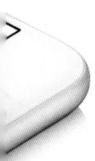

Krebs durch Dauerbelastung?

Einen Zusammenhang zwischen digitaler Hochfrequenz und Krebserkrankungen haben Dr. Lennart Hardwell, Professor der Onkologie in Schweden, und der Berliner Professor Rudolf Tauber festgestellt. Mobilfunkstrahlen wirken auf die Zellen ähnlich wie Röntgenstrahlung. Das höchste Risiko hatten laut Metaanalyse Personen unter 20 Jahren, die Mobil- und Schnurlostelefone benutzten.

Jede der 70 Billionen Zellen in unserem Körper aktiviert einen eigenständigen Stoffwechsel und eine Säure-Basen-Regulation. Krebs bringt Gewebe hervor, das die natürliche Matrix, den natürlichen Bauplan jeder gesunden Form und Größe unserer Organe sprengt.

Eine Krebszelle hat eine geringe Zellspannung von 20 Millivolt und kann über das Zwischengewebe (Interstitium) keine externen Signale zum Stopp der unkontrollierten Zellteilung empfangen. Auch das Selbstzerstörungsprogramm umgeht die Krebszelle und passt sich dem sauren Milieu an.

Dr. Otto Warburg stellte 1924 fest, dass sich Tumore durch hohe Zucker- und Milchsäurewerte auszeichnen. Unter Sauerstoffmangel schaltet die Zelle zur Energiegewinnung auf anaerobe Verbrennung der Kohlenhydrate um, was zu der erhöhten Glykolyse in Krebszellen führt. Ein Teil der universitären Medizin schließt sich heute der Warburg-Hypothese an. Bei neueren Versuchen stellte sich tatsächlich heraus, was Warburg vor fast 100 Jahren behauptete. Die anaerobe Vergärung des Traubenzuckers verstärkt das Tumorwachstum.

Eine fundamentale Frage stellt sich bei der Behandlungsmethode: Ist Krebs eine lokale Erkrankung, oder ist der gesamte Körper erkrankt? Die Schulmedizin »bekämpft« überwiegend eine Geschwulst, die mit verschiedenen Methoden wie Operation, lokale Bestrahlungen und Chemotherapie entfernt werden muss. Aus Sicht der Ganzheitsmedizin ist die Krankheit schon lange da, bevor die Geschwulst entsteht und entdeckt werden kann. Sie bildet sich an einer Schwachstelle, in den Bereichen des geringsten Widerstands oder an einer der meistbelasteten Körperstellen.

Eine Krebstherapie kann nur dann erfolgreich sein, wenn sie ganzheitliche (holistische) Erklärungen berücksichtigt. Dazu zählt auch eine Dauerbelastung durch Elektrosmog beziehungsweise digitale Strahlung. Die Ursachen dauerhafter Stressbelastungen müssen vom Tisch; Gifte und Säureüberschuss, die sich im Zwischengewebe angesammelt haben, müssen ausgeleitet werden; und der Körper braucht zur Unterstützung Heilmittel, die zum normalen Stoffwechsel (Metabolismus) zurückführen.

WIE LICHTSTRAHLEN ÜBER DIE HAUT WIRKEN

»Und die Erde war wüst und leer, und Finsternis lag auf der Tiefe; und der Geist Gottes schwebte auf dem Wasser. Und Gott sprach: Es werde Licht! Und es ward Licht. Und Gott sah, dass das Licht gut war«, heißt es in der biblischen Schöpfungsgeschichte (Genesis 1,1–4). Gemeint ist das Sonnenlicht, das mit reiner Luft und sauberem Wasser als Quell des Lebens schlechthin gilt.

Lebensquell Sonnenlicht

Die Sonne strahlt Energie in Form von verschiedenen elektromagnetischen Wellen ab. Nur ein Teil des Gesamtspektrums des Sonnenlichts erreicht die Erdoberfläche, und nur Strahlen in einem bestimmten Frequenzbereich kommen durch. Die Strahlen breiten sich linear aus und erreichen in acht Minuten die Erde. In den höchsten Frequenzbereichen finden sich Gamma- und Röntgenstrahlen. Andere Bereiche beinhalten Infrarot-, Ultraviolett- und einfache Radiostrahlung. Sie werden unter dem Begriff elektromagnetisches Spektrum zusammengefasst und unterscheiden sich in ihrer Fähigkeit, das Hautgewebe zu durchdringen. Das sichtbare Licht auf der Erde macht circa 37 Prozent der Sonnenstrahlung aus, drei Prozent sind ultraviolettes Licht, und die übrigen 60 Prozent sind Infrarotstrahlung. Zwei Wellenlängen wirken sich auf die Haut aus: Der UVA- (320–400 nm) und der UVB-Anteil (290–320 nm). Beide Frequenzen regen die Melaninproduktion an und bräunen so die Haut.

Ultraviolettes Licht liegt unterhalb des sichtbaren Teils und hat eine Wellenlänge von weniger als 400 Nanometer (nm). Ein Nanometer ist der milliardste Teil eines Meters. Sichtbares Licht liegt in einem Spektrum zwischen 400 bis 780 nm. Infrarotlicht hat eine Wellenlänge von 780 nm bis über 50 000 nm und eine thermische Wirkung, die medizinisch zur Therapie genutzt wird. Infrarotkabinen sind eine Alternative zur Sauna und erwärmen den Körper nicht über heiße Raumluft, sondern über Infrarotstrahlung.

Der Naturforscher Isaac Newton (1643–1727) stellte fest, dass Licht aus verschiedenen Farben besteht. Trifft weißes Licht auf ein Prisma, wird es in die Farben des Regenbogens geteilt. Diese Farben – **Rot, Orange, Gelb, Grün, Blau, Indigo** und **Violett** – werden **Spektralfarben** genannt und haben unterschiedliche Wirkungen auf Körper und Geist.

Sonne fürs Gemüt

Licht ist eine besondere Form der Energie, die über das Auge und über die Haut den Weg zu den Organen und zu den Zellen findet. Farben werden mit den farbempfindlichen Zellen der Netzhaut wahrgenommen und zum Gehirn weitergeleitet. Dabei reagiert die Zirbeldrüse auf verschiedene Farben des Sonnenlichts und auf Helligkeitsveränderungen. Etwa 80 Prozent der Informationen, die wir mit unseren Sinnesorganen wahrnehmen, nehmen wir über das Auge auf. Sonnenlicht ist zudem für die Gesundheit und unser Gemüt extrem wichtig. Sobald nach einem grauen Winter die Sonne herauskommt, steigt der Gute-Laune-Pegel, und Probleme schmelzen mit dem Schnee dahin.

Licht ist tatsächlich Nahrung und stärkt die Widerstandskraft. Geht es nach Dermatologen und den Anbietern von Sonnenschutzmitteln, dann kann der Lichtschutzfaktor von Sonnencremes gar nicht hoch genug sein. Dem muss ich widersprechen. Sogenannte Sun-Blocker verhindern die ausreichende Bildung von Vitamin D, das der Organismus durch einen Verwandlungsprozess in der Haut selbst herstellen kann. Außerdem blocken hohe Lichtschutzfaktoren ab LSF 20 aufwärts Lichtquanten und Photonen vor unserem Zellsystem ab.

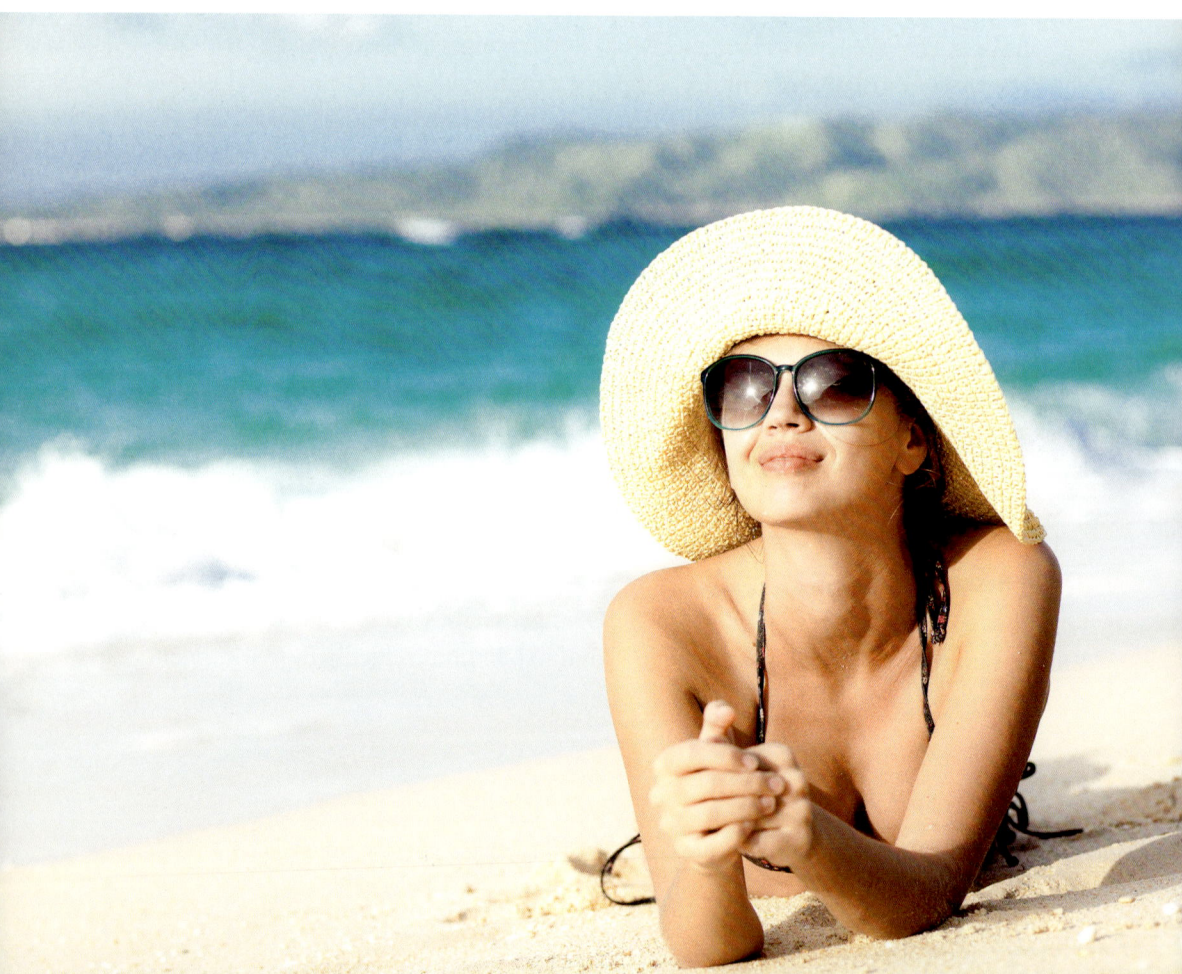

Farben können Körper und Psyche stärken

Licht und Farbe beeinflussen unsere Leistungsfähigkeit. Eine optimale Beleuchtung kann die Leistung quantitativ und qualitativ um bis zu zehn Prozent steigern und gleichzeitig die Fehlerquote senken. Gesundes Licht beeinflusst die Arbeitsfreude, das Wohlbefinden und die Konzentrationsfähigkeit. Mit Farben und farbigem Licht können wir unsere Stimmung beeinflussen. Bereits Johann Wolfgang von Goethe, der eine eigene Farbenlehre entwickelte, soll an trüben Tagen durch gelbes Glas geschaut und von der hellen Wirkung profitiert haben.

Die Medizin kennt verschiedene Farbwirkungen auf den Körper. Die Behandlung mit Rotlicht bewirkt eine Ausdehnung der Gefäße und damit eine verbesserte Durchblutung. Blaulicht ruft das Gegenteil hervor und macht die Haut unempfindlicher. Blaulichtbestrahlung nutzen manche Zahnarztpraxen bei kurzen operativen Eingriffen, um Schmerzen zu reduzieren oder zu verhindern. Auf Säuglingsstationen wird blaues Licht bei der Neugeborenen-Gelbsucht angewandt. Blinkende rote Lichter in einer Spezialbrille können Migräne lindern.

Zur Farbtherapie zählen die direkte Bestrahlung mit bestimmten Farben und das Tragen von entsprechend ausgewählter Kleidung. Farblichttherapien können bei einer Vielzahl von Hauterkrankungen erfolgreich und schmerzfrei helfen. Unsere Haut drückt immer den wahren energetischen Zustand des Körpers aus. Die Beschaffenheit der Haut liefert Informationen über den dynamischen Fluss der Lebensenergie. Die Wirkung von Farblicht ist bei trockener, rauer, fettiger und großporiger Haut schnell zu sehen.

Farbennahrung

Farbe spielt auch in der Ernährung eine wichtige Rolle. Farbstoffe, die in fast allen Pflanzen vorkommen, geben Blüten und Früchten ihre Färbung. Die Farben enthalten die antioxidativen Flavonoide und verbessern die Sauerstoffzufuhr in den Zellen. Sie sind zum Beispiel intensiv in Rote-Bete-Saft, in Holunder- und Heidelbeersaft, in blauen Weintrauben, Pflaumen und Blaubeeren enthalten.

Farbschwingung und Chakren

Unser Körper kann die Energie einer Farbe aufnehmen. Farbe ist Schwingung und eine unbedenkliche Art der Therapie, die auch zur Regulierung unserer Energie-zentren (Chakren) angewendet wird. Zu jedem Hauptchakra gehört eine Heilfarbe, die eine energetisch anreichernde Wirkung auf das jeweilige Chakra haben kann.

- Violettes Licht ist dem Kronen- oder Scheitel-Chakra zugeordnet und inspiriert, lindert Schmerzen und entspannt die Nerven.
- Indigofarbenes Licht wirkt auf das Stirn-Chakra und entschlackt das Blut, wirkt kühlend und adstringierend (zusammenziehend).
- Blaues Licht für das Halschakra beruhigt, zentriert und wirkt kühlend. Blau steht für Ruhe und Klarheit.
- Grün ist die Farbe des Herz-Chakras. Das Licht entspannt und schenkt innere Ruhe. Es löst Verspannungen und lindert Schmerzen.
- Das Solarplexus-Chakra ist mit der Farbe Gelb verbunden und befindet sich etwa drei Zentimeter über dem Bauchnabel. Gelb öffnet, muntert auf, stimuliert, ohne zu erregen, und stärkt die Nerven.
- Das Sakral-Chakra liegt eine Handbreit unter dem Bauchnabel und wird mit der Farbe Orange assoziiert. Oranges Licht regeneriert, animiert, energetisiert, wärmt und heitert auf.
- Zum Wurzel-Chakra gehört die Farbe Rot. Rotes Licht belebt, intensiviert die Sinneswahrnehmung und setzt blockierte Energie frei.

FARBTHERAPIE FÜR MEHR WOHLBEFINDEN

- ► Du kannst dir Farbbrillen zulegen und die Auswirkungen auf die Stimmungslage direkt erleben.
- ► Eine sehr einfache Möglichkeit, das Wohlbefinden zu verändern, besteht in der farb-lichen Kleiderwahl.
- ► Es gibt auch kleine Infrarotlichtgeräte, die du bei Mittelohrentzündungen, Muskel-schmerzen, Erkältungen und Akne einsetzen kannst.

WARUM KUNSTLICHT DER HAUT SCHADEN KANN

Licht lässt sich nicht festhalten. Lichtteilchen, die Photonen, sind masselos und bewegen sich mit Lichtgeschwindigkeit. Biophotonen dienen als Informationsträger von Zelle zu Zelle und nutzen die Energiebahnen, die Meridiane, im Zwischenzellbereich. Jede Zelle produziert pro Sekunde circa 100 000 biochemische Reaktionen, die von der Lichtenergie kontrolliert werden. Pro Sekunde werden circa drei bis zehn Millionen Zellen erneuert. Wir haben zwischen 300 000 und 500 000 Kilometer »Leitungskabel« (Nervenbahnen) in unserem Körper. Die Abläufe werden mit elektrischen Impulsen und Signalen zwischen jeder Zelle gesteuert.

Unser Organismus reagiert auf unnatürliches Licht anders als auf natürliches Tageslicht. Bei der Wahl des Lichts in Büros, Fabriken, Geschäften und öffentlichen Einrichtungen stehen zu sehr die Energieeffizienz und grundlegende visuelle Standards im Vordergrund und weniger die Gesundheit von Mitarbeitern und Besuchern. Beleuchtete Räume erweisen sich nicht selten als erheblicher Stressfaktor.

Helligkeit ist das eine, Lichtqualität etwas ganz anderes. Man kann mit Licht die schönsten Räume ruinieren. Größtenteils leben und arbeiten wir unter unnatürlichen Lichtverhältnissen. Statt Geldmaximierungs-Architektur wäre angesagt, Tageslicht in die Lebensräume zu bringen und ein gesundes Wohnumfeld zu kreieren. Das gilt besonders für Kitas und Schulen, in denen meist in weißen Räumen mit weißen Decken diffuses Licht vorherrscht. Das Licht wird mehrfach reflektiert, alles ist hell erleuchtet, aber es hat keine Tiefe.

Verschiedene Leuchtmittel – andere Lichtqualitäten

Licht und Dunkel bringen Ordnung in Raum und Zeit. Licht und Dunkel teilen unser Leben in Tag und Nacht, in Arbeit und Schlaf. Ohne Tageslicht fehlen Hinweise auf die Tageszeit. Mit der Erfindung der Glühbirne von Thomas Alva Edison im Jahre 1879 hat der Mensch den Tag künstlich verlängert. Wer jedoch ständig die Nacht zum Tag macht, unterdrückt die Melatoninausschüttung für einen gesunden Schlaf. Ein weiteres Problem für Menschen, die ständig unter Kunstlicht arbeiten, kann eine unzureichende Vitamin-D-Versorgung sein. Unter elektrischem Licht und hinter Fensterglas wird das Vitamin nicht gebildet.

Vollspektrumlampen erzeugen weißes Licht mit den Regenborgenfarben und geringen UV-Anteilen. Sie kommen dem natürlichen Licht wesentlich näher und können eine Ergänzung zu regelmäßigem Aufenthalt in natürlichem Licht sein. Betrachten wir einmal verschiedene Arten von Leuchtmitteln und wie sie auf uns wirken.

Von der Glühbirne bis zur LED-Leuchte

Das Licht der klassischen **Glühbirne** hat hohe Rot- und Gelbanteile, die wir als warm empfinden. Der dünne Draht wird glühend heiß und leuchtet, wenn Strom durch ihn fließt. Sämtliche Farben des Lichts werden abgestrahlt, aber 95 Prozent des verbrauchten Stroms erzeugen unsichtbares Infrarotlicht. Deshalb gilt die Glühbirne als energetisch ineffizient und darf nicht mehr produziert werden.

Halogenleuchten funktionieren im Prinzip genauso, nur haben die Hersteller in die Gaskolben ein Halogengas gefüllt. Französische Autos hatten zum Beispiel früher gelbe Jodlampen. Mit Halogengasen hielt der Glühfaden höhere Temperaturen aus und hatte eine längere Lebensdauer. Strom konnte in mehr Licht verwandelt werden; der Energieverbrauch sank um 20 bis 30 Prozent.

Eine **Energiesparlampe** ist im Prinzip wie eine Neonröhre aus der Tiefgarage. Ins Innere einer Glasröhre wird ein Gas gefüllt, in dem sich die Spannung zwischen zwei Elektroden entlädt. Dabei entsteht zunächst unsichtbares ultraviolettes Licht. Am Innenrand des Glases trifft es auf Leuchtstoffe, die es in blaues, gelbes oder rotes Licht verwandeln. Die Abstimmung dieser Chemikalien bestimmt den Charakter des entstehenden Weißlichts. Energiesparlampen sind und bleiben umstritten, denn sie geben ein als kalt empfundenes Licht. Und schließlich steckt in den Leuchtstofflampen Quecksilber, was sie zu giftigem Sondermüll macht.

LED-Leuchten (Licht emittierende Dioden) gewinnen Licht auf einem Halbleiterchip. Es ist, anders als bei den trägen Energiesparlampen, sofort auf Knopfdruck da, lässt sich gut bündeln, ausrichten und funktioniert jahrzehntelang. Der weltweite Anteil dieses Kunstlichts wird vermutlich bis Ende 2020 auf über 80 Prozent steigen. Der Superstar des Lichts hat jedoch ein hohes fototoxisches Potenzial. LED-Licht schädigt die Augennetzhaut und setzt oxidative Prozesse in Gang, die Sehzellen irreparabel absterben lassen. Grelles LED-Licht kann bei Nacht in den Augen schmerzen. Das Risiko betrifft nicht nur Kinder und Jugendliche, deren Hornhaut und Linse besonders durchlässig für hochfrequente Lichtstrahlen sind. Hinzu kommen die problematischen Wirkungen des Blaulichtanteils.

Vorsicht vor zu viel Blaulicht!

Noch ein Grund, weitestgehend auf LED-Licht zu verzichten, sind Einschlafprobleme. Der Blaulichtanteil unterdrückt die hormonelle Ausschüttung von Melatonin in der Zirbeldrüse. Die Schlafqualität und die Regenerationsphase leiden, was sich auch auf den Stoffwechsel, das Herz-Kreislauf-System, die Zellerneuerung und die Haut negativ auswirkt.

Auch Laptops, Computer, Smartphones und Fernsehgeräte senden – wie Neonröhren und moderne LEDs – blaues Licht aus, das Augen und Haut schädigt. Das Licht bringt den Schlaf-wach-Rhythmus durcheinander. Das Blaulicht verursacht oxidativen Stress und dringt noch tiefer in die Haut ein als UV-A-Strahlen. Schäden an kollagenen Bindegewebsfasern und Elastin nehmen der Haut die Elastizität. Zudem leidet die Barriereschicht der Haut und macht sie anfälliger für Irritationen und Rötungen.

Bis zu einem gewissen Grad kann sich die Haut vor Blaulicht schützen und bildet einen Schutz aus Proteinen. Sind wir allerdings stundenlang am PC, Tablet oder Smartphone dem blauen Licht ausgesetzt, lässt der Eigenschutz nach. Hautzellen nehmen Schaden, und der Alterungsprozess schreitet schneller voran.

Kleiner Exkurs: Multitalent Laserlicht

Technisch betrachtet ist Laserenergie *(Light amplification by stimulated emission of radiation)* das Superlicht überhaupt. Im Gegensatz zu einer Glühlampe, die viele Sinuswellen mit unterschiedlichen Wellenlängen in alle Richtungen streut, schwingt das Licht eines Lasers in parallelen Sinuswellen mit gleicher Wellenlänge im Gleichtakt. Es kann, ohne seitlich abzustrahlen, punktgenau gebündelt werden und hat eine hohe Energiedichte. Selbst Metall lässt sich mit Laserlicht durchtrennen.

Im Supermarkt überträgt ein Laser die Strichcodes der Produkte in die Kasse. Wichtige Einsatzgebiete des Lasers sind die Medizin und die Kosmetik. Die bekannteste Laseroperation ist wohl die Behandlung der hauchdünnen Hornhaut der Augen bei einer Sehschwäche. Bestrahlt man Pigmentflecken oder Tätowierungen mit einem Laser, werden die Farbpigmente gelöst und vom Körper abgebaut.

Lichtverschmutzung

Licht bedeutet Sicherheit, Wohlstand und Modernität. Wer es sich leisten kann, strahlt alles an: die Hausfassade, die Parkanlage, den Froschteich. Auch die Kommunen denken nicht ans Energiesparen. Gebäude, Leuchtreklame und Straßenlaternen leuchten Nacht für Nacht, und sogar Berge werden angestrahlt. Schauen wir uns den Globus von oben an, sehen wir die Lichtverschmutzung in der Ersten Welt. Die pausenlose Helligkeit ist zu einem Umweltproblem geworden. Es bleibt die Frage, warum der Gesetzgeber mit großem Elan gesundheits- und umweltschädliche Energiesparlampen diktiert, wo doch mit einer Reduzierung der Lichtverschmutzung wesentlich mehr erreicht werden könnte. Jeder von uns ist gefordert, im Rahmen seiner Möglichkeiten einen Beitrag zu leisten. Das schließt kuscheliges Licht, Wohlgefühl und Behaglichkeit keineswegs aus. Zu guter Letzt können wir selbst als »Lichtgestalt« unser göttliches Licht ganz ohne Quecksilber entzünden und unser Umfeld auf individuelle Weise erleuchten.

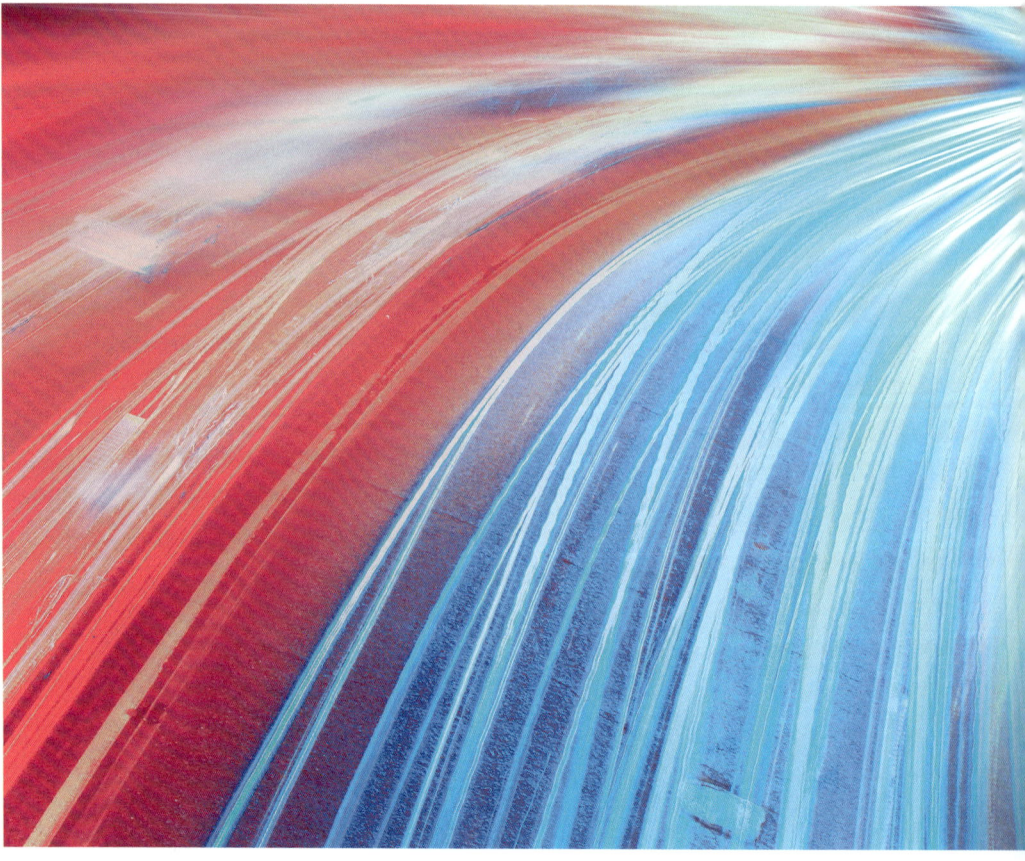

VERSTECKEN HILFT NICHT!

Das Leben ist anpassungsfähig und erfinderisch. Nach der Nuklearkatastrophe in Tschernobyl im April 1986 hat sich beispielsweise die Pflanzenwelt der Radioaktivität angepasst. Wir dürfen annehmen, dass alle Lebensformen nach einer Anpassungszeit mit den veränderten digitalen Strahlungen und der Erderwärmung umgehen können. Wie viele Generationen es braucht, ist ungewiss.

Wir als Betroffene sollten Maßnahmen ergreifen, die die Dauerstressfaktoren Elektrosmog und Kunstlicht reduzieren, damit das Regulationsvermögen des Körpers nicht zusammenbricht.

SCHUTZ GEGEN STRAHLUNGSSTRESS

Als Erstes prüfst du, wo du Belastungen ausweichen kannst. An zweiter Stelle schaust du, wie du deinen Körper unterstützen kannst:

▸ Reduziere andere Stressfaktoren, zum Beispiel Leistungs- und Zeitdruck.

▸ Sorge für einen gesunden, strahlungfreien Schlafplatz, für ausreichende Regeneration und regelmäßige Bewegung draußen in der Natur.

▸ Bevorzuge eine basisch orientierte Ernährung und Körperpflege. Iss reichlich Kräuter mit Bitterstoffen, Propolis, Ginseng und gute Pflanzenöle wie Leinöl, Hanföl, Kürbisöl sowie regelmäßig Zeolith und Heilerde zur inneren Anwendung.

▸ Nimm regelmäßig basische Bäder mit natürlichen Mineralien und Edelsteinen zur Entsäuerung des Körpers.

▸ Falls du vorhast, ein Haus zu bauen oder eine Wohnung von Grund auf zu gestalten oder zu renovieren, dann nutze Baustoffe wie Lehmputz oder spezielle Wandfarben, die Elektrosmog gut abschirmen. Baubiologen, die auf dieses Thema spezialisiert sind, können dir wertvolle Tipps geben.

▸ Achte darauf, dich mit wohltuendem Licht zu umgeben, und nutze die positive Kraft der Sonne und der Farben für Körper und Psyche.

▸ Und: Umgib dich mit Menschen, die mit dir kompatibel sind und dich keine Kraft und Energie kosten. Denn in einer digitalen Welt werden analoge Begegnungen umso wertvoller.

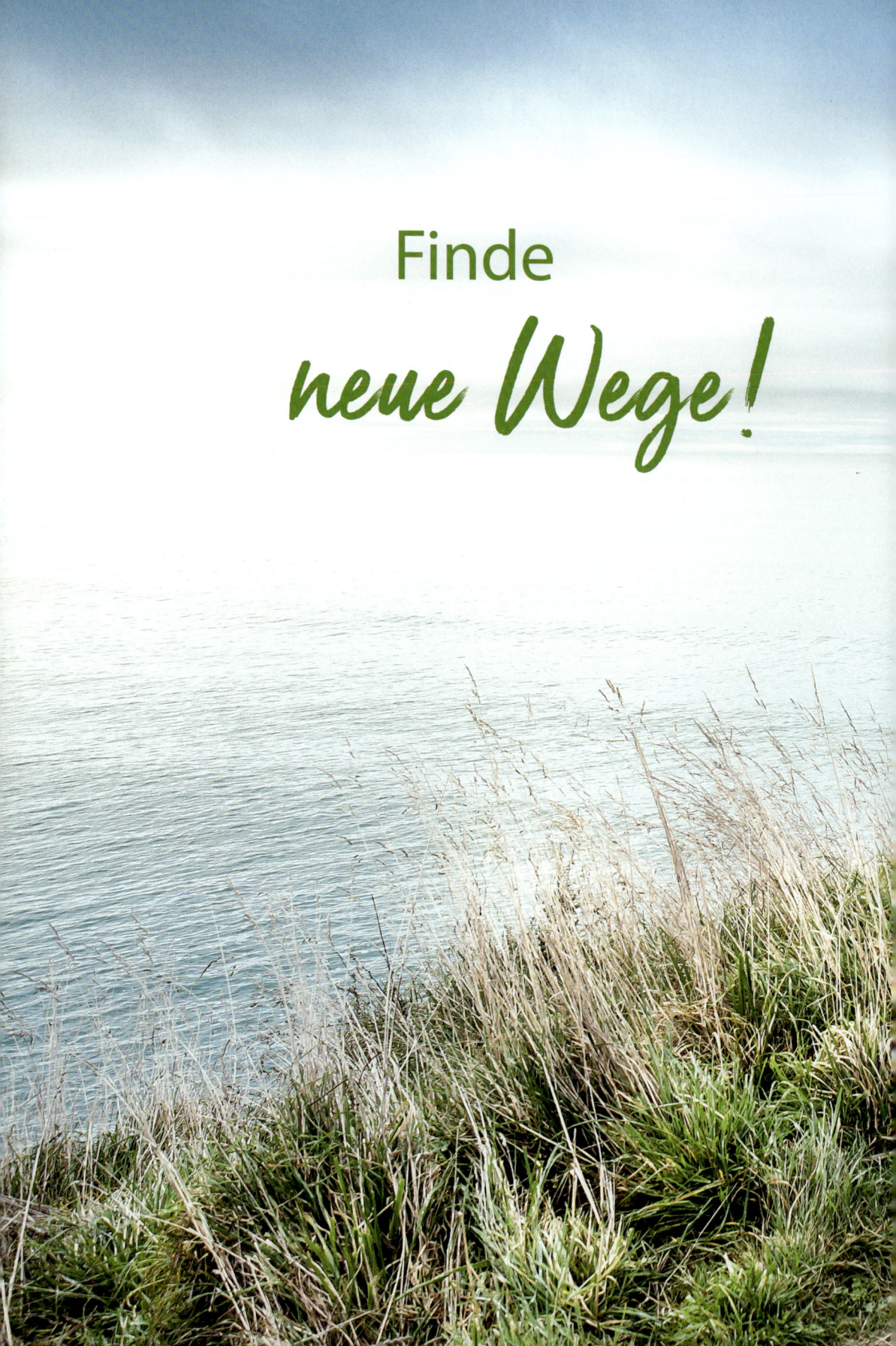

Finde
neue Wege!

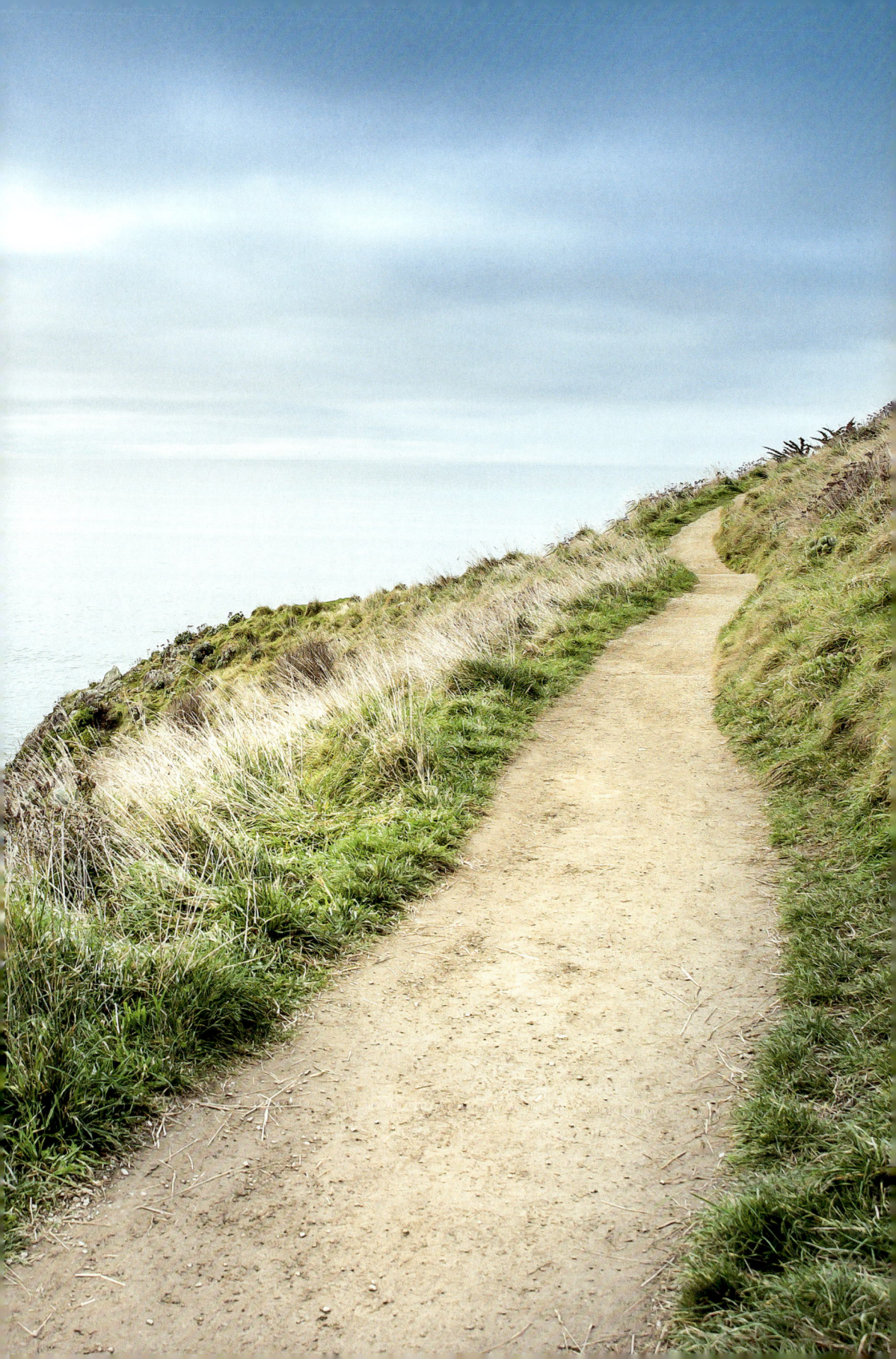

Auszeit für die Haut steht nicht für Nichtstun, wenngleich sich Nichtstun manchmal recht förderlich auswirken kann. *Auszeit* bedeutet innezuhalten, um Gewohnheiten zu überprüfen, Abstand zu gewinnen, den eigenen Horizont zu erweitern und neue Wege zu finden. *Auszeit* heißt vor allem auch, Unnötiges und Schädliches wegzulassen. Die Haut bildet einen soliden Schutzwall gegen Umwelteinflüsse und will nicht mit schädlichen Substanzen irritiert werden. Falsche Produkte und schlechte Gewohnheiten schwächen die Entgiftung über die Haut, beeinträchtigen ihre Organfunktion und senken insgesamt das Energielevel.

Auszeit für die Haut lenkt den Blick auf eine reduzierte Ernährung mit wertvollen Phytostoffen bei vollem kulinarischem Genuss. *Auszeit für die Haut* empfiehlt eine Gesichts- und Körperpflege, die weit mehr bringt als die notwendige Hygiene und ein gepflegtes Aussehen. Spa-Anwendungen zu Hause verwöhnen gleichzeitig Körper und Seele. Entspannen und Pflegen werden zum Vergnügen. Einfach mal offline zu sein ist der erste Schritt in eine auch digitale Entgiftungskur und schenkt dir wertvolle Zeit für dich selbst.

Eine Auszeit kann eine kreative Pause sein oder ein lieb gewonnener Dauerzustand – Raum für mehr Wohlgefühl, Gesundheit, Lebensenergie und Lebensfreude. Diese Erfahrung kannst du auf all deine Lebensbereiche ausweiten. Durchbrich die Routine und geh diesen neuen Weg ganzheitlich, denn das ist die zukunftsfähigste Art, deine Haut zu retten.

MINIMALISMUS IST DER NEUE LIFESTYLE

Über viele Jahre bestimmten nicht intelligente Konzepte, philosophische Ideen oder moralische Prinzipien den Zeitgeist. Das Interesse galt wirtschaftlicher Macht, Wachstumsraten und Außenhandelsbilanzen. Fast jeder dachte vorrangig an seinen persönlichen Wohlstand. Der Erfolg wurde zum entscheidenden Maßstab, und die so wichtige vielfältige sinnliche Erfahrung blieb oft auf der Strecke. Obwohl es den meisten Menschen heute besser geht als in irgendeiner vergangenen Generation, ist der Einzelne merkwürdigerweise »gefühlt« gar nicht entsprechend glücklich. Geld macht nicht glücklich, aber es gestattet uns in dieser stressgeplagten Jammergesellschaft, auf verhältnismäßig angenehme Weise unglücklich zu sein.

Woher kommen neue Ideen und Veränderungen, wenn Leitfiguren wie Politiker, Manager und Führungskräfte heute im eigentlichen Sinne keine Visionäre mehr sind? Woher sollen Inspirationen kommen, wenn sich kluge und wirklich gebildete Menschen, die uns tatsächlich etwas zu sagen hätten, zurückziehen?

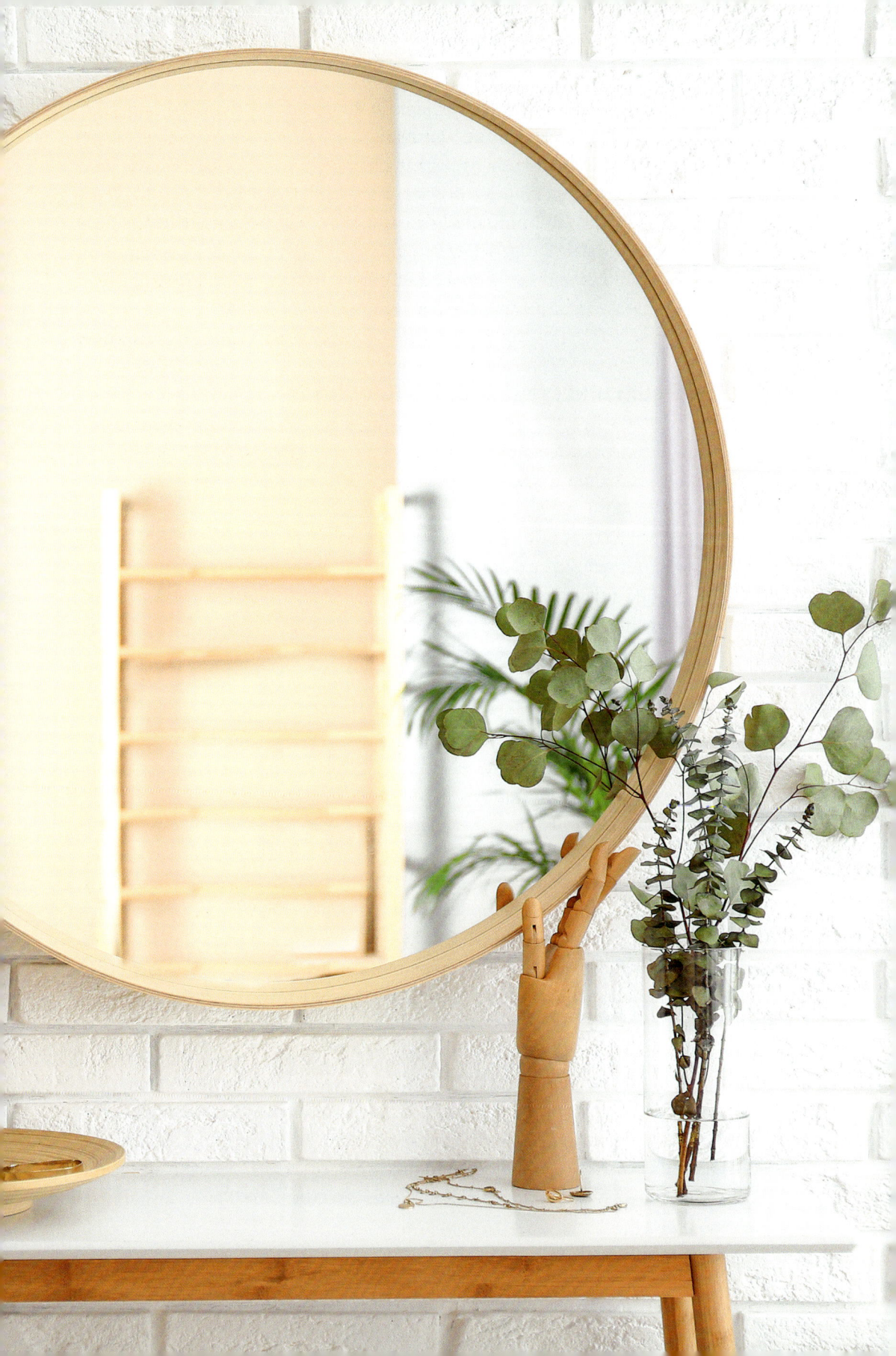

Viele Menschen wollen einen tieferen Sinn in ihrem Leben sehen und sprechen diesem System gegenüber ihre innere Kündigung aus. Offensichtlich reichen hoher Lebensstandard und optimale Lebensqualität allein nicht aus. Wir spüren, dass wir es uns nicht mehr erlauben können, hier so verschwenderisch zu leben und einen anderen Teil der Welt vom Wohlstand auszuschließen. Wir spüren, dass Veränderungen aus einem eigenständigen Denken und einem Sinn für das Gemeinwohl geboren werden. Wir erkennen, dass wir das Äußere erst verändern können, wenn wir uns selbst in unserem Inneren geändert haben.

Mehr Freiraum und Frieden durch Reduktion

Ein wesentlicher Aspekt der Innerlichkeit liegt im Loslassen, materiell und immateriell. Ich muss mich um weniger Dinge kümmern, wenn ich weniger besitze. Loslassen schafft Freiraum und einen klaren Blick auf die Begrenztheit unserer Lebenszeit. Niemand wird etwas mitnehmen können, wenn er diese Sphäre verlässt. Sich von Materie zu trennen, aufzuräumen und Ordnung zu schaffen, kann eine körperliche und geistige Erleichterung sein. Die eigene Welt, der innere Kosmos wird überschaubarer und weniger komplex. Der Trend zum Minimalismus macht das Leben leichter.

Es verhält sich damit ähnlich wie mit der beschriebenen Reduktion und Oxidation beim Stoffwechsel. Oxidation ist auf Verbrauchen ausgerichtet, darum sprechen wir ja auch von »Verbrauchern«. Das System verbraucht uns, und wir lassen uns verbrauchen. Das macht alt. Es entstehen freie Radikale – im übertragenen Sinne Neid, Missgunst bis hin zum Konflikt »Reich gegen Arm«.

Reduktion bedeutet Zellaufbau, Erneuerung und Jugendlichkeit. Reduktion im erweiterten Sinne steht für einen Grundkonsens verbindlicher Werte, für Verantwortung und ein Weltethos, das sich nicht im ätzenden Säurebad des Mainstreams auflöst. Ich maße mir nicht an, einen Ratgeber zur richtigen Lebensweise schreiben zu können. Patentrezepte gibt es nicht. Das Zweiergespann Geld und Güter ist weder gut noch böse. Dennoch gibt es dabei einen moralischen Aspekt, weil es nicht egal sein kann, auf welche Art und Weise Wohlstand erreicht wird.

Ein Maximum an Lebensqualität

Minimalismus ist nicht gleichbedeutend mit einem besitzlosen Leben. Im Gegenteil! Eine minimalistische Lebensweise führt zu einem Maximum an Lebensqualität. Weniger Lebensmittel, weniger Kleidung, weniger Möbel, weniger Kosmetik und so weiter – aber dafür super Qualität, fairer Handel, faire Preise, anständige

Löhne und mehr Freude an den schönen Dingen des Lebens für alle Beteiligten. Wer umweltbewusst und minimalistisch leben will, der muss nicht verzichten. Statt Urlaub in der Ferne vielleicht Zelten auf Norderney, statt Kurzstrecke mit einem schwergewichtigen SUV vielleicht die Brötchen mit einem sportlichen Fahrrad holen, statt tausend Tiegeln im Badezimmer vielleicht zwei oder drei wertige Grundprodukte für die Hautpflege – all das lässt uns ganz anders auf das Leben blicken. Es fühlt sich gut an, diesen Kulturwandel gestalten zu dürfen.

Gefragt sind neue Ansätze

Ich will einen weiteren Aspekt des Minimalismus-Trends anführen. Ohne Reduzierung der Ansprüche wird es in dieser Gesellschaft gar nicht gehen. Die Generation X (Jahrgänge 1965 bis 1975) wird wahrscheinlich mit einer mehr oder weniger bedingungslosen Grundrente oder mit Bürgergeld auskommen müssen. Die Generation Y, auch als *Millennials* tituliert, wird aus eigener Arbeitskraft wahrscheinlich keine Eigenheime finanzieren können und kein Geld für teure Auto-Mobilität zur Verfügung haben. Unsere Politiker wissen, dass die Rechnungen nicht aufgehen werden. Sie wissen, dass dringende Aufgaben über Jahrzehnte nicht gelöst und die Weichen nicht gestellt wurden.

Latent schwelen unsere Versäumnisse bei Bildungspolitik, umweltfreundlicher Infrastruktur und vernünftigem Warenaustausch unter der Decke. Da helfen uns bildlich gesprochen keine Kosmetika und kein Make-up, um die offensichtlichen Unterlassungen einer politisch-gesellschaftlichen Grundregulation zu vertuschen.

SELBST-BEWUSST: WEIBLICHE ENERGIE VERÄNDERT DIE WELT

Auf bisherige Konstrukte lässt sich nicht aufbauen. Das Neue ist zum Greifen nah, hängt aber noch in der Umlaufbahn. Wir leben in einem Schwebezustand, in einer Übergangsphase, in einem Vakuum, das in vielen Menschen ungewohnte Gefühle und Unsicherheiten auslöst. Pessimismus und düstere Szenarien sind nicht angebracht, sondern Lösungen und Haltung. Das digitale Zeitalter verspricht im doppelten Sinne reichlich Spannung durch die frequenzielle Verdichtung der Atmosphäre und durch das »wenig Greifbare«.

Parallel beginnt weibliche Energie deutlicher als bisher, an Kraft und Stärke zu gewinnen. Ich schreibe mit Absicht von weiblicher Energie und nicht von Feminis-

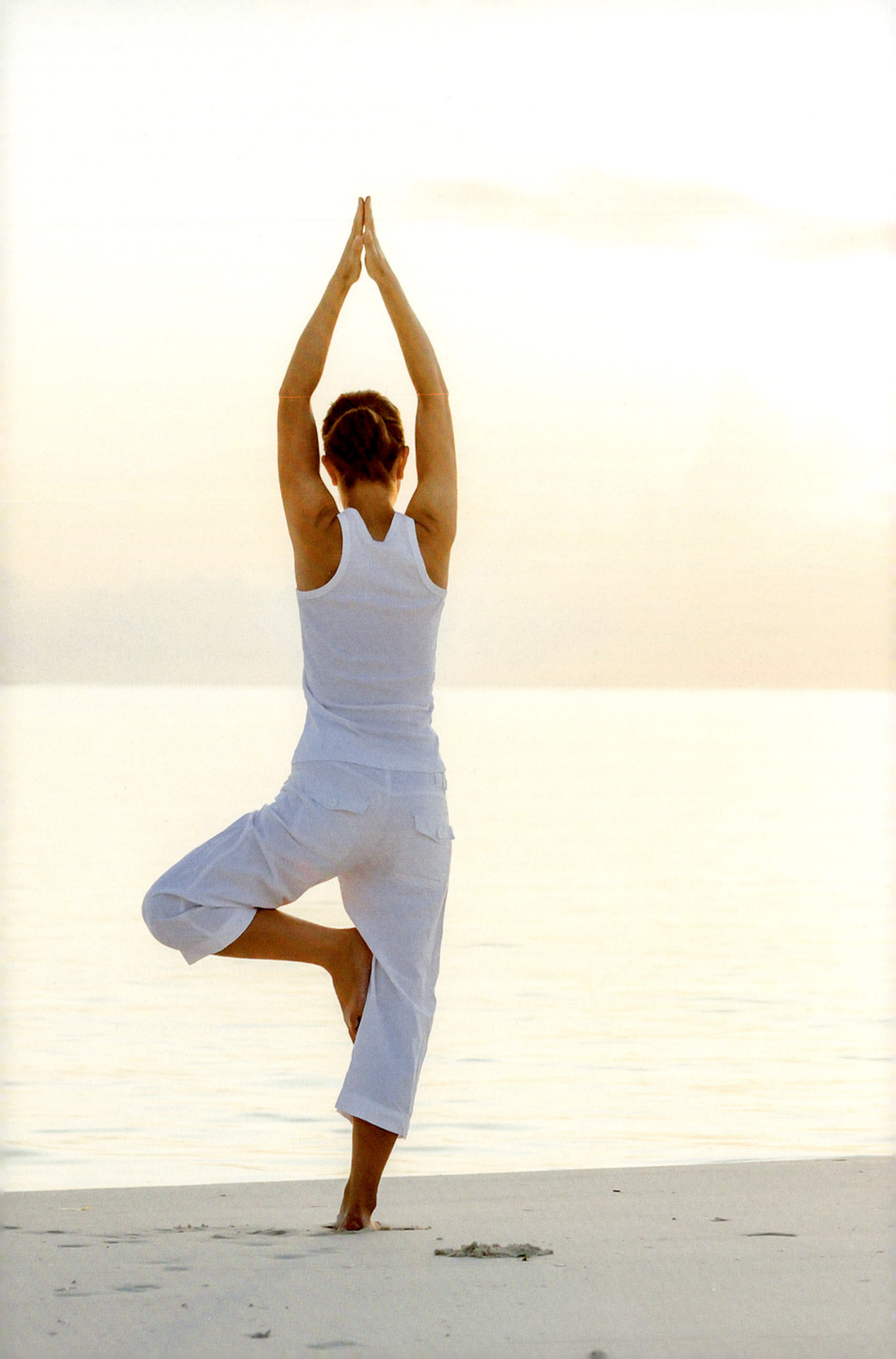

mus. Bei allem Respekt vor der feministischen Bewegung, die einen wesentlichen Beitrag zur Gleichberechtigung der Frau geleistet hat, meine ich etwas anderes. Hier geht es um eine andere und tiefere Ebene, um Yin und Yang, um Frau und Mann, um Auszeit und Einheit. Jedem Menschen wohnen weibliche und männliche Qualitäten inne. Wenn sich Yin und Yang im Ausgleich befinden, gilt der Mensch als gesund.

Alte Modelle und eine neue Balance

Viele Frauen haben in der kulturellen Auseinandersetzung »Frau gegen Mann« den Bezug zu ihrem Körper und ihrer Weiblichkeit verloren. Sie kopierten patriarchalische Muster und behaupteten ihren Platz mithilfe rein männlicher Strategien. Männliche Kräfte sind über eine lange Zeit an der Macht und haben diese auf so rücksichtslose Weise missbraucht, dass die weiblichen Kräfte unterdrückt wurden. Nun beginnt der Einfluss dieser alten männlichen Energie auf das Weltgeschehen zunehmend zu schwinden, und in einem letzten Aufbäumen zeigt sie sich noch einmal mit Aggression, Zerstörung und Demonstration ihrer Macht. Wer sich diese Modelle der Männlichkeit anschaut, stellt fest, dass sie voller Brüche sind. Die finsteren Gestalten der Weltpolitik mit ihren dunklen Emotionen werden ihre Dominanz deshalb letztlich verlieren.

Weibliche Energie hat sich aus ihrer Opferrolle befreit und blüht inzwischen ausbalanciert auf. Sie verstellt sich nicht und passt sich niemandem an. Eine Frau, die alle ihre Anteile zulässt, trägt die Welt in sich. Sie hat das Selbstvertrauen, ihre Fähigkeiten ausleben zu können und ohne aufgeblasenes Ego entsprechend zu handeln. Die Schulterpolster, die Fülle, Kraft und Durchsetzung suggerieren sollten, sind passé.

Weibliche Energie lebt und liebt den Rhythmus der Natur. Sie tanzt den Tanz der Transformation und macht Schluss mit dem männlichen Theater. Das Urweibliche ist vollkommen präsent in ihrem Körper, in ihrer Seele und ruht in ihrem bewussten Sein.

Es gibt auch schon die Männer, die diese weibliche Energie in sich selbst spüren, anerkennen und damit umgehen können. Es gibt diese Männer, die sich freuen, Stärke und Kraft des Herzens zeigen zu dürfen, statt sich im patriarchalischen Wirtschafts- und Sozialgefüge aufreiben zu lassen. Dabei dürfen ästhetische Zeichen, die in unserer Gesellschaft als normal männlich bekannt sind, durchaus in der Erscheinung betont werden. Eine maskuline Individualisierung, eine neuartige Männlichkeit symbolisiert der vom Barbier sorgsam gepflegte Vollbart genauso wie die Betreuung der eigenen Kinder.

Yin und Yang in inniger Umarmung

Das Männliche und das Weibliche werden sich zukünftig nicht gegeneinanderstellen und auseinanderdriften wie entgegengesetzte Kräfte. Beide Energien sind aufeinander angewiesen wie Yin und Yang. Vom Megatrend Frausein profitieren beide Geschlechter. Rollenbilder lösen sich auf und wandeln sich. Der demonstrative Weg der Frau von der Küche zur Karriere hat sich genauso überholt wie der teilweise Wandel des Mannsbildes vom Schürzenjäger zum Schürzenträger. Eine Gesellschaft, in der sich alle als ganzheitliche Wesen einbringen können, wird immer als Ganzes gewinnen.

Mir scheint, die Unterschiede liegen vor allem in der Entwicklungsgeschwindigkeit von Frau und Mann. Die war schon zu meiner Schulzeit unterschiedlich. Die meisten Mädels waren immer einen Ticken schneller und in ihrer Entwicklung den Jungs deutlich voraus.

Das Zusammenleben in der Zukunft basiert auf dem respektvollen Miteinander des weiblichen und des männlichen Aspektes. Die sehr beliebten Umarmungen unter bekannten und unbekannten Menschen unterstreichen die These, dass wir in unserer Zeit enger zusammenrücken müssen und wollen. Die Lebenskräfte pulsieren. Die negativ-linksdrehende Yin-Energie sucht die positiv-rechtsdrehende Yang-Energie. Beim Mann fließt die Energie über die linke Hand einwärts und über die rechte Hand auswärts. Bei einer Frau verläuft der Energiefluss von der rechten Hand einwärts und von der linken Hand auswärts. Die rechte Körperseite des Mannes ist positiv und die linke Körperseite negativ gepolt. Bei einer Frau ist es umgekehrt. So schließt sich bei einer Umarmung der energetische Kreislauf zum Wohle aller Beteiligten.

IN DER RUHE LIEGT DIE KRAFT

Ich will mit allen Klassifizierungen vorsichtig sein und lieber den Blick auf ein gesundes Verhalten richten. Jede Veränderung hängt von jedem Einzelnen ab. Vieles in unserer lauten Zeit spricht dafür, dass das Leise, das Ruhige, das Introvertierte zum Zuge kommt.

Ausstieg aus dem Hamsterrad

»Waldbaden« ist der neueste Trend. Wir sehnen uns nach Ruhe und entdecken die heilende Kraft der Bäume. Ein Spaziergang im grünen Wald ist ein tiefes Eintauchen in die Natur. Er befreit uns aus dem Hamsterrad der Beschleunigung, und der Wald tritt mit unserem Selbst in Resonanz. Der typische Waldgeruch, der von Baumharzen und ätherischen Pflanzenstoffen stammt, strömt als feinstes Parfum der Welt durch unsere Nase. Naturgeräusche und Vogelgezwitscher sind ein Wohlklang für unsere Ohren. Über unsere Haut als Sinnesorgan fühlen wir die natürliche Umgebung. Die Stille stellt die Sinne auf Empfang. Die Wiederentdeckung des Einfachen am Beispiel des Waldspazierganges zeigt uns, wie sehr sich der Mensch von der Natur entfremdet hat.

Einen weiteren Vorgeschmack des Wandels serviert uns die Sterneküche. Bekannte Namen verabschieden sich aus der Spitzengastronomie und pfeifen auf die Bewertung durch Restauranttester. Mit gestiegenen Anforderungen, einem unverhältnismäßigen Aufwand und dem Zwang, sich ständig selbst toppen zu müssen, können sich viele Sterneköche nicht mehr identifizieren. Sie entdecken die einfache Küche mit einfachen Gerichten und wollen diese ihren Gästen in Topqualität anbieten.

Eine Auszeit nehmen sich auch viele Fach- und Führungskräfte, die einst begehrenswerte Positionen innehatten. Der Fachkräftemangel ist nicht nur eine Folge von versäumter Ausbildung seitens Handel und Industrie. Die Ursachen liegen bei vielen jungen Menschen, die auf der Höhe ihrer Schaffenskraft sind, oftmals in der wahrgenommenen Sinnlosigkeit der vorgegebenen Aufgaben. Selbst überdurchschnittliche Vergütung schafft hier keinen Anreiz. Sie folgen der Stimme ihres Herzens und wollen beruflich nicht versauern.

Mit dem Hinterfragen der Realität beginnt die Selbsterkenntnis. Losgelöst vom nimmersatten Wachstumszwang finden Menschen zu ihrem höheren Selbst. Zahlreiche Aussteiger, Umsteiger, Quereinsteiger erzählten mir, dass es für sie gar nicht mehr möglich gewesen sei, in einer beruflichen Position zu bleiben, die nicht ihrer wahren Berufung entsprach.

Das Wagnis und Glück, sich frei zu entfalten

Der wache Mensch sehnt sich nach dem, was er bisher nicht hatte, nämlich Freude und Erfüllung. Das digitale Zeitalter verspricht uns hier neue Chancen, denn es verändert die Arbeitswelt gravierend. Wir haben auf einmal Zeit – viel Zeit. Zeitdruck wird der Vergangenheit angehören. Wer will, kann sich frei entfalten, sein Potenzial ausschöpfen und einer Tätigkeit nachgehen, die seiner Berufung und Begabung entspricht.

Wenn wir diesen Weg gemeinsam in naher Zukunft gehen, müssen wir nicht länger die Qualität von Produkten und Unternehmen schriftlich dokumentieren, Maßnahmenkataloge für Eventualitäten fixieren und uns auf die möglichen Fehler konzentrieren. Wir müssten uns keine Gedanken um die Finanzierung der Sozialsysteme machen, die sowieso ein Auslaufmodell sind, und hätten endlich eine Entschlackung der Bürokratie und die damit verbundenen Organisationsstrukturen.

Die Arbeit der Zukunft wird eine Teilzeitarbeit sein. Mann und Frau werden mehr freie Zeit haben, die sie sich besser einteilen können. Bisher fordert das gesellschaftliche Leitbild der Zweiverdienerfamilie einen hohen Preis. Mütter und Väter stehen wegen der Organisation ihres Alltags unter Dauerstrom. Ohne es zu merken, fiel die Frau unter dem Vorwand Feminismus und Selbstverwirklichung ebenfalls dem Fiskus zum Opfer. Zwei Verdiener und trotzdem, bei erheblichem Aufwand und zusätzlichen Stressfaktoren, kaum mehr Geld im Portemonnaie – das scheint nicht stimmig zu sein. Arbeitsteilung für beide Geschlechter liegt in der Luft und könnte zu einer vernünftigen Lösung besonders zum Wohle der Kinder beitragen.

Apropos: Die Kinder in unserer Zeit haben häufig ein anderes Verhalten als in vorherigen Generationen. Sie besitzen eine Klarheit über ihr Leben, handeln stärker aus ihrer Intuition heraus und werden das Bewusstsein ihrer Umgebung in eine begrüßenswerte Richtung lenken. Es fühlt sich gut an, sich aus dem Materiellen heraus in andere Ebenen hineinzuwagen und sich selbst näherzukommen.

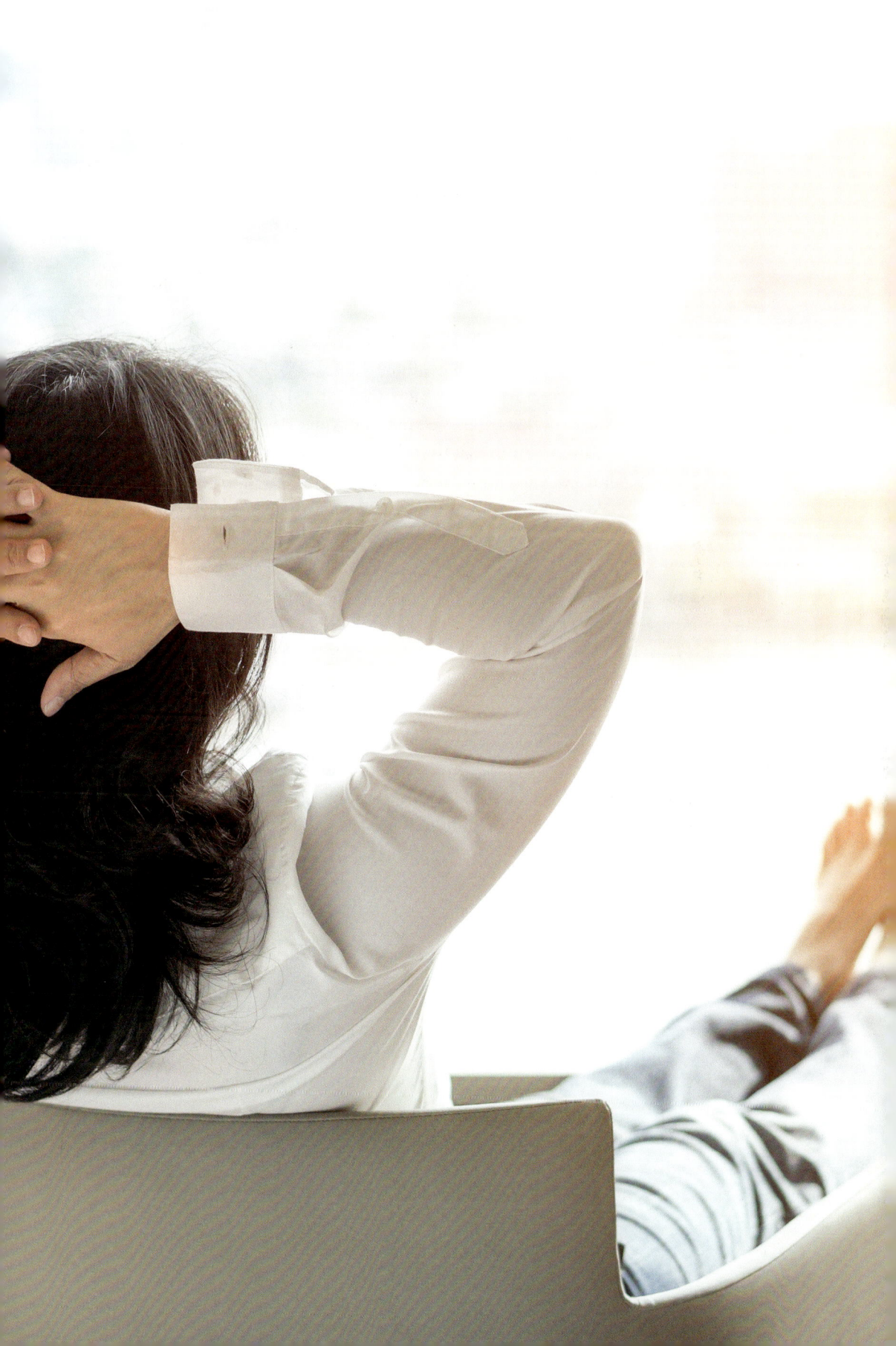

AUSBLICK

Liebe Leserin, lieber Leser,

hast du den roten Faden gefunden, der sich durch dieses Buch zieht? Der rote Faden, der alles miteinander verbindet, bist du selbst. Den eigenen Faden zu finden, ist der wichtigste Schritt zu mehr Innerlichkeit und zum eigenen Ich.

Es geht um elementare Dinge, die eigentlich jeder weiß. Wo kannst du ansetzen, um körperlich und geistig fit zu bleiben? Ein freies Bindegewebe bietet die besten Voraussetzungen für körperliche Fitness, für den Fluss der Lebensenergie durch die Meridiane, für Licht in den Zellen und eine gesunde Haut. Die Störfrequenzen des digitalen Zeitalters werden uns weniger anhaben können, wenn wir uns auf eine einfache Küche mit überwiegend basischer Energiezufuhr und eine basische Körperpflege verständigen.

Auszeit für die Haut beschreibt keinen Kompromiss, sondern sucht den Konsens. Beim Kompromiss muss jeder etwas abgeben und bekommt das, was niemand will. Man einigt sich auf den kleinsten gemeinsamen Nenner. Doch die Schöpfung, die Natur, das Göttliche macht mit uns keine Geschäfte. Ihr geht es darum, in diesem Leben das größte gemeinsame Vielfache im Konsens zu entdecken.

Die Maßstäbe lassen sich allerdings nicht mit einem Wisch über das Display verschieben und mit einem Fingerstreich erledigen. Ein gesunder Lebensstil verbindet nicht den Kampf für die Natur mit dem Kampf gegen die menschliche Natur. Was dem einen als unnötiger Luxus gilt, kann für den anderen zum Lebenskonzept gehören. Zum Glück hält das Leben für jeden einen individuellen Spielraum bereit. Jeder ist berufen, seine eigene »klimaneutrale« Selbstanalyse ungeschminkt vorzunehmen. Es gilt, sich zukunftsfähig vorzubereiten und die Transformation aktiv voranzutreiben. Der Wandel wird kommen. Wir glauben an eine bürgerliche Kraft, an ein kritisches Bewusstsein, an interessante Experimente und Alternativen und an Verzicht, der Wohlstand vermehrt.

Was tut dir gut, und was hält dich jung? Wir sind überzeugt davon, dass wir letztlich Qualität auf allen Ebenen mehr zu schätzen wissen als Quantität vom Falschen. Es gilt, Angebot und Nachfrage wieder auszubalancieren wie Säuren und Basen. Der Wunsch nach dem Soliden wächst synchron mit dem Niedergang der Wegwerfgesellschaft. Mittlerweile hat auch der Letzte kapiert, dass »Ex-und-hopp« keine Option ist. Was Zukunft haben soll, muss sich fürs Recycling eignen, aber davor erst einmal möglichst dauerhaft haltbar sein. Danach sollte unsere Kleidung aussehen und sich auch anfühlen. Schließlich wollen wir bei weniger Konsum und fröhlichem Minimalismus immer wieder daran erinnert werden, die richtige Wahl getroffen zu haben.

Entscheide bewusst, was und wie du sein willst! Wenn du dich einer Aufgabe stellst, die du ernst nimmst und sehr gern erfüllst, bleibst du im Kopf aktiv. Menschen, die für andere etwas Sinnstiftendes tun können, erfahren mehr innere Zufriedenheit und altern weniger schnell. Du kennst das beglückende Gefühl, wenn du jemandem helfen konntest.

Die Zukunft bringt das Menschliche wieder stärker hervor. Daran haben alle Formen des Ausgleichs und energetische Kreisläufe einen erheblichen Anteil. Wir dürfen uns gut aufgehoben fühlen in einer verwirrenden Welt, verbunden mit allem, behütet und beschützt.

Herzlichst
Pia-Maria Laux
Michael Droste-Laux

ANHANG

Register der Rezepte und Anwendungen

Essen & Trinken

Empfehlenswerte Zutaten   65 ff.
Gemüse   71
Getreide   73
Lebensmittel der Saison und Region   69
Milch, Fleisch & Co.   74
Nüsse   74
Obst   73
Öle   72
Süßen   73
Vitalstoffe   96 ff.
Würzen   72

Frühstück & Snacks   76 ff., 134
Basenbrei   78
Obstsalat   134
Obst-Snack   135
Smoothie, Basis-   65
Smoothie, Wildkräuter-   65
Vital-Granulat als Snack   134

Salate   59 ff.
Apfel-Sellerie-Salat   59
Blattsalat, gemischter   62
Dattel-Sellerie-Salat   60
Erdbeer-Ananas-Salat   62
Karotten-Apfel-Salat   60
Karotten-Rosinen-Salat   59
Karotten-Spinat-Salat   60
Kohlrabi-Apfel-Salat   60
Krautsalat   60
Rohkostsalat   57
Wildkräuter-Salat   61

Suppen   79 ff.
Ayurvedasuppe mit Kokos-Curry-Ingwer   82
Gemüsebouillon   81
Kräuter-Cremesuppe   82

Warme Gerichte
Artischocken, gebackene   63
Gemüsegerichte   59
Pellkartoffeln mit Avocadocreme   64
Spinat, überbackener   62
Tomaten, gebackene   63
Zwiebeln, gefüllte   64

Tees   88 ff.
49-Kräuter-Tee   92
Abendtee   93
Dermatitis-Tee   91
Detox-Tees   91
Frauentees   93
Grüner und weißer Tee   90
Haut-Wohl-Tee   92
Ingwertee   90
Morgentee   93
Neurodermitis-Tee   91
Teekur   95

Basische Hautpflege
Gesichtspflege   111 ff., 161 ff.
Gesichtsbehandlung mit Edelsteinen   128
Gesichtscreme   162
– mit Kokosöl   146
– mit Mandelöl   146
Gesichtsmasken
– Basische Gesichtsmaske   162
– Haferflocken-Gesichtsmaske   124
– Heilerde-Gesichtsmaske   117, 123
– Honig-Quark-Maske   125
– Kreide-Maske   124
– Mineral-Maske   124
– Vliesmaske   138
Gesichtsöl
– für reifere Haut   146
– für zu Unreinheiten neigende Haut   146
Gesichtswasser, Edelstein-   128
Hautpunktur-Massage   144

Hautreinigung
- Gesichtswaschcreme   161
- Hautreinigung mit Basenseife   130
- Hautreinigung mit Wasserdampf   112
Natron von Kopf bis Fuß   115
Naturkosmetik, empfehlenswerte   167
Sprudelwasser für straffe Haut   112

Körper- & Gesundheitspflege   111 ff., 161 ff.
Bäder   135 ff.
- Algenbad und -packung   114
- Fußbad   136
- Kreide-Fußbad   122
- Kreide-Vollbad   122
- Vollbad   135
Bürstenmassage
- Nassbürsten in der Wanne   143
- Trockenbürsten mit Frischluft   143
Dampfbad und Sauna   136
Haarkur mit Mandelöl   151
Haut- und Muskelpflege
    mit Olivenöl   152
Inhalation und Spülung   137
Johanniskrautöl (Rotöl)   157 ff.
Kokosöl zur Zeckenabwehr
    und Hautpflege   150
Kopfhautpflege mit Arganöl   147
Massagen   140 ff.
- Hautpunktur-Massage   144
- Öl-Salz-Edelstein-Massage   141
- Selbstmassage, einfache   140
Natron von Kopf bis Fuß   115
Olivenöl zur Haut- und
    Muskelpflege   152
Ölziehen zur Tiefenreinigung   132
Packungen
- Algenpackung   114
- Körperpackung aus Heilerde   117
- Kreide-Rückenpackung   122

Peelings
- Fuß- und Handpeeling   138
- Salzpeeling   137
Probiotische Essenzen   107
Reinigung mit Basenseife   130
Rotöl bei Schmerzen und Wunden   157 ff.
Schleimhäute: Spülung und Inhalation   137
Silicea innerlich und äußerlich   119
Waschungen   136
Wickel   139 f.
Zähneputzen auf basische Art   133
Zeckenabwehr mit Kokosöl   150

Mehr Vorsorge und Schutz
Bindegewebs-Booster   31
Blutreinigungskuren   95 f.
Cellulite, Leinsamen gegen   31
Darm und Nieren, Morgengabe für   133
Entgiftung von innen und außen   118
Farbtherapie für mehr Wohlbefinden   200
Fasten und entsäuern   56
Kleidung nachhaltiger kaufen   181
Kleidung ohne Giftstoffe   172
Mikroplastik: Statt Kunststoffnatürliche
    Stoffe wählen   174
Morgenroutine   132 ff.
Ölziehen zur Tiefenreinigung   132
Probiotische Essenzen für die Haut-
    pflege   107
Probiotischer »Heidelbeer-Kräuter-
    Extrakt«   106
Saftkur   95
Schlafplatz, stressfreier   190
Silicea innerlich und äußerlich   119
Strahlungsstress, Schutz gegen   205
Teekur   95
Wacholderbeerkur   96
Wasch- und Putzmittel   177
Wäsche umweltschonend waschen   177

Quellenverzeichnis und
Hinweise zum Weiterlesen

Droste-Laux, Michael: *Das Säure-Basen-Erfolgskonzept*, Knaur Verlag, 2014

Droste-Laux, Michael: *Gift auf unserer Haut*, Knaur Verlag, 2016

Droste-Laux, Michael: *Säure-Basen-Methode*, Droste-Laux Naturkosmetik, 2019

Verstehe deine Haut!

Deadman, Peter / Al-Khafaji, Mazin / Baker, Kevin: *Handbuch Akupunktur.*
   Das System der Leitbahnen und Akupunkturpunkte, Verlag Systemische Medizin, 2012

Heine, Hartmut: *Lehrbuch der biologischen Medizin. Grundregulation und*
   Extrazelluläre Matrix, Haug Verlag, 2015

Institut für Allgemeinmedizin Frankfurt: *Säure-Basen-Analyse im Rahmen*
   der orthomolekularen Medizin, 2008

Keymer, Martin / Bressensdorf, Otto von: *Die Geheimnisse der Rhythmik des Lebens und*
   des Universums. Ihre Bedeutung für das Gesundwerden und Gesundbleiben (Hörbuch),
   natürlich! – Vertriebsgesellschaft mbH & Co. KG, www.therapeutisches-haus.de, 2006

Prolight-Akademie: *Die 12 Hauptorgane der TCM. Umfangreiches Karten-Set,*
   www.prolight-akademie.de, 2013

Schneider, Peter: *Gewebeübersäuerung durch einen gestörten Säure-Basen-Haushalt* (Flyer zur
   Labordiagnostik »Säure-Basen-Test nach Sander«), Sension Detektions- und Schnelltest-
   systeme (www.sension.eu), 2019

Iss dich schön!

Ehret, Arnold: *Gesunde Menschen. Das Fasten- und Ernährungsbuch, Band 1,* Hg. Jens Rohark,
   Rohkost-Verlag, 2017

Ehret, Arnold: *Gesunde Menschen. Das Fasten- und Ernährungsbuch, Band 2,* Hg. Jens & Sven
   Rohark, Rohkost-Verlag, 2014

Hirneise, Lothar: *Das große Koch- und Lehrbuch der Öl-Eiweiß-Kost nach Dr. Johanna Budwig,*
   Sensei Verlag, 2013

Pflege dich schön!

Benz, Reinhold: *Facebuilding – Das tägliche 5-Minuten-Programm für ein schönes und*
   faltenfreies Gesicht, Sunset Verlag, 1990

Kleinemas, Günter: *Kosmetik von innen,* Info-Mappe für Drogisten, 1995

Mehrwald, Renate Petra: *Die fossilen Heilmittel Bernstein & Heilkreide,* Serafinabox, 2009

Pelt, Jean-Marie: *Pflanzenmedizin – Heilkraft aus der Natur,* Econ Verlag, 1983

Ploss, Oliver: *Moderne Praxis bewährter Regulationstherapien,* Haug Verlag, 2012

Riedle, Gabriele: *»Der Glaube an den schönen Stein«,* in: GEO Reportage-Magazin, 07/2000

Schneider, Ernst: *Gutachten zur Bewertung der äußeren Anwendung von Zeolith als Hautpuder Medizinprodukt Klasse I,* www.phyto-consulting.de, 12. April 2012

Verein Rügener Heilkreide e. V.: *Rügener Heilkreide – Eigenschaften, Wirkungsweisen und Anwendung,* 2017

Kleide dich schön!

Baugh, Gail: *Textilien im Modedesign – Das Handbuch für die richtige Stoffwahl,* Haupt Verlag, 2011

Breil, Michaela / Murr, Karl Borromäus (Hg.): *Deutsche Strumpfdynastien. Maschen – Mode – Macher,* Staatliches Textil- und Industriemuseum Augsburg, 2014

Eberle, Hannelore et al.: *Fachwissen Bekleidung,* Verlag Europa Lehrmittel, 2017

Stevenson, NJ: *Die Geschichte der Mode. Stile, Trends und Stars,* Haupt Verlag, 2011

Weiss, Katharina / Tuider, Jens: *»Die vier Leder-Legenden«,* in: Vegan World, well media GmbH, 11.12.2018

Schütze dich gut!

Brost, Harald: *»Zur Farbtheorie und Farblichttherapie«,* in: Der Freie Arzt. Das Fachmagazin für Naturmedizin (8), 10–11/2003, Medizin + Management Verlag

Hirneise, Lothar: *»3E-Programm. Alternative Krebstherapie – Energiearbeit, Ernährung, Entgiftung«,* 3E-Zentrum Buocher Höhe (www.3e-zentrum.de), 2019

Hirt Institut: *Fitness für Herz und Verstand,* 1995

Hobday, Richard: *Sonnenlicht heilt,* VAK Verlag, 2001

Kiontke, Siegfried: *Farbe – Ein Lebenselixier,* Vitatec Verlagsgesellschaft, 2013

Kiontke, Siegfried: *Tatort Zelle,* Vitatec Verlagsgesellschaft, 2014

Kiontke, Siegfried / Rex-Najuch, Mechthild / Horn, Hartmut: *Betriebstemperatur 37° Celsius. Die faszinierenden Wechselwirkungen menschlicher Körpersysteme,* Vitatec Verlagsgesellschaft, 2015

Schlebusch, Klaus-Peter: *»Die Grundlage der Heilung. Erlaubt die Infrarot-Abstrahlung des Menschen, psychische Einflüsse und andere regulative Methoden sichtbar zu machen?«,* in: HP Naturheilkunde (1), 01/2003, Medizin + Management Verlag